"博学而笃志，切问而近思。"

（《论语》）

博晓古今，可立一家之说；
学贯中西，或成经国之才。

作者简介

王德广，教授，硕士生导师，徐州医学院基础学院党委副书记，徐州医学院人体解剖学教研室主任。1991年徐州医学院临床医学系本科毕业，1999年徐州医学院硕士研究生毕业，2006年获中国科学技术大学神经生物学博士学位。主要研究方向为氯离子稳态和神经系统疾病、痛的中枢调控机制以及周围血管的应用解剖。曾获徐州市淮海经济区科技成果二等奖，发表科研及教学论文30余篇。任《解剖与临床》编委，参与编写医药院校研究生教材《临床神经解剖学》、普通高等教育"十一五"国家级规划教材《人体系统解剖学》。主持江苏省精品课程《人体解剖学》（高专起点）课程建设，担任徐州医学院精品课程《人体系统解剖学》负责人。

王海杰，复旦大学上海医学院人体解剖与组织胚胎学教授，博士生导师。曾任复旦大学上海医学院人体解剖学教研室主任。1987年毕业于山东医科大学，获硕士学位。1992年获日本文部省奖学金资助，1996年毕业于日本信州大学医学院，获甲级博士学位。1997年在日本信州大学从事博士后研究工作。2006年获国家留学基金委资助，赴美国耶鲁大学医学院Boyer分子医学中心留学。主要研究方向为内皮祖细胞分化机制、淋巴管新生与肿瘤淋巴转移、移植与免疫、细胞自噬机制。曾获省部级科技进步三等奖5项和上海高校优秀教材三等奖，发表科研论文160多篇。任《解剖学报》《解剖科学进展》和 *US Chinese Journal of Lymphology and Oncology* 编委。主编医药院校研究生教材《临床局部解剖学》、普通高等教育"十一五"国家级规划教材《人体系统解剖学》、上海市科技著作出版基金资助专著《实用心脏解剖学》《人体局部解剖学》《英汉人体解剖学词典》《实用血管解剖学》和《人体解剖学图解》，副主编 *Human Systemic Anatomy* 和《麻醉解剖学》。主译 *Netter Atlas of Human Anatomy* 和 *Short Protocols in Cell Biology*。参编高等医药院校本科生和研究生教材18种，参考书6种，参加翻译专著2部。

博学·基础医学

人体局部解剖学

RENTI JUBU JIEPAOXUE

（第二版）

主　审　朱治远

主　编　王德广　王海杰

副主编　熊克仁　凌树才　徐　飞　徐铁军　朱亚文

编　者（以姓氏笔画为序）

王玉兰　徐州医学院

王海杰　复旦大学上海医学院

王德广　徐州医学院

曲德伟　徐州医学院

朱亚文　南京大学医学院

朱治远　徐州医学院

李　岩　大连医科大学

李　静　浙江大学医学院

陈幽婷　徐州医学院

国海东　复旦大学上海医学院

侯良芹　皖南医学院

徐　飞　大连医科大学

徐铁军　徐州医学院

凌树才　浙江大学医学院

熊克仁　皖南医学院

绘　图　朱治远

复旦大學 出版社

序　言

教材是教学工作最基本、最重要的条件之一。优秀的教材能够体现培养目标要求,承载专业科学内容,适合教学实际,便于学生学习,并且有助于培养学生科学思维和实际应用的能力。对于医学解剖学课程而言,一本好的解剖学教材是教好、学好这门课程必不可少的前提条件。

20 世纪 90 年代,鉴于卫生部统一规划编写的解剖学教材内容偏多,学生负担过重,又存在一些错误,给学生造成不正确的概念;加上局部解剖学教材脱离尸体解剖操作,不利于学生的深入理解,影响学习的效果。为了提高教学质量,有必要编写一套实用的解剖学教材。为此,徐州医学院等 9 所院校的解剖学教研室先后两次合作,根据部颁教学大纲的基本要求和五年制医学教育的实际,参考国内外多种教材和专著,融合各校的教学经验,按照科学严谨、实用、简明扼要、图文并茂等原则,编写出版了《人体系统解剖学》和《人体局部解剖学》两本一套的教材。初版(朱治远主编)由上海科技出版社出版,修订版(人体系统解剖学由朱治远、张凤真、马桦、郑培敏主编,人体局部解剖学由朱治远、祁建、刘淑声主编)由上海医科大学出版社出版(第一版)。这套教材在教学中使用多年,效果良好。21 世纪初,复旦大学上海医学院等 6 所院校又联手协作,对《人体系统解剖学》一册进行了两次修订,由复旦大学出版社(上海医科大学出版社与其合并)再版发行,是为《人体系统解剖学》的第二版(王海杰、陈幽婷、朱永泽、熊克仁、任家武主编)和第三版(王海杰主编)。第三版于 2006 年获教育部审批为普通高等教育“十一五”国家级规划教材。

今年,徐州医学院等 6 所院校又分工合作,对《人体局部解剖学》第一版进行修订。主编王德广和王海杰两位教授与全体编者齐心协力,做了大量的工作,尤其是两位主编积极组织,规划安排,精心编写,认真审阅,还亲诣出版社,指导插图的电脑套色和注字工作,付出了艰辛的劳动。现在第二版书稿已经付型。新版书稿保留了第一版的传统优点,对一些内容作了修改,概念更为确切,说明更为清楚,体例更为严谨,操作更为方便。书中多幅插图作了套色加工或重新绘制,使图像更为鲜明醒目,尤其是新版传承旧版,内容简明扼要、局部结构的描述与尸体解剖紧密结合,每一局部附有主要断面,所有这些使得这本教材颇为实用而具有特色。

在本书即将出版之际,我向本书各位主编和编者表示祝贺,预祝本书出版后,在教学中取得很好的成效,为我国的高等医学教育事业作出贡献。

朱治远
2011 年 6 月 8 日

第 二 版 前 言

鉴于已有人体解剖学教材的内容偏多,五年制的本科学生负担偏重,在实际教学中对教和学都带来一定困难,并影响教学效果。早在1997年,朱治远、祁建和刘淑声教授携手4所医学院院校的专家,结合五年制医学院院校的教学改革经验,编写了《人体局部解剖学》(上海医科大学出版社出版)。该教材的特点是简明、实用、科学、严谨,经过多年使用,受到师生的一致好评。

本书根据高等医药院校人体局部解剖学的基本教学内容和教学课时安排,在第一版的基础上,对部分篇章的编排作了调整,对人体器官结构位置关系的描述和解剖操作的内容进行了修改,对教材中的黑白线条图进行了套色加工、修改或重新绘制,并新增部分彩图,提高了图像的清晰度和立体感。编者力求通过这次再版修改,使本书的篇章体例更加合理和统一,概念阐述更加严谨和科学,内容的重点更加突出,文字表达更加简明易懂,插图更加醒目生动,使本书适合于当前五年制医学院校的教学,有助于提高教学质量。

本书重点描述人体局部结构以及局部结构内器官的位置和形态、血管和神经以及相互毗邻关系,尽量减少系统解剖学中重复内容的描述。本书内容按照局部划分为背部、下肢、上肢、颈部、头部、胸部、腹部、盆部和会阴,每一局部再划分为若干区。各章节的顺序是按照解剖操作的先易后难排列,并考虑到尸体手、足易干燥和减少尸体翻动等因素。每一局部都按照由浅入深介绍皮肤、浅筋膜、深筋膜、肌和肌间结构、脏器、血管、神经等;最后为尸体解剖操作步骤。由于影像医学的快速发展,学生对断层解剖的需求有所升高,故在每章节后附有主要断层解剖图及相应描述。

本书所用专业术语采用全国自然科学名词审定委员会颁布的《人体解剖学名词》;本书内容注重突出思想性、科学性、先进性、启发性和实用性;坚持理论联系实际,力求符合临床应用的需要,并编写尸体解剖操作步骤指导学生实地剖查。

在本书编写和出版过程中,得到了徐州医学院、复旦大学上海医学院、浙江大学医学院、大连医科大学、南京大学医学院、皖南医学院以及复旦大学出版社的热情支持,在此表示衷心感谢。

由于编者水平所限,错误和不当之处在所难免,敬请广大师生批评指正。

王德广　王海杰
2011年3月

第 一 版 前 言

鉴于统编的人体解剖学教材内容偏多,对五年制医学系本科生而言,负担偏重,尤其是局部解剖学教材与解剖操作完全脱节,给实际的教和学都带来不少困难,并影响到教学的效果。为了改变这种情况,徐州医学院等7所院校曾合作编写了一部解剖学的实用教材。使用数年,效果较好。但随着近年教学改革的深入,这部教材已不能很好适应教学的要求。为了深化教学改革,进一步提高教学质量,徐州医学院等4所院校的解剖学同道,在院校领导的支持下,协商决定合作编写一部简明、实用、科学、严谨的新教材,这就是本书编写的目的和要求。

这部新教材包括《人体系统解剖学》和《人体局部解剖学》两册一套。《人体系统解剖学》按照人体的功能系统介绍人体器官,重点介绍它们的位置、形态、分部、结构及功能概要。《人体局部解剖学》则按人体的外形分部介绍各局部的结构配布,重点介绍局部器官结构的毗邻关系、体表投影、浆膜配布、血管神经分布,以及局部的筋膜和综合结构等。两者各有侧重,而又衔接呼应,互相补充,相辅相成。

本书为《人体局部解剖学》实用教材,按80学时(包括理论讲授和解剖操作)规划教学内容,主要供五年制医本科教学使用。为帮助本科学生分清主次,掌握重点,也为了兼顾专科教学的使用,书中对一些较次要的内容采用小字编排。这些内容连同解剖操作,在专科教学时,均不作要求。

本书系以部颁普通高等医学院校解剖学教学基本要求为依据,参考国内外多种教材(包括统编教材)、图谱和专著,并融合各编者院校的教学经验编写而成。

本书严格把握教材内容的科学性,对概念的解释、形态的描述和插图的绘制,均精心推敲,力求确切严谨,订正了常见教材中的许多错误和欠妥之处。

本书特别注重教材内容的实用性,各局部器官、结构的介绍,均参照临床应用的需要,斟酌确定取舍和详略。此外,鉴于在现代医学中,CT和磁共振扫描技术的广泛应用,对断面解剖学的需要日益增长,本书在各大局部章末,分别增附了该局部的主要断面图,供必要时查考,以适应临床的需要。

本书确切体现理论联系实际的原则,每一局部不但介绍局部结构的配布,而且编有解剖操作步骤;局部结构的节段组织与解剖操作的步序一致,全书各局部的章次编排则依照具体操作的实际情况,以先易后难、剖查方便为原则。通过实际剖查,学生可以直接、真实、深刻、全面地认识人体的结构,也可增进他们精细操作、深入观察和独立工作的能力,同时,也有助于培养他们理论联系实际的学风。

　　本书坚持贯彻少而精的原则,在内容方面以解剖学固有主体结构和通常临床必需的基本解剖学知识为尺度标准,删繁刘芜,突出重点;在文字方面则力求简明精炼,并辅以必要的插图(本书插图169幅),图文参照,俾便于阅读,易于理解和掌握。为控制内容分量,避免造成学生负担过重,各章按比例分配学时,按学时框定编写字数限额。《人体局部解剖学》教材每学时平均教材分量(包括局部结构介绍和解剖操作)以2 700字符为限,其中图文参半。全书(包括各局部附录断面解剖)约30万字。

　　本书共分9章,即绪论、背部、上肢、下肢、颈部、头部、胸部、腹部、盆部与会阴。每章先总述结构概况,然后由浅入深依次介绍皮肤、浅筋膜层、深筋膜、肌肉、肌间结构、脏器和血管神经,继则编写解剖操作步骤,章末附有该局部的主要断面图及其说明。

　　本书所用专业术语采用全国自然科学名词审定委员会颁布的《人体解剖学名词》,器官测量数据采自《中国人体质调查》资料,断面解剖主要参照王根本选编的人体断层解剖学资料。

　　各院校教学情况不一,学时计划也不尽相同,具体使用本教材时,可适当灵活安排。

　　参加本套教材(包括《人体系统解剖学》和《人体局部解剖学》)编写的单位和人员(按院校名称笔画和姓氏笔画简繁顺序排列)有:石河子大学医学院华才欣、刘淑声、倪振贤,扬州大学医学院马桦、刘国法,徐州医学院祁建、朱治远、陈幽婷、张凤真、高远孚,皖南医学院郑培敏、秦玉兰、熊克仁等。本书由徐州医学院王平宇、安徽医科大学江家元二教授惠予审阅。

　　本书的编写出版得到徐州医学院、皖南医学院、石河子大学医学院、扬州大学医学院等各院校领导和上海医科大学出版社的大力支持,在此表示衷心感谢。

　　限于编者水平,错误不当之处在所难免,尚请老师、读者批评指正。

朱治远

1997 年 6 月

目　　录

第一章 绪 论

一、局部解剖学概念

局部解剖学 topographic anatomy 是按照人体的局部分区,由浅入深地着重研究局部结构、层次和器官位置关系的解剖学,是外科学、妇产科学和影像学等各临床学科的重要基础。医学生在学习系统解剖学之后学习局部解剖学,可进一步掌握人体各局部结构、器官的配布,为学习临床课程打好基础。同时,通过实地尸体解剖,训练精巧操作和善于观察的能力。

二、人体基本结构概况

人体可分为背部、头部、颈部、胸部、腹部、盆部和会阴、下肢和上肢等局部,每一局部又可再划分为若干小区。人体的各种器官形态与结构已在系统解剖学中述及,现仅将其与尸体解剖有关的特点进一步说明如下。

1. **皮肤** skin 覆于体表,可分为表皮和真皮两层。表皮由角化复层扁平上皮构成,真皮由致密结缔组织构成。真皮与其深侧的皮下组织借纤维细束相连,这些纤维细束称为皮肤支持带。身体各部皮肤的厚薄不一,一般肢体屈侧皮肤较薄,伸侧较厚。但手和足则相反。手掌、足底和背部皮肤最厚,眼睑、阴茎和小阴唇皮肤最薄。

2. **浅筋膜** superficial fascia 又名皮下筋膜或皮下组织,属疏松结缔组织,富含脂肪。浅筋膜的厚薄因年龄、性别、营养状况等而有差异,儿童、妇女、肥胖者浅筋膜较厚,老人、男性、瘦弱者则相反。同一个体不同部位也不一致,腹壁、臀部较厚,眼睑、乳头、乳晕、阴茎甚薄。颅顶、背部、手掌和足底等浅筋膜致密,将皮肤连于深部结构,因此这些部位的皮肤移动性较小。

浅筋膜中有浅血管、淋巴管和皮神经分布。浅动脉一般细。浅静脉相互吻合成网,其主干往往比较粗大,一般不与动脉伴行,行经途中与深静脉有许多交通支,最终穿深筋膜汇入深静脉。浅淋巴管丰富,也吻合成网,但很细小,无色,难以辨认。较粗的淋巴管常与浅静脉伴行,汇入沿静脉排列的浅淋巴结。皮神经从深筋膜深侧至浅筋膜内穿行,并以细支分布于皮肤。

3. **深筋膜** deep fascia 又名**固有筋膜** proper fascia,是致密结缔组织,位于浅筋膜深侧。包被浅层肌者为深筋膜的浅层,包被深层肌者为深筋膜的深层。四肢深筋膜向深部附着于骨,形成肌间隔分隔肌群。在腕和踝部,深筋膜增厚形成支持带约束肌腱。有些部位的深筋膜有肌起点及止点,深筋膜因腱组织织入可变得特别厚。深筋膜包裹肌、脏器、血管神经束等构成筋膜鞘,如有骨膜参与,则称为骨筋膜鞘。在有些部位,深筋膜与深筋膜或某些器官(肌、骨、脏器)之间充以较多的疏松结缔组织构成筋膜间隙。筋膜间隙内常有血管、神经穿行,并常含有深淋巴结。

4. **肌** muscle 指骨骼肌,每块肌均有肌质和腱质构成,肌质构成肌主体,腱质构成肌腱。绝大多数肌两端借腱附着于骨,部分肌可附着于筋膜、关节囊、韧带或皮肤,少数肌还参与构成脏器的壁。肌有血管和神经分布,肌的主要动脉常与该肌的神经伴行,在肌的特定部位出入。

5. 血管　包括**动脉** artery 和**静脉** vein。动脉壁厚、腔圆、富弹性,尸体的动脉腔内多空虚,颜色灰白。静脉壁薄、弹性差、管腔塌陷扁平,尸体的静脉多含凝血,呈紫蓝色。浅静脉一般不与动脉伴行,深静脉则与动脉伴行,一条中、小动脉常有 2 条伴行静脉。

6. 淋巴管和**淋巴结**　淋巴管分浅、深两种。浅淋巴管分布于浅筋膜内,深淋巴管分布于深筋膜的深侧。在器官外,较粗的淋巴管常沿深部血管、神经行走。淋巴管管径较小,管壁薄,无色,不易辨认。淋巴结多聚集成群,大小不等,小如粟粒,大如蚕豆,为实质性、颜色灰白(有异物者颜色可变深)。淋巴结也可分为浅、深两种,浅淋巴结沿浅静脉分布,深淋巴结多位于深部血管神经周围。淋巴结位于淋巴管的行经途中,淋巴液向心流动中淋巴管往往要穿经数个淋巴结,远心侧淋巴结的输出淋巴管即近心侧淋巴结的输入淋巴管。淋巴结(群)的淋巴液来源(收集)区域常与伴行血管的支流(分布)范围一致。

7. 神经 nerve　索条状,白色,缺乏弹性。在身体的有些部位常吻合成**丛**。

人体的形态结构存在广泛的个体差异,如器官的形态、位置,动脉的分支、行程等。出现率较低的较显著个体差异称为变异,出现率极低的显著形态结构异常甚至影响功能者称为畸形。

三、解剖操作方法

尸体解剖采取局部层次解剖法,由浅入深,逐层解剖。尸体解剖时使用的基本工具是刀和镊,一般右手持刀,左手持镊。持刀的方法有两种:作皮肤切口时,宜用手术持刀法,即用拇指与中指、环指、小指夹持刀柄,以示指按于刀背,如操提琴弓状;剖查一般结构时,宜用解剖持刀法,即用拇指、示指、中指持刀柄前部(近刀片处),如执笔。在外科手术精细操作时,也常用解剖持刀法。

1. **摸认体表标志**　在剖查每一局部或分区前,结合活体摸认体表标志。

2. **皮肤解剖法**　包括切皮和翻皮片。切皮应按切口起、止要求(图 1-1),先用刀尖背侧在皮面上浅划线痕,再沿划线切透皮肤。切皮时,将刀尖在划线一端慢慢垂直刺入皮肤,当突感阻力变小(已刺至浅筋膜),便将刀柄倾斜与皮面呈 45°,沿划线切开皮肤,切至划线另一端时,再将刀柄回复垂直位拔出。翻皮片时,用有齿镊在切口相交处牵起皮肤一角,再用刀沿致密的真皮与疏松的浅筋膜间切断皮肤支持带,将皮片翻起。翻皮片时,如让刀刃多向皮侧划动,便可使皮肤深面少带皮下组织。如不打算细剖皮下结构,可将皮肤连同浅筋膜一同翻起,直接暴露深筋膜。

3. **皮下结构解剖法**　在浅筋膜内有浅血管和皮神经穿行,剖查浅筋膜前应通过预习,大体了解血管、神经的位置和走向。剖查时一手持无齿镊,一手持刀,沿血管、神经走向切开浅筋膜,找到血管、神经后,先向近侧端追踪至穿深筋膜处,再向远侧端剖查主要分支。剖查方向应与血管、神经走行一致,这样可以减少对血管、神经的损坏。最后,保留血管、神经,将残留的结缔组织清除,细的浅静脉、浅淋巴在观察后也可清除。

4. **深筋膜解剖法**　清理皮下结构后,深筋膜可得到充分暴露。深筋膜在作为肌的起点、止点(有腱纤维织入)而特别强厚处可以保留,其余部分在观察后予以清除。清除肌表

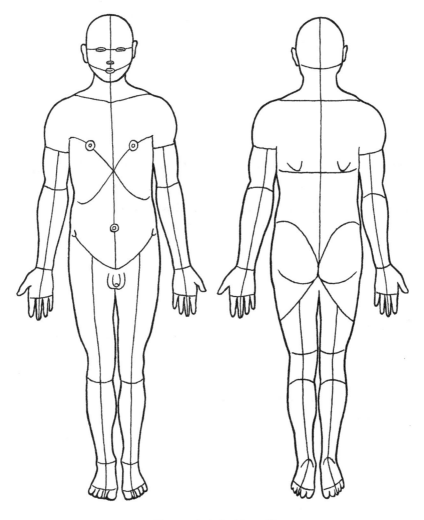

图 1-1 全身皮肤切口图

面的深筋膜时,一手用无齿镊提起筋膜,另一手持刀平贴肌表面顺肌束方向行刀,可减少肌纤维的切断。

5. 肌解剖法 解剖肌的重点是清理出肌的边缘,以便观察肌的位置、形态和起止点,进而领会其作用。肌表面的深筋膜只需适度清除,能看出肌质、腱质的分布以及肌束的方向即可。过度清除,特别是扁肌,反而很难保持肌的完整。

6. 深部血管、神经解剖法 深部血管、神经常伴行成束,剖查时应从近侧端开始,沿血管、神经的走向开始清理并追踪其分支至进入器官处。清理时宜用血管钳钝性分离。可用刀尖沿血管、神经走向划开包绕它们的结缔组织,再用无齿镊、刀尖背侧或血管钳分离出血管、神经及其分支,最后清除血管、神经周围的结缔组织。与中、小动脉伴行的静脉和沿血管分布的淋巴结在观察后一并清除,这样能够更清楚地观察动脉和神经的分支与分布。切除较大的静脉时,如果腔内包含多量淤血,须在切除段的两端分别作双重结扎,在结扎线间切断,以免淤血沾染周围结构。

7. 脏器解剖法 打开胸腔、腹腔、盆腔后,首先原位观察脏器的位置、形态、毗邻,验证其在体表的投影,进而剖查其血管、神经,必要时可离断血管、神经及其他连属结构,完整地取出脏器进行观察。另外,可以按照解剖操作要求剖开脏器,进一步观察内部结构。

8. 其他 为了剖查深部结构,有时需要用骨剪、锯、凿等器械断骨或开颅,这些操作方法将在有关章节具体介绍。

四、尸体解剖实习要求

为了学好局部解剖学,有效地进行尸体解剖,要求学生做到以下几点。

1. 尊重尸体 对尸体的尊重,是对死者的尊重,也是对死者人格尊严的尊重。在解剖操作上要保持科学性,切口要规范,不可随便摆弄、乱切乱放尸体,不可有嬉闹言行。

2. 思想重视 尸体解剖是学习局部解剖学最基本、最有效的方法,学生必须重视解剖。要做到"三不怕",即不怕尸体、不怕油腻、不怕甲醛的刺激,敢于动手,积极主动地通过剖查尸体学好局部解剖学。

3. 课前预习 课前学生要阅读局部解剖学,并复习系统解剖学相关章节的内容,对将要剖查的局部结构有所了解,才能在剖查时做到心中有数。

4. 规范操作 学生必须按照教材上的解剖操作步骤进行剖查,并要不断提高解剖操作技能,把要求剖查的解剖结构都能解剖出、看清。切忌自作主张,草率行事。

5. 认真思考 剖查尸体时必须做到边操作、边观察、边总结、边记忆,避免只动手而不善于动脑。

此外,应发扬互相协助精神,在学习小组内要明确分工,轮流操作,相互配合。应遵守实验室规则,做好实验室的卫生工作,保持良好的学习环境。

(王德广)

第二章 背 部

概 述

（一）境界

背部 back 是指躯干的背侧部分,包括脊柱及其两侧的软组织。其上界为枕外隆凸和上项线,下界为尾骨尖至髂后上棘的连线和髂嵴,两侧自上而下为斜方肌前缘和腋后线向下的延线。

（二）分区

背部自上而下可分为**项区、胸背区、腰区**和**骶尾区** 4 区(图 2-1)。项区与胸背区以第 7

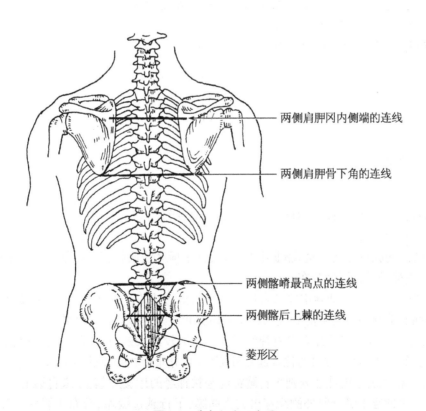

两侧肩胛冈内侧端的连线

两侧肩胛骨下角的连线

两侧髂嵴最高点的连线

两侧髂后上棘的连线

菱形区

图 2-1 背部标志示意图

颈椎棘突与肩峰的连线为界,胸背区与腰区以第12胸椎棘突和第12肋水平为界,腰区与骶尾区以两侧髂后上棘的连线为界。

（三）结构概况

背部的软组织主要由皮肤、浅筋膜、肌层以及深部血管和神经等组成。浅层肌连系躯干与上肢,运动肩胛骨、锁骨和肱骨,主要由锁骨下动脉分支供血,受副神经与脊神经前支支配。深层肌紧贴脊柱和胸廓,由肋间后血管和脊神经后支分布。

（四）体表标志

1. **第7颈椎棘突**　当头部前屈时,在后正中线易于触及,是计数椎骨的标志。

2. **骶骨裂孔**和**骶角**　沿骶骨中线向下,可触知骶正中嵴和骶管裂孔;裂孔的两侧为骶角,是骶管穿刺的定位标志。

3. **第12肋**　可在竖脊肌外侧缘处触及。有的人第12肋过短,易将第11肋误为第12肋。

4. **肩胛冈**和**肩胛骨下角**　两者皆易触及。两侧肩胛冈内侧端的连线平第3胸椎棘突,两侧肩胛骨下角的连线平第7胸椎棘突。

5. **髂嵴**和**髂后上棘**　髂嵴全长可触及。两侧髂嵴最高点的连线平第4腰椎棘突。髂嵴后端的突起为髂后上棘,两侧髂后上棘的连线平第2骶椎的棘突。两侧髂后上棘与第5腰椎棘突、尾骨尖的连线形成一个菱形区(图2-1)。

6. **竖脊肌**　位于棘突两侧,其纵向轮廓隐约可见。

背部的层次结构

一、皮肤和浅筋膜

（一）皮肤

背部的皮肤厚,移动性小,有较丰富的毛囊和皮脂腺。

（二）浅筋膜

背部的浅筋膜较厚而致密,脂肪组织较多,其中项区浅筋膜特别厚韧。背部浅筋膜内的血管细小,皮神经呈节段性分布。

1. 浅血管　项区浅动脉主要来自枕动脉和颈横动脉的浅支,胸背区和腰区的浅动脉主要来自肋间后动脉和腰动脉的后支。各动脉均有相应的静脉和皮神经伴行。

2. 皮神经　背部皮神经来自脊神经后支。项区较粗大的皮神经有**枕大神经**,它是第2颈神经后支的皮支,自斜方肌的枕骨起点外侧穿出,分布于枕部皮肤(图2-2)。

胸背区和腰区的皮神经分别来自胸神经和腰神经的后支。其中,来自第1～3腰神经后支的**臀上皮神经**于竖脊肌外侧缘穿出胸腰筋膜,下行越过髂嵴,分布于臀区上部,在腰部急剧扭转时易被拉伤。

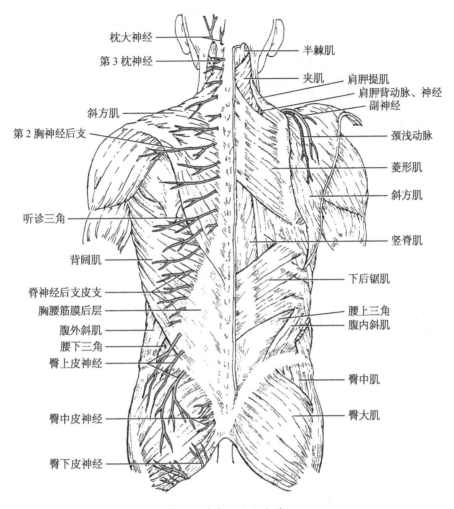

枕大神经
第 3 枕神经
斜方肌
第 2 胸神经后支
听诊三角
背阔肌
脊神经后支皮支
胸腰筋膜后层
腹外斜肌
腰下三角
臀上皮神经
臀中皮神经
臀下皮神经

半棘肌
夹肌　肩胛提肌
肩胛背动脉、神经
副神经
颈浅动脉
菱形肌
斜方肌
竖脊肌
下后锯肌
腰上三角
腹内斜肌
臀中肌
臀大肌

图 2-2　背部肌肉和皮神经

二、深筋膜

背部的深筋膜分浅、深两层。浅层包绕斜方肌和背阔肌,其中在项区包绕斜方肌的称为项筋膜,深层包裹背深部肌的称胸腰筋膜。

(一) 项筋膜

项筋膜包绕项部浅层的斜方肌,由斜方肌前缘向前与包绕胸锁乳突肌的深筋膜相续,共同形成颈筋膜的封套筋膜。

(二) 胸腰筋膜

胸腰筋膜 thoracolumbar fascia 亦称**腰背筋膜**,在胸背区较薄,覆盖竖脊肌;在腰区特别发达,分为 3 层(图 2-3)。后层覆盖于竖脊肌后面,并与背阔肌和下后锯肌的腱膜结合;中层位于竖脊肌与腰方肌之间;前层位于腰方肌前面,又称为腰方肌筋膜,也是腹内筋膜的一部分。3 层在内侧分别附着于棘上韧带(后层)和腰椎横突(中、前层),在外侧它们于竖脊肌和腰方肌外侧缘互相融合,形成两肌的筋膜鞘,并作为腹内斜肌和腹横肌的起点。

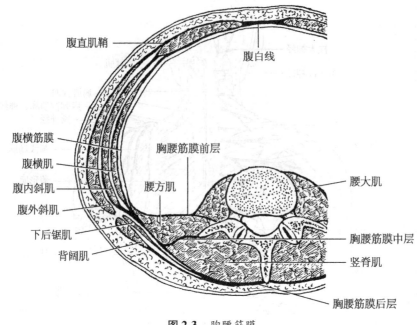

图 2-3　胸腰筋膜

三、肌和肌间三角

（一）肌

背肌由浅入深大致可分为 4 层：第 1 层为斜方肌和背阔肌；第 2 层有肩胛提肌、菱形肌、上后锯肌和下后锯肌；第 3 层为竖脊肌和夹肌；第 4 层是位于深部的许多短肌（图 2-4）。

斜方肌 trapezius 和**背阔肌** latissimus dorsi 均属扁肌，它们主要起于后正中线上的项韧带、棘上韧带和棘突尖。斜方肌止于肩胛冈、肩峰和锁骨，背阔肌止于肱骨小结节嵴。两肌主要运动上肢带骨和肱骨。

竖脊肌 erector spinae 是一对强大的纵向肌，位于脊柱两旁，起于骶骨背面和髂嵴后部，向上延伸肌束分为 3 列：外侧列为**髂肋肌**，中间列为**最长肌**，内侧列为**棘肌**，分别止于肋骨、横突和棘突等处。竖脊肌及其深侧的短肌，作用于脊柱、颅及肋骨，引起后伸、侧屈和回旋运动，有控制脊柱前屈以维持坐、立姿势的作用。这些肌肉的劳损、痉挛等是腰背疼痛的原因之一。

（二）肌间三角

背部肌肉在某些部位围成以下三角区（图 2-2、2-5）。

1. 听诊三角　也称肩胛旁三角。位于肩胛骨下角的内侧，下界为背阔肌上缘，内上界为斜方肌外下缘，外侧界为肩胛骨脊柱缘。三角区浅层为皮肤、浅筋膜，深侧为第 6 肋间隙。该区胸壁较薄，背部听诊呼吸音较其他部位清晰。

2. 腰上三角　位于下后锯肌下缘（内上界）、竖脊肌外侧缘（内侧界）和腹内斜肌上缘（外下界）之间，若第 12 肋也参与该区的围成（外上界），则呈四边形。此区浅层有皮肤、浅筋膜、背阔肌，深层为腹横肌腱膜，腱膜深侧自上而下有肋下神经、髂腹下神经和髂腹股沟神经斜过。此区常作为经腰区肾手术的入路。因该区比较薄弱，是腰疝的好发部位。

3. 腰下三角　下界为髂嵴，内上界为背阔肌的外下缘，外上界为腹外斜肌的后缘。此区浅层为皮肤、浅筋膜，深层为腹内斜肌和腹横肌，是腰疝好发部位。

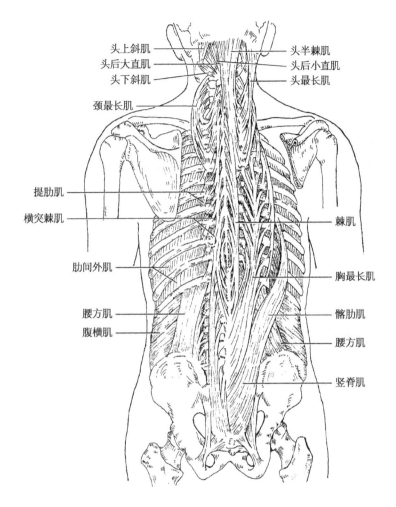

头上斜肌　头半棘肌
头后大直肌　头后小直肌
头下斜肌　头最长肌
颈最长肌
提肋肌　棘肌
横突棘肌
肋间外肌　胸最长肌
腰方肌　髂肋肌
腹横肌　腰方肌
竖脊肌

图 2-4　背深肌

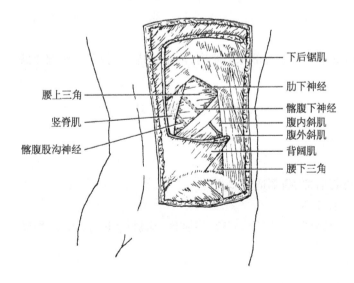

腰上三角　下后锯肌
竖脊肌　肋下神经
髂腹股沟神经　髂腹下神经
腹内斜肌
腹外斜肌
背阔肌
腰下三角

图 2-5　腰上三角与腰下三角

四、深部血管、神经

（一）血管

背深部动脉来源不一,项区的深动脉来自颈外动脉和锁骨下动脉。胸背区和腰区的深动脉主要是肋间后动脉和腰动脉的分支。较重要的动脉如下。

1. **枕动脉**　发自颈外动脉,向后上经乳突内侧至夹肌深面,分出数支入附近项肌。主干于胸锁乳突肌止端与斜方肌枕骨附着点之间穿出深筋膜,伴枕大神经分支分布于枕区。

2. **颈横动脉**　来自锁骨下动脉的甲状颈干,至肩胛提肌前缘分为浅支和深支。浅支即**颈浅动脉**至斜方肌;深支即**肩胛背动脉**经肩胛提肌和菱形肌的深面,沿肩胛骨脊柱缘下降,分布至邻近肌,并参与肩胛动脉网的形成。

3. **椎动脉** vertebral artery　是锁骨下动脉的分支,穿经上 6 个颈椎横突孔,越寰椎后弓上面,再经枕骨大孔入颅。

4. **肩胛下动脉**　为腋动脉的分支,它又分为**胸背动脉**和**旋肩胛动脉**,前者分布于背阔肌,后者穿三边孔至冈下窝,营养邻近肌,并参与肩胛动脉网的构成。

5. **肋间后动脉后支**　在肋头下缘附近自肋间后动脉分出,它伴胸神经后支向后穿行于相邻肋颈之间,发出脊支经椎间孔入椎管,然后后支分布于背肌和皮肤。

6. **腰动脉后支**　伴腰神经后支分布于背肌和皮肤等。

骶、尾区由臀上、下动脉的分支供血。

背深部的静脉与动脉伴行,在脊柱周围形成椎外静脉丛,并与椎管内、颅内的静脉相交通。

（二）神经

背浅肌(第 1、2 层)由脊神经前支和副神经支配,背深肌(第 3、4 层)由脊神经后支支配。

1. **胸背神经**　是臂丛的分支,与胸背血管伴行,支配背阔肌。

2. **肩胛背神经**　是臂丛的分支,伴颈横动脉降支行走,支配肩胛提肌和菱形肌。

3. **副神经** accessory nerve　自胸锁乳突肌后缘中、上 1/3 交界处斜向外下行走,经颈外侧区入斜方肌深面。

4. **脊神经后支**　分布于背部深层肌肉,浅出为皮支,分布于背部皮肤。

［附］解 剖 操 作

（一）尸位

取俯卧位,可将肩部、腹部适当垫高。

（二）摸认体表标志

在尸体上摸认枕外隆突、乳突、肩峰、肩胛冈、肩胛骨下角、棘突、髂嵴、髂后上棘和骶角等骨性标志。

（三）模拟椎管穿刺

在第 4、5 腰椎棘突之间,将穿刺针垂直缓缓刺入。穿刺通过的层次为皮肤、浅筋膜、棘上韧带、棘间韧带、黄韧带。当穿过黄韧带时,可有突破感。

（四）切皮、翻皮片

作皮肤切口:①由枕外隆凸向下沿后正中线至尾骨尖作纵向切口。②由枕外隆凸向两侧沿上项线切至耳廓上缘水平。③自第7颈椎棘突向两侧切至肩峰,再沿肩部侧方向下切至三角肌止点(臂上、中1／3交界)处,然后折转向内侧环切至臂后面。④平肩胛骨下角自后正中线向外侧水平切至腋后线。⑤由骶骨后面中部向两侧沿髂嵴弓状切至髂嵴最高点处(图2-1)。沿上述切口向外侧将皮片翻起,上片掀至颈侧,中片和下片掀至臂后和腋后线。

（五）剖查皮神经与浅血管

在后正中线两侧浅筋膜内寻找1～2支脊神经后支及与其伴行的细小动脉,在枕外隆凸外侧2～3 cm处寻找枕大神经及枕动脉。

（六）解剖深层结构

1. 观察深筋膜浅层　清除浅筋膜,观察深筋膜浅层。斜方肌和背阔肌表面的深筋膜浅层菲薄,透过该筋膜即可观察到深层的肌束。

2. 原位观察斜方肌、背阔肌、听诊三角和腰下三角　清理斜方肌和背阔肌的边缘(斜方肌的上外侧缘可暂不清理,以免破坏副神经和颈横动脉浅支),观察它们的起止点以及两肌起点的部分重叠关系。在斜方肌下缘、背阔肌上缘与肩胛骨脊柱缘之间查认听诊三角,在背阔肌外下缘、髂嵴与腹外斜肌后缘之间查认腰下三角(图2-2)。

3. 剖查斜方肌　从斜方肌外下缘紧贴肌肉深面插入刀柄,钝性分离该肌起始部。沿后正中线外侧1 cm处自下而上纵向切断此肌(边分离,边切断),再沿上项线切断其枕部起点(注意保留枕大神经和枕动脉),将斜方肌向外侧翻起(不要切断该肌在肩胛冈上的止点)。在斜方肌深面近上外缘处可见副神经和颈横动脉浅支进入该肌(图2-2),稍作清理,暂不向颈部深追。

4. 剖查背阔肌　从背阔肌上缘或下缘紧贴肌的深面插入刀柄,作钝性分离。沿背阔肌肌质与胸腰筋膜移行线外侧1 cm处,依前法切断该肌并翻向外侧。翻起时注意观察并切断此肌位于下位3～4肋和肩胛骨下角背面的起点,至近腋窝处有胸背血管、神经进入该肌深面,清理后观察。

5. 剖查背肌第2层和腰上三角　①观察肩胛提肌、菱形肌和下后锯肌的位置和起止点(图2-2)。②从菱形肌下缘紧贴其深面插入刀柄钝性分离,沿后正中线侧方1 cm处切断菱形肌并翻向外侧,显露上后锯肌。在菱形肌深面剖查肩胛背神经和血管。③依前法切断上后锯肌并翻向外侧。④观察腰上三角的位置和境界。该三角的浅层有背阔肌,深层为腹横肌腱膜(图2-5)

6. 剖查胸腰筋膜和竖脊肌　①观察胸腰筋膜。它在胸背区覆盖竖脊肌,比较薄弱,向下增厚,在腰区发达,分为3层。后层与背阔肌、下后锯肌腱膜结合,色白,有光泽(图2-2)。沿竖脊肌中线纵向切开胸腰筋膜后层并将其翻向两侧,插入手指分离竖脊肌外侧缘,将肌牵向内侧,探查胸腰筋膜中层,并体会竖脊肌鞘的形成。胸腰筋膜前层在腰方肌前面,暂不剖查。②观察竖脊肌的位置以及髂肋肌、最长肌和棘肌的抵止部位(图2-4)。

（七）解剖椎管

1. 打开椎管　使尸体头部俯垂于解剖台端并垫高腹部。剥除附在棘突、椎弓板和骶骨后面的肌肉,可适当保留一些脊神经后支。自第3颈椎至骶管裂孔,紧靠关节突和骶中间嵴内侧,逐段锯开椎弓板,并在上、下端凿断,这样可将整条椎管后壁揭除。在揭除的椎管后壁上观察黄韧带。

2. 剖查椎管内容　观察硬脊膜外隙,并清理该隙内的脂肪与椎内静脉丛。然后从正中线小心剪开硬脊膜以及紧贴其深面薄而透明的脊髓蛛网膜。剪开蛛网膜后即打开蛛网膜下隙,观察脊髓的外形和马尾。脊髓表面紧贴富含血管的软脊膜,该膜在脊髓两侧脊神经前、后根之间形成齿状韧带。最后用骨钳咬除 1 ~ 2 个椎间孔后缘的骨质,查认脊神经根、脊神经节、脊神经干和脊神经前、后支。

（王德广　曲德伟）

第三章 下 肢

概 述

（一）境界

下肢 lower limb 根部与躯干相连。前面以腹股沟与腹部分界；外侧和后面以髂嵴、髂后上棘至尾骨尖的连线与腰部、骶尾部分界；内侧与会阴相邻。

（二）分区

下肢后面分为臀区、股后区、膝后区、小腿后区和足底；前面分为股前、内侧区，小腿前、外侧区及足背。

（三）结构概况

下肢以骨为中轴，肌按关节运动轴分群、分层配布于骨与关节周围。深筋膜包绕肌并分隔肌群。深筋膜浅面有浅筋膜和皮肤包绕。下肢的血供来自髂内、外动脉，下肢的神经发自腰丛和骶丛。血管、神经多伴行成束，穿行于肌间。

下肢的功能主要是行走、运动和支撑体重，其形态结构与此相适应，与上肢相比较，骨粗大、关节稳固、肌发达等。

（四）体表标志

下肢常用的体表标志如下（图 3-1）。

1. **髂嵴** 位于臀部上界，全长均可扪及。

2. **髂前上棘和髂后上棘** 为髂嵴前、后端的突起。

3. **耻骨结节** 位于耻骨联合上缘外侧约 2.5 cm 处。

4. **坐骨结节** 屈髋关节时，在臀下部内侧易触及；伸髋关节时，为臀大肌下缘遮盖，需用力按压方可触及。

5. **股骨大转子** 为髋部向外侧最突出之点，在髂结节下方约 10 cm 处可摸到。

6. **髌骨** 位于膝关节前部，位置表浅。

7. **股骨内、外侧髁** 在髌骨两侧可触及，两髁侧面最突出部为股骨内、外上髁。

8. **胫骨内、外侧髁** 可在髌韧带两侧触及。

9. **胫骨粗隆** 位于髌骨下缘约 4 横指处，为髌韧带止点。

10. **腓骨头** 位于胫骨外侧髁后外下方，约平对胫骨粗隆。

11. **胫骨前缘** 位于胫骨体前面，从胫骨粗隆向下触摸，可触及其全长。

12. **内踝和外踝** 位于踝关节两侧，外踝稍低于内踝。

13. **跟骨结节** 跟骨后端的隆突，为跟腱的止点。

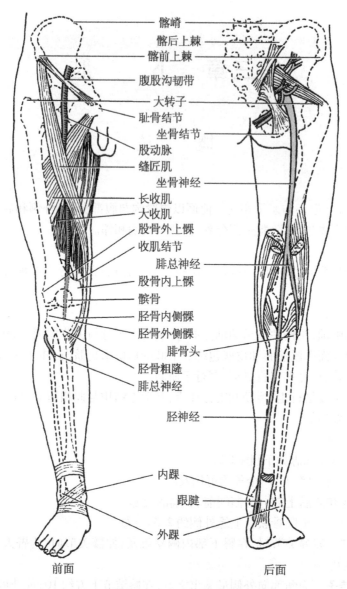

图中标注（前面，自上而下）：
髂嵴
髂后上棘
髂前上棘
腹股沟韧带
大转子
耻骨结节
坐骨结节
股动脉
缝匠肌
坐骨神经
长收肌
大收肌
股骨外上髁
收肌结节
腓总神经
股骨内上髁
髌骨
胫骨内侧髁
胫骨外侧髁
腓骨头
胫骨粗隆
腓总神经
胫神经
内踝
跟腱
外踝

前面　　　　　　后面

图 3-1　下肢的体表标志

14. **舟骨粗隆**　位于足内侧缘,在内踝前下方约 3 cm 处。
15. **第五跖骨粗隆**　位于足外侧缘中份。

第一节　臀　区

臀区上界为髂嵴,下界为臀沟,内侧为骶、尾骨外侧缘,外侧为髂前上棘与大转子间的连线。

一、皮肤和浅筋膜

臀区皮肤较厚,有丰富的皮脂腺和汗腺。浅筋膜发达,特别在臀区下内侧部,浅筋膜厚而致密,富有脂肪组织,形成脂肪垫。

臀区的皮神经可分为4组(图3-2)。①**臀上皮神经**,有2～3支,来自第1～3腰神经的后支,分布于臀区上部皮肤。②**臀中皮神经**,来自第1～3骶神经的后支,分布于臀区内侧部皮肤。③**臀下皮神经**,为股后皮神经的分支,绕臀大肌下缘反折向上,分布于臀区下部皮肤。④**髂腹下神经外侧皮支**及**股外侧皮神经**的后支,分布于臀区外侧部皮肤。

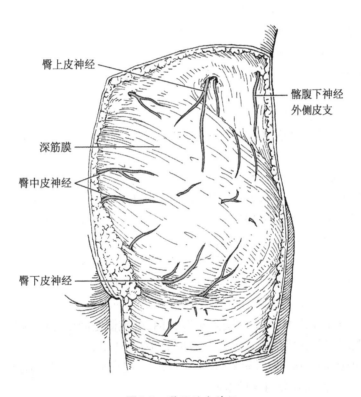

图3-2 臀区的皮神经

二、深筋膜

臀区深筋膜又称臀筋膜,上方附着于髂嵴,向下覆盖臀中肌上外侧部,分两层包裹臀大肌,并向臀大肌肌束间发出许多纤维隔,故筋膜与肌结合紧密。臀筋膜内侧附着于骶、尾骨背面的骨膜,向前、向下与大腿的深筋膜相延续。

三、肌

臀区的肌属髋肌后群,可分浅、中、深3层。①浅层有**臀大肌**。臀大肌起自髂骨翼外面和骶骨、骶结节韧带的背面,肌束向外下,止于股骨臀肌粗隆和髂胫束。臀大肌略呈方形,可维持人体直立和后伸髋关节。在臀大肌与坐骨结节间有臀大肌坐骨囊。②中层由上向下为**臀中肌**、**梨状肌**、**上孖肌**、**闭孔内肌腱**、**下孖肌**和**股方肌**。臀中肌下内侧部被臀大肌覆盖。梨状肌起自盆腔后壁骶骨前面外侧部,向外穿坐骨大孔至臀区,止于股骨大转子尖。此肌将坐骨大孔分成**梨状肌上孔**和**梨状肌下孔**。③深层有**臀小肌**和**闭孔外肌**。臀小肌在臀中肌深面。闭孔外肌在股方肌深面,起自闭孔膜外面及其周围骨面,经股骨颈后方止于转子窝。

髋肌后群的主要作用是使髋关节后伸、外旋和外展。

四、深部血管、神经

（一）通过梨状肌上孔的血管、神经

通过梨状肌上孔的血管、神经由外侧向内侧依次有臀上神经及臀上动、静脉(图 3-3)。

1. **臀上神经** superior gluteal nerve　　发自骶丛,从梨状肌上孔出盆腔后,行于臀中肌与臀小肌之间,支配臀中肌、臀小肌和阔筋膜张肌。

2. **臀上动、静脉** superior gluteal artery and veins　　臀上动脉发自髂内动脉,出梨状肌上孔至臀区后即分为浅、深两支,浅支主要营养臀大肌,深支营养臀中肌、臀小肌等。臀上静脉经梨状肌上孔入盆腔,汇入髂内静脉。

自髂后上棘至股骨大转子尖连线的上、中 1/3 交点处,即为臀上动、静脉及神经出入骨盆处的体表投影。

（二）通过梨状肌下孔的血管、神经

通过梨状肌下孔的血管、神经由外侧向内侧依次有坐骨神经,股后皮神经,臀下神经,臀下动、静脉,阴部内动、静脉及阴部神经(图 3-3)。自髂后上棘至坐骨结节连线的中点处,即为臀下动、静脉及神经出入骨盆处的体表投影。

1. **坐骨神经** sciatic nerve　　是全身最粗大的神经,发自骶丛,从梨状肌下孔出盆腔至臀区,在臀大肌深面下行,经坐骨结节与大转子连线的中点稍内侧入股后区。坐骨神经出骨盆腔的投影点在髂后上棘至坐骨结节连线中点外侧 2～3 cm 处,其干的体表投影位置为股骨大转子与坐骨结节连线的中、内 1/3 交点至股骨内、外侧髁之间中点(或腘窝上角)的连线。坐骨神经出盆腔时与梨状肌的位置关系有多种个体差异(图 3-4)。

2. **股后皮神经** posterior femoral cutaneous nerve　　起自骶丛,出梨状肌下孔,在臀大肌深面下降,发出臀下皮神经和会阴支后至股后区皮肤。

3. **臀下神经** inferior gluteal nerve　　发自骶丛,经梨状肌下孔出盆腔,支配臀大肌。

4. **臀下动、静脉** inferior gluteal artery and veins　　臀下动脉发自髂内动脉,出梨状肌下孔,分布于臀大肌等处。臀下静脉与动脉伴行,汇入髂内静脉。

5. **阴部内动、静脉** internal pudendal artery and vein　　阴部内动脉发自髂内动脉,出梨状肌下孔,越过骶棘韧带,经坐骨小孔至坐骨肛门窝,分支营养会阴部结构。阴部内静脉与动脉伴行,汇入髂内静脉。

6. **阴部神经** pudendal nerve　　发自骶丛,经梨状肌下孔出盆腔,与阴部内血管伴行,分布于会阴部。

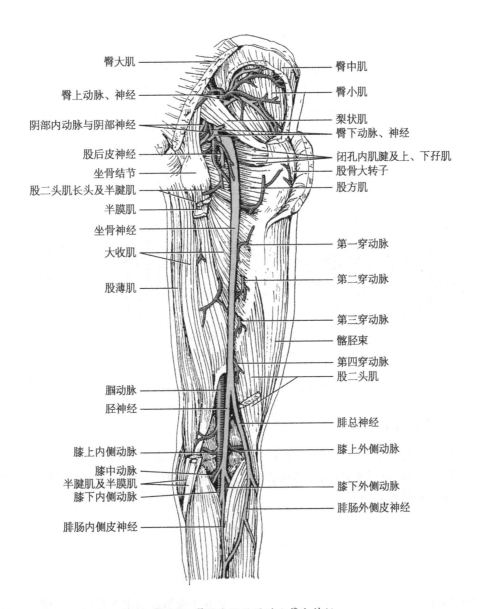

臀大肌

臀上动脉、神经

阴部内动脉与阴部神经

股后皮神经

坐骨结节

股二头肌长头及半腱肌

半膜肌

坐骨神经

大收肌

股薄肌

腘动脉

胫神经

膝上内侧动脉

膝中动脉

半腱肌及半膜肌

膝下内侧动脉

腓肠内侧皮神经

臀中肌

臀小肌

梨状肌

臀下动脉、神经

闭孔内肌腱及上、下孖肌

股骨大转子

股方肌

第一穿动脉

第二穿动脉

第三穿动脉

髂胫束

第四穿动脉

股二头肌

腓总神经

膝上外侧动脉

膝下外侧动脉

腓肠外侧皮神经

图 3-3　臀区和股后区的血管和神经

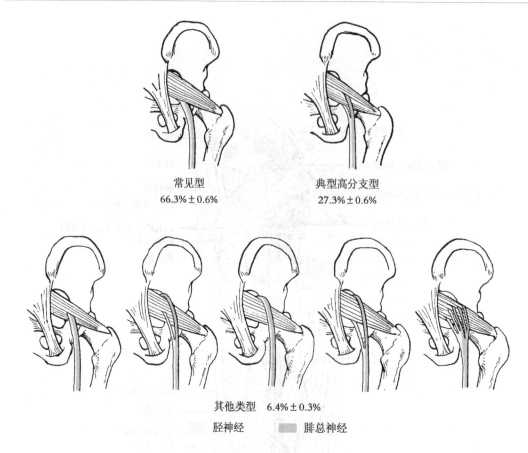

常见型
66.3%±0.6%

典型高分支型
27.3%±0.6%

其他类型　6.4%±0.3%

胫神经　　　腓总神经

图 3-4　坐骨神经和梨状肌的关系

五、臀大肌下间隙

臀大肌下间隙位于臀大肌深面。此间隙感染化脓时不易向浅部扩散,但可在深部蔓延:①经梨状肌上、下孔蔓延至盆腔;②经坐骨小孔蔓延至会阴部;③沿坐骨神经周围的疏松结缔组织下延至股后区甚至腘窝。

第二节　股　后　区

股后区上方以臀沟与臀部为界,下端以髌骨上方 2 横指处的水平环行线与膝后区分界。

一、皮肤和浅筋膜

股后区的皮肤较薄,浅筋膜层较厚。股后皮神经自臀大肌下缘沿股后区中线在深筋膜深面下行,沿途分支穿深筋膜分布于股后区皮肤。

二、深筋膜

大腿的深筋膜特称为**阔筋膜** fascia lata。阔筋膜致密强韧,包绕大腿并向深部发出股内侧、股外侧和股后 3 个肌间隔,伸入肌群之间,附着于股骨,与股骨的骨膜相延续,形成股前、股后和股内侧 3 个骨筋膜鞘。在**股后骨筋膜鞘**内含有股后群肌和坐骨神经等(图 3-3、3-4)。

三、肌

股后群肌包括股二头肌、半腱肌和半膜肌。①**股二头肌** biceps femoris,居外侧,长头起于坐骨结节,短头起于股骨粗线,两头汇合,止于腓骨头。②**半腱肌**和**半膜肌**,居内侧,前者位置较浅,后者位置较深,两肌均起于坐骨结节,止于胫骨上端内侧面。股后群肌的作用是伸髋关节和屈膝关节。

四、深部血管、神经

1. 动脉 股后区没有动脉主干,但存在由髂内动脉及股动脉分支形成的动脉吻合。①臀下动脉、旋股内侧动脉、旋股外侧动脉和第 1 穿动脉形成的**十字吻合**;②由股深动脉发出的各**穿动脉**之间的吻合。这些吻合发支供应股后群肌和髋关节等。

2. **坐骨神经** 自坐骨结节与股骨大转子连线的中点稍内侧降入股后区,行于大收肌和股二头肌长头之间,沿途分支支配股后群肌。坐骨神经一般在近腘窝上角处分为**胫神经**和**腓总神经**两终支(图 3-3)。

第三节 膝 后 区

膝后区是从髌骨上方 2 横指到胫骨粗隆高度的膝后部区域,向上、向下分别与股后区和小腿后区相延续。

一、皮肤和浅筋膜

膝后区皮肤较薄,在浅筋膜内有股后皮神经的终末支、腓肠外侧皮神经始段及小隐静脉的末端。小隐静脉在膝后区下方穿深筋膜,经腓肠肌两头之间注入腘静脉。

二、深筋膜

膝后区的深筋膜又称**腘筋膜**,致密而强韧,上续阔筋膜,下续小腿深筋膜。

三、腘窝

1. 位置与境界 **腘窝** popliteal fossa 是膝关节后方由肌肉和筋膜围成的间隙,呈菱形(图 3-5)。窝的上外侧界是股二头肌,上内侧界是半腱肌和半膜肌,下内侧界和下外侧界分别为腓肠肌的内、外侧头,腘窝的前壁(底)为股骨下端的腘面、膝关节囊后部及腘肌等,腘窝的后壁(顶)为腘筋膜。

2. 内容 腘窝内有血管、神经通行,由浅入深依次有胫神经、腘静脉、腘动脉以及行于窝上外侧缘处的腓总神经。血管周围有腘深淋巴结,血管、神经间填充疏松结缔组织。

(1) **胫神经** tibial nerve:为坐骨神经的直接延续,自腘窝上角,沿腘窝中线下行至下角,然后降至腓肠肌深面。在腘窝上份胫神经位于腘血管外侧,在腘窝下份渐至腘血管内侧。

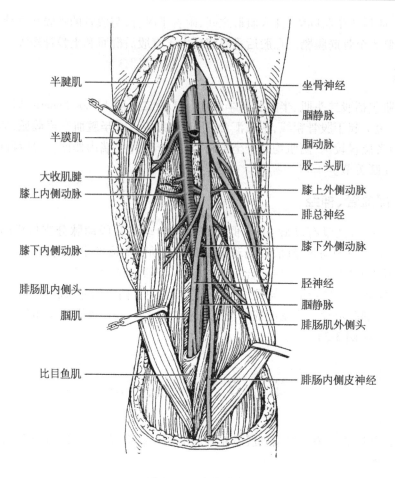

左侧标注（自上而下）：半腱肌、半膜肌、大收肌腱、膝上内侧动脉、膝下内侧动脉、腓肠肌内侧头、腘肌、比目鱼肌

右侧标注（自上而下）：坐骨神经、腘静脉、腘动脉、股二头肌、膝上外侧动脉、腓总神经、膝下外侧动脉、胫神经、腘静脉、腓肠肌外侧头、腓肠内侧皮神经

图 3-5　腘窝内结构

胫神经在腘窝发出：①皮支,**腓肠内侧皮神经**,伴小隐静脉下行；②肌支,支配腓肠肌、比目鱼肌和腘肌；③关节支,分布于膝关节。

（2）**腓总神经** common peroneal nerve：沿股二头肌腱内侧行向下外侧,经腓骨头后方绕腓骨颈外侧,在此分为两个终支:**腓浅神经和腓深神经**。腓总神经在腓骨颈处紧贴骨面,表面无肌组织覆盖,故腓骨颈骨折或此处外伤时,易损伤腓总神经,引起小腿前、外侧群肌瘫痪。腓总神经在腘窝发出：①皮支,**腓肠外侧皮神经**和**腓神经交通支**,两者下行分布至小腿后外侧面。②关节支,分布于膝关节。

（3）**腘静脉** popliteal vein：与腘动脉伴行,共同包于腘血管鞘内。腘静脉收纳小隐静脉和与腘动脉各分支伴行的静脉。

（4）**腘动脉** popliteal artery：在收肌腱裂孔处续自股动脉,沿腘窝底向外下斜行,至腘肌下缘分为**胫前动脉和胫后动脉**。腘动脉上端紧贴股骨腘面,当股骨下部骨折向后移位时易伤及腘动脉。腘动脉在腘窝内除分出数条肌支外,还发出 5 条关节支参加**膝关节动脉网**的组成。关节支按其分布位置分别称为**膝上内侧动脉、膝上外侧动脉、膝中动脉、膝下内侧动脉和膝下外侧动脉**。

以股后区正中线中、下 1/3 交点处内侧约 2.5 cm 处为起点,该点至腘窝中点的连线,即为腘动脉斜行段的投影。经腘窝中点至腘窝下角的垂线为腘动脉垂直段的体表投影。

（5）**腘淋巴结** popliteal lymph node：位于腘窝脂肪组织内，其中1个贴靠小隐静脉末端，称为**腘浅淋巴结**，其余4～5个位于腘血管鞘的两侧和前方，称为**腘深淋巴结**。腘淋巴结收纳足外侧部和小腿后外侧部的浅淋巴管以及足与小腿的深淋巴管，其输出管注入腹股沟深淋巴结。

第四节 小腿后区与足底

一、皮肤和浅筋膜

小腿后区皮肤较薄，弹性好。浅筋膜内有小隐静脉及其属支、腓肠内侧皮神经、腓肠外侧皮神经、腓神经交通支和腓肠神经（图3-6）。足底皮肤厚而致密，富汗腺，移动性差，在负重点处特别增厚，角化层常形成胼胝。足底浅筋膜较致密，有纤维束将皮肤与足底深筋膜紧密相连，浅筋膜内有足底内、外侧神经的皮支。小腿后区浅筋膜内的皮神经和浅静脉如下。

1. 皮神经　①**腓肠内侧皮神经**，由胫神经在腘窝分出，向下与小隐静脉伴行。②**腓肠外侧皮神经**，由腓总神经在腘窝分出，下行分布于小腿后外侧面。③**腓肠神经**，腓总神经的**腓神经交通支**在小腿后区中部与腓肠内侧皮神经合成腓肠神经，伴小隐静脉向下，经外踝后方至足外侧缘。

2. **小隐静脉** small saphenous vein　小隐静脉起自足背静脉弓的外侧端，经外踝后方到

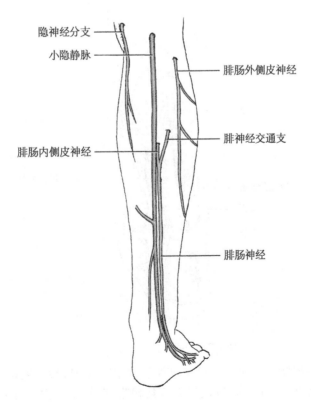

图3-6 小腿后区的浅静脉和皮神经

小腿后面,沿其正中线上行,与腓肠神经和腓肠内侧皮神经伴行经过小腿上部,穿深筋膜经腓肠肌两头间注入腘静脉。

二、深筋膜

1. 小腿后骨筋膜鞘　小腿深筋膜较致密,在胫侧与胫骨内侧面的骨膜融合。在腓侧深筋膜发出前、后两个肌间隔,分别附着于腓骨前、后缘。深筋膜、肌间隔、胫骨和腓骨骨膜及骨间膜共同围成 3 个骨筋膜鞘。在小腿后骨筋膜鞘内有小腿后群肌,胫后动、静脉及胫神经等(图 3-7、3-25)。

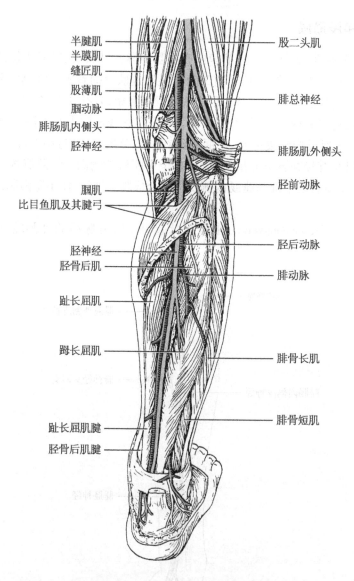

图 3-7　小腿后区的血管和神经

2. 踝管及其内容物　小腿深筋膜在内踝后方显著增厚,架于内踝与跟结节内侧面之间,形成**屈肌支持带** flexor retinaculum,又名**分裂韧带**,此韧带与内踝、跟骨内侧面之间围成

踝管 malleolar canal。屈肌支持带向深面发出 3 个纤维隔,将踝管分隔成 4 个骨纤维管。通过的结构由前向后依次为:①胫骨后肌腱;②趾长屈肌腱;③胫后动、静脉及胫神经;④**姆长屈肌腱**(图 3-8、3-9)。上述各肌腱均包有腱鞘。踝管是小腿后区与足底的重要通道,小腿或足底感染时,可经踝管相互蔓延。

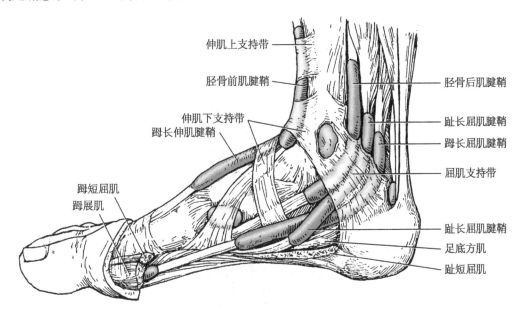

图 3-8　踝关节附近的支持带与腱鞘(足内侧面)

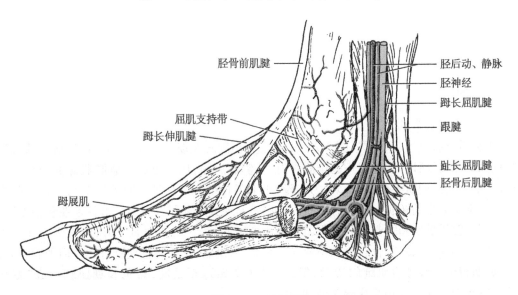

图 3-9　踝管内结构

3. 足底深筋膜　足底深筋膜分浅、深两层。浅层又可分为 3 部(图 3-10):内侧部最薄,覆盖姆展肌;外侧部稍厚,覆盖小趾展肌;中间部最厚,称为**足底腱膜**,覆盖趾短屈肌。足底腱膜呈三角形,尖端在后,附着于跟骨结节,向前分为 5 束,终于 5 趾。此腱膜具有保护足底血管、神经和维持足弓的作用。足底腱膜两侧缘向深部发出内、外侧肌间隔,分别附着于第

1、5 跖骨,将足底分为内侧、中间、外侧骨筋膜鞘,分别容纳足底内侧群肌、中间群肌和外侧群肌。足底深筋膜的深层为**骨间足底筋膜**,覆于骨间肌下面。

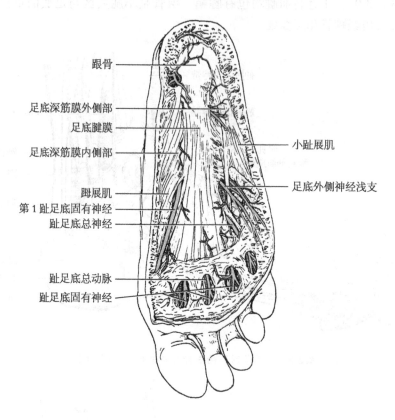

跟骨

足底深筋膜外侧部

足底腱膜

足底深筋膜内侧部

踇展肌

第 1 趾足底固有神经

趾足底总神经

趾足底总动脉

趾足底固有神经

小趾展肌

足底外侧神经浅支

图 3-10　足底腱膜

三、肌

(一) 小腿后群肌

小腿后群肌分浅、深两层(图 3-7):①浅层为**小腿三头肌** triceps surae,它包括腓肠肌和比目鱼肌。**腓肠肌**以内、外侧头起于股骨内、外侧髁后面,比目鱼肌在腓肠肌深面,起于胫、腓骨上部后面。两肌会合向下移行为**跟腱**,止于跟骨结节。在腓肠肌外侧头与比目鱼肌之间,还可出现细小的跖肌。小腿三头肌的作用是屈踝关节和屈膝关节。②深层肌包括**腘肌**、**趾长屈肌、胫骨后肌**和**踇长屈肌**。腘肌斜位于腘窝底,后 3 肌在腘肌下方,由内侧向外侧依次排列。它们起于胫、腓骨后面和小腿骨间膜,下入足底,止于跗骨或趾骨。在内踝后上方,趾长屈肌腱越过胫骨后肌腱的浅面,斜向外侧(图 3-8)至足底,与踇长屈肌腱形成"腱交叉"。深层肌的主要作用是屈踝关节和屈趾。

(二) 足底肌

足底肌可分为外侧、中间和内侧 3 群(图 3-11、3-12)。外侧群包括小趾展肌和小趾短屈肌。中间群由浅入深有趾短屈肌、足底方肌、蚓状肌和骨间肌。内侧群包括**踇展肌、踇短屈肌**和**踇收肌**。

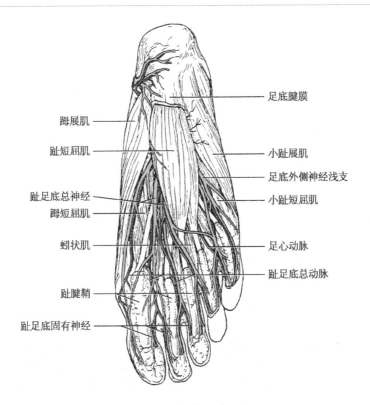

足底腱膜

蹬展肌

趾短屈肌

小趾展肌

足底外侧神经浅支

趾足底总神经

小趾短屈肌

蹬短屈肌

蚓状肌

足心动脉

趾足底总动脉

趾腱鞘

趾足底固有神经

图 3-11 足底血管与神经浅层

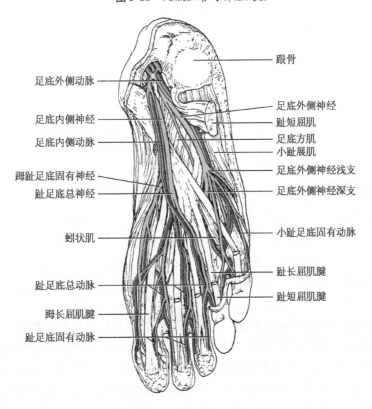

跟骨

足底外侧动脉

足底外侧神经

趾短屈肌

足底内侧神经

足底方肌

足底内侧动脉

小趾展肌

蹬趾足底固有神经

足底外侧神经浅支

趾足底总神经

足底外侧神经深支

蚓状肌

小趾足底固有动脉

趾足底总动脉

趾长屈肌腱

蹬长屈肌腱

趾短屈肌腱

趾足底固有动脉

图 3-12 足底血管与神经深层

四、深部血管、神经

1. **胫后动脉** posterior tibial artery　胫后动脉是腘动脉的直接延续。穿经比目鱼肌腱弓深面,下行于小腿后群肌浅、深两层之间,至内踝后方分为足底内、外侧动脉,经𧿹展肌的深面入足底(图3-7、3-12)。胫后动脉投影为体表腘窝下角至内踝与跟腱内缘之间中点的连线。胫后动脉分支营养小腿后群肌、小腿外侧群肌、胫骨、腓骨和足底结构,主要分支如下。

(1) **腓动脉** peroneal artery:多在腘肌下缘下2～3cm处发出,在胫骨后肌浅面向外下,沿𧿹长屈肌与腓骨间下降,至外踝附近分支参与构成踝关节动脉网。腓动脉沿途除发出肌支外,还发出腓骨滋养动脉。

(2) **足底内侧动脉** medial plantar artery:较细小,在足底行于𧿹展肌和趾短屈肌之间,分支分布足底内侧部。

(3) **足底外侧动脉**(lateral plantar artery:较粗大,经趾短屈肌深面,向前外侧行于趾短屈肌和小趾展肌之间,然后转向内侧,至第1跖骨间隙处,与足背动脉的足底深支吻合构成**足底深弓**。由足底深弓发4条跖足底固有动脉,后者又各发出2条趾足底固有动脉,分布于足趾。

2. **胫后静脉**　有两条,伴行于胫后动脉两侧,其属支与胫后动脉的同名分支伴行。

3. **胫神经** tibial nerve (图3-7)　自腘窝向下与胫后血管伴行,沿小腿后群肌浅、深两层间下降,至内踝后方分为足底内、外侧神经进入足底。胫神经发肌支支配小腿后群肌。**足底内、外侧神经**与足底内、外侧动脉伴行。足底内侧神经的肌支支配邻近肌,皮支分布于足底内侧半及内侧3个半趾足底面的皮肤。足底外侧神经的肌支支配邻近肌,皮支分布于足底外侧半及外侧1个半趾足底面的皮肤。

第五节　股前、内侧区

股前、内侧区上方以腹股沟与腹部分界,上端内侧与会阴部相邻,下端以髌骨上方2横指处的水平线与膝分界,内、外两侧与股后区连续。

一、皮肤和浅筋膜

股前、内侧区内侧份的皮肤薄而柔软,移动性较大,外侧份皮肤较厚,移动性较小。此区浅筋膜富有脂肪,在近腹股沟处浅筋膜分为浅、深两层。浅层为脂肪层,与腹壁浅筋膜的Camper筋膜相续;深层为膜性层,与腹壁浅筋膜的Scarpa筋膜相续。膜性层在腹股沟韧带下方约1cm处与大腿深筋膜(阔筋膜)相融合。浅筋膜内有浅动、静脉,浅淋巴管、淋巴结和皮神经分布(图3-13)。

1. **大隐静脉** great saphenous vein　是全身最长的浅静脉,起自足背静脉弓内侧端,经内踝前方,沿小腿内侧缘伴隐神经上行,经股骨内侧髁后方约2cm处进入大腿内侧部,渐斜向前上方,在耻骨结节下外方3～4cm处穿隐静脉裂孔汇入股静脉,其汇入点称**隐股点**。汇入股静脉前,大隐静脉在股上部收纳5条属支:①**腹壁浅静脉**,起自脐以下腹壁浅层的小静脉。②**旋髂浅静脉**,起自髂前上棘附近的小静脉。③**阴部外静脉**,起自会阴前部浅层的小静

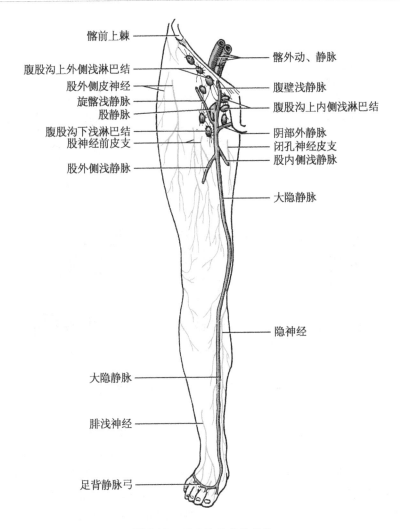

髂前上棘

腹股沟上外侧浅淋巴结

股外侧皮神经

旋髂浅静脉

股静脉

腹股沟下浅淋巴结

股神经前皮支

股外侧浅静脉

髂外动、静脉

腹壁浅静脉

腹股沟上内侧浅淋巴结

阴部外静脉

闭孔神经皮支

股内侧浅静脉

大隐静脉

隐神经

大隐静脉

腓浅神经

足背静脉弓

图3-13 下肢前面浅层结构

脉。④**股内侧浅静脉**,起自股内侧部浅层小静脉。⑤**股外侧浅静脉**,起自股前外侧部浅层小静脉。这些属支注入大隐静脉的形式常有个体差异(图3-14)。大隐静脉的管腔内有许多静脉瓣,其中在汇入股静脉处的静脉瓣比较恒定。大隐静脉在行程中借许多交通支与深静脉及小隐静脉连通,交通支也有静脉瓣,静脉瓣可防止血液逆流。

2. 浅动脉 在股前、内侧区上部浅筋膜内主要有 3 条浅动脉,都是股动脉的分支。①**腹壁浅动脉**,伴同名静脉上行至腹前壁。②**旋髂浅动脉**,较细小,沿腹股沟韧带下方走向外上,至髂前上棘附近。③**阴部外动脉**,至会阴前部。

3. **腹股沟浅淋巴结**(图3-13) 可分为上群和下群。上群沿腹股沟韧带下方排列,有 2~6 个淋巴结,又可分为内、外侧 2 组,主要引流来自脐以下腹壁、会阴、臀区、肛管等处的淋巴及子宫底的部分淋巴。下群沿大隐静脉末端纵行排列,有 2~7 个淋巴结,以大隐静脉为界也可分为内、外侧两组,主要引流足内侧部、小腿前内侧部、大腿、会阴和外生殖器的淋巴。腹股沟浅淋巴结的输出淋巴管注入腹股沟深淋巴结和髂外淋巴结。

4. **皮神经**(图3-13) 股前、内侧区的皮神经来自腰丛。①**髂腹股沟神经皮支**,自腹股

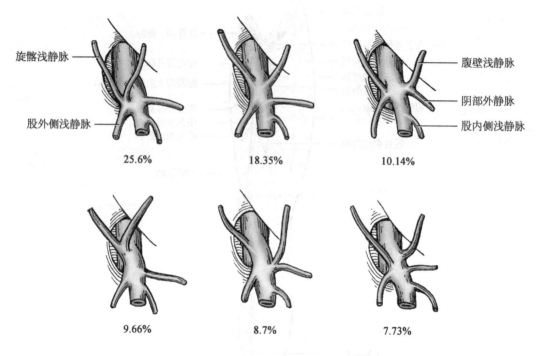

旋髂浅静脉

股外侧浅静脉

25.6%

18.35%

腹壁浅静脉

阴部外静脉

股内侧浅静脉

10.14%

9.66%

8.7%

7.73%

图 3-14　大隐静脉属支的常见类型(右侧)

沟管皮下环穿出后,分布于股内侧面上份及阴囊(大阴唇)的皮肤。②**生殖股神经股支**,经腹股沟韧带中部的深面,分布于大腿前面上部皮肤。③**股外侧皮神经**,由髂前上棘稍内侧经腹股沟韧带深面至股部,在髂前上棘下方约 5 ~ 6 cm 处,穿出深筋膜分布于股前外侧份的皮肤。④**股神经前皮支**,有数支,分布于股前区、股内侧区中下部及膝关节前面的皮肤。⑤**闭孔神经皮支**,由闭孔神经前支发出,分布于股内侧面中上部皮肤。

二、深筋膜

股部的深筋膜即**阔筋膜**,其内侧部分较薄,外侧部分较厚,在大腿外侧增厚形成**髂胫束**(图 3-15、3-18)。髂胫束上 1/3 分为两层,包裹阔筋膜张肌,其下 2/3 明显增厚呈扁带状,向下附着于胫骨外侧髁和腓骨头。临床上常用髂胫束作为体壁缺损或者膝关节交叉韧带修补重建的材料。

阔筋膜在腹股沟韧带内侧部下方、耻骨结节外下方 3 ~ 4 cm 处有一卵圆形的薄弱区称**隐静脉裂孔**。此处筋膜疏松多孔,有大隐静脉及其属支、淋巴管等穿过,特称为**筛筋膜**(图 3-18)。

阔筋膜向深部发出股内、外侧肌间隔和股后肌间隔,伸入各肌群之间并附于股骨粗线,与股骨骨膜共同围成 3 个骨筋膜鞘(图 3-24)。在**股前骨筋膜鞘**内主要含股前群肌及股血管、神经,在**股内侧骨筋膜鞘**内主要含股内侧群肌和闭孔血管、神经。

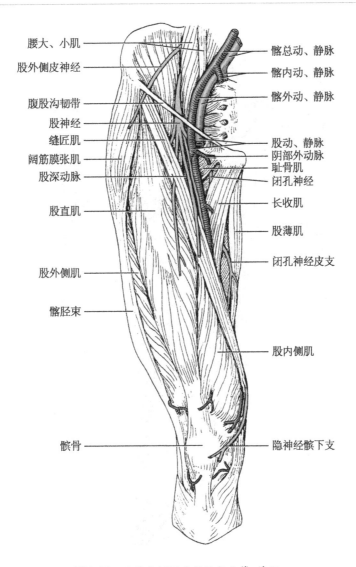

腰大、小肌

股外侧皮神经

腹股沟韧带

股神经

缝匠肌

阔筋膜张肌

股深动脉

股直肌

股外侧肌

髂胫束

髌骨

髂总动、静脉

髂内动、静脉

髂外动、静脉

股动、静脉

阴部外动脉

耻骨肌

闭孔神经

长收肌

股薄肌

闭孔神经皮支

股内侧肌

隐神经髌下支

图 3-15　股前内侧区浅层肌与血管、神经

三、肌

（一）股前群肌

1. **缝匠肌** sartorius　长带状，起自髂前上棘，斜向下内侧，止于胫骨内侧面上部。

2. **股四头肌** quadriceps femoris　起端有 4 个头，**股直肌**起于髂前下棘，**股中间肌、股内侧肌**和**股外侧肌**起于股骨。4 个头向下集成肌腱，包绕髌骨，向下延续为髌韧带，止于胫骨粗隆（图 3-15、3-16）。

股前群肌的主要作用是伸膝关节和屈髋关节。

（二）股内侧群肌

股内侧群肌又称内收肌群，可使髋关节内收（图 3-15、3-16）。分为浅、中、深 3 层：浅层由外侧向内侧依次是**耻骨肌、长收肌**和**股薄肌**；中层是**短收肌**，位于耻骨肌和长收肌深面；深层是**大收肌**。这些肌均起自闭孔周围的骨面，股薄肌止于胫骨上端内侧面，其他各肌都止于

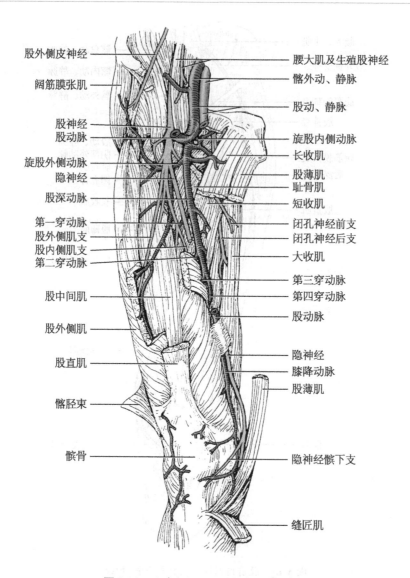

左侧标注（从上到下）：
股外侧皮神经
阔筋膜张肌
股神经
股动脉
旋股外侧动脉
隐神经
股深动脉
第一穿动脉
股外侧肌支
股内侧肌支
第二穿动脉
股中间肌
股外侧肌
股直肌
髂胫束
髌骨

右侧标注（从上到下）：
腰大肌及生殖股神经
髂外动、静脉
股动、静脉
旋股内侧动脉
长收肌
股薄肌
耻骨肌
短收肌
闭孔神经前支
闭孔神经后支
大收肌
第三穿动脉
第四穿动脉
股动脉
隐神经
膝降动脉
股薄肌
隐神经髌下支
缝匠肌

图 3-16 股前内侧区深层肌与血管、神经

股骨后面,大收肌尚有一腱止于股骨收肌结节,此腱与股骨之间形成**收肌腱裂孔**。大收肌的部分腱纤维组成**收肌腱板**,连于股内侧肌。

在此区还可以见到属于髋肌前群的髂腰肌和阔筋膜张肌。**髂腰肌**起于腰椎和髂窝,经腹股沟韧带深面,止于股骨小转子;**阔筋膜张肌**起于髂前上棘,向下移行于髂胫束。髋肌前群的主要作用是屈髋关节。

四、肌腔隙和血管腔隙

腹股沟韧带与髋骨之间围成腹股交通道,是腹腔与股前区之间一些重要结构的通道。由髂筋膜增厚形成的**髂耻弓**,从髂耻隆起连至腹股沟韧带,将此交通道分为外侧的肌腔隙和内侧的血管腔隙(图 3-17)。

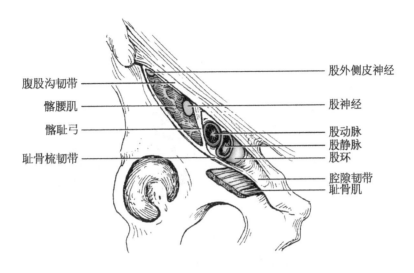

图 3-17 肌腔隙与血管腔隙

1. **肌腔隙** lacuna musculorum 前界为腹股沟韧带,后外界为髂骨,内侧界为髂耻弓。此腔隙内有髂腰肌、股神经和股外侧皮神经通过。

2. **血管腔隙** lacuna vasorum 前界为腹股沟韧带,后界为耻骨梳韧带,内侧界为腔隙韧带(又称陷窝韧带),外侧界为髂耻弓。此腔隙内有股动脉、股静脉通过,在股静脉的内侧是股管的上口即股环。

五、股三角

1. **位置境界** 股三角位于股前、内侧区上 1/3 部,呈底在上、尖朝下的三角形。上界为腹股沟韧带,外侧界为缝匠肌内侧缘,内侧界为长收肌内侧缘(图 3-15)。股三角的前壁由皮肤、浅筋膜和阔筋膜构成,后壁由内侧向外侧依次为长收肌、耻骨肌和髂腰肌。

2. **内容** 股三角内的结构由外侧向内侧依次为股神经、股动脉、股静脉及股管,股动、静脉上端和股管共同被股鞘包绕。另外,股三角内还有腹股沟深淋巴结和脂肪组织等(图 3-15、3-16)。

(1) **股鞘** femoral sheath:是包绕在股动脉、股静脉上端和股管的筋膜鞘,其前壁与腹横筋膜连续,后壁与髂腰筋膜连续。股鞘呈漏斗形,长 3 ~ 4 cm。股鞘的内腔被两个纵向纤维隔分成 3 部分,外侧部容纳股动脉,中间部容纳股静脉,内侧部为股管(图 3-18)。股鞘下端与血管外膜相延续。

(2) **股动脉** femoral artery:是髂外动脉的延续,经腹股沟韧带深面的血管腔隙入股三角,下行至股三角尖处入收肌管,然后再穿收肌腱裂孔入腘窝,易名为腘动脉。股动脉在腹股沟韧带中点下方位置表浅,可触及搏动,是临床上常用于股动脉穿刺和下肢压迫止血的部位。在下肢稍外展、外旋并略屈髋时,股动脉体表投影自髂前上棘与耻骨联合连线的中点处至收肌结节连线的上 2/3 段。

股动脉在股三角内的分支,除在上端发出分布于浅层结构的腹壁浅动脉、旋髂浅动脉和

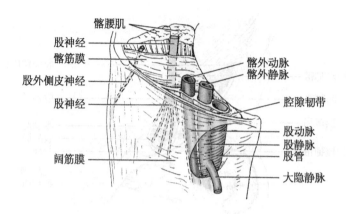

图 3-18　股鞘

阴部外动脉外,还有一粗大的**股深动脉** deep femoral artery。它在腹股沟韧带下方 3 ~ 5 cm 处起自股动脉后外侧壁,在股动脉后方行向内下,进入长收肌深面。股深动脉在起始处发出**旋股内、外侧动脉**,它们分支营养邻近肌,并参与髋关节动脉网和膝关节动脉网的构成。股深动脉在行程中还发出 3 ~ 4 支**穿动脉**,穿大收肌至股后区。

（3）**股静脉** femoral vein:位于股动脉内侧,是腘静脉的延续,向上移行为髂外静脉。股静脉接纳大隐静脉和与股动脉各分支伴行的同名静脉。

（4）**股管** femoral canal:是股鞘内侧部的一个漏斗形间隙,平均长 1 ~ 1.3 cm。股管的前壁由上向下依次为腹股沟韧带、隐静脉裂孔的上缘及筛筋膜;后壁依次为耻骨梳韧带、耻骨肌及其筋膜;内侧壁依次为腔隙韧带及股鞘内侧壁;外侧壁为纤维隔。管的下端为盲端,管的上口称**股环**,环的前界为腹股沟韧带,内侧界为腔隙韧带,后界为耻骨梳韧带,外侧借纤维隔与股静脉为邻。股环上面覆有薄层疏松结缔组织,称**股环隔**,隔的上面覆盖壁腹膜。股管内含疏松结缔组织和 1 ~ 2 个腹股沟深淋巴结。病理情况下因腹内压增高,腹腔脏器可顶着腹膜经股环突入股管,最后从隐静脉裂孔处突出,形成股疝(图 3-19),以女性多见。由于股环周界多为韧带,不易扩展,所以股疝易嵌顿。

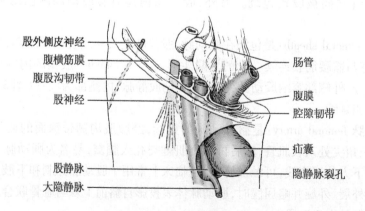

图 3-19　股疝

（5）**腹股沟深淋巴结**：位于股静脉末段周围，有 3 ～ 4 个，收纳下肢的深淋巴管及腹股沟浅淋巴结的输出管。腹股沟深淋巴结的输出管注入髂外淋巴结。

（6）**股神经**（femoral nerve）：是腰丛最大的分支，在股动脉外侧经肌腔隙入股三角，随即分成数支。肌支支配股四头肌、缝匠肌和耻骨肌。皮支有股神经前皮支和隐神经。前皮支分布于股前、内侧区皮肤。**隐神经**是股神经最长的皮支，在股三角内伴股动脉外侧，下行入收肌管，在膝关节内侧缝匠肌后缘穿出深筋膜。关节支至髋、膝关节。

六、收肌管

1. 位置与构成　收肌管位于大腿中 1/3 前内侧部，长约 15 cm。该管断面为三角形，前内侧壁为缝匠肌及收肌腱板，前外侧壁为股内侧肌，后壁为长收肌和大收肌。收肌管上口通股三角，下口为收肌腱裂孔通腘窝（图 3-16）。

2. 内容　收肌管的主要内容由前向后为隐神经、股动脉和股静脉。

七、闭孔血管与神经

1. **闭孔动脉** obturator artery　在盆腔内起自髂内动脉，与同名静脉、神经伴行，穿闭膜管出骨盆至股内侧区，分为前、后两支，分别位于短收肌前、后面，分布于股内侧群肌及髋关节。

2. **闭孔神经** obturator nerve　起自腰丛，与闭孔动脉伴行穿闭膜管出骨盆，分为前、后两支，分别位于短收肌前、后面（图 3-15、3-16）。前支支配耻骨肌、长收肌、短收肌和股薄肌，还发支分布于髋关节和股内侧区皮肤。后支支配闭孔外肌、大收肌和膝关节。

第六节　小腿前、外侧区和足背

一、皮肤和浅筋膜

小腿前、外侧区的皮肤较厚而紧，移动性较小，血供较差。足背的皮肤较薄，移动性较大。两区的浅筋膜较疏松，少脂肪，某些疾病可造成浅筋膜内水分积存，形成水肿，在内踝上方指压可见压痕。在浅筋膜内有浅静脉及皮神经（图 3-13、3-20、3-21）。

1. 大隐静脉　始于足背静脉弓。**足背静脉弓**位于足背远侧部，由趾背静脉汇合而成。弓的内侧端延为**大隐静脉**，经内踝前方约 1 cm 处（大隐静脉切开术的常用部位），沿小腿前内侧上行。弓的外侧端续为小隐静脉，经外踝后沿小腿后正中线上行。

2. 皮神经　小腿前、外侧区及足背的皮神经如下。①**隐神经**，自膝关节内侧缝匠肌后缘浅出至皮下，向下与大隐静脉伴行，分布于膝关节、小腿内侧面及足内侧缘的皮肤。②**腓浅神经**，在小腿外侧中、下1/3交界处浅出至皮下，分为**足背内侧皮神经**和**足背中间皮神经**，它们经踝关节前分布于足背。③**足背外侧皮神经**,为腓肠神经的延续,经外踝后分布于足背外侧缘。④**腓深神经皮支**,分布于第 1、2 趾背的相对缘。

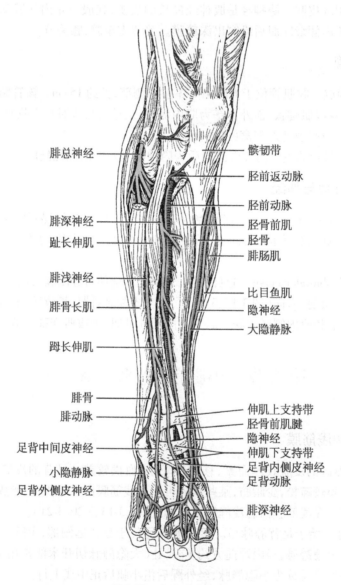

图 3-20　小腿前外侧区

腓总神经
髌韧带
胫前返动脉
胫前动脉
腓深神经
胫骨前肌
趾长伸肌
胫骨
腓肠肌
腓浅神经
比目鱼肌
腓骨长肌
隐神经
大隐静脉
姆长伸肌
腓骨
伸肌上支持带
腓动脉
胫骨前肌腱
足背中间皮神经
隐神经
伸肌下支持带
小隐静脉
足背内侧皮神经
足背外侧皮神经
足背动脉
腓深神经

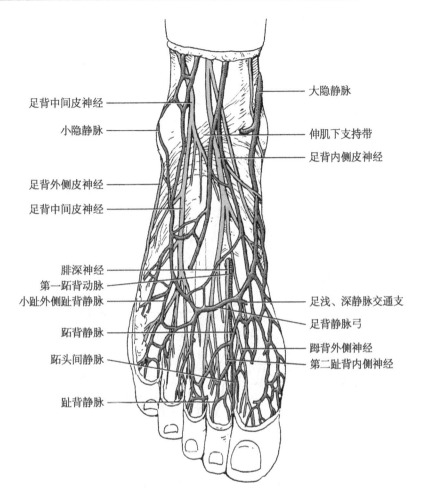

足背中间皮神经

小隐静脉

足背外侧皮神经

足背中间皮神经

腓深神经
第一跖背动脉
小趾外侧趾背静脉

跖背静脉

跖头间静脉

趾背静脉

大隐静脉

伸肌下支持带

足背内侧皮神经

足浅、深静脉交通支

足背静脉弓

姆背外侧神经
第二趾背内侧神经

图 3-21　踝前区及足背浅层结构

二、深筋膜

　　小腿前、外侧区的深筋膜较致密。在胫侧,与胫骨体内侧面的骨膜紧密融合;在腓侧,发出前、后肌间隔,止于腓骨骨膜。深筋膜、前、后肌间隔,胫、腓骨骨膜及小腿骨间膜,共同围成前、后和外侧 3 个骨筋膜鞘。**小腿前骨筋膜鞘**内有小腿前群肌、胫前血管及腓深神经等;**小腿外侧骨筋膜鞘**内有小腿外侧群肌和腓浅神经等(图 3-25)。

　　小腿深筋膜在踝关节附近增厚形成支持带,具有约束肌腱和保护血管的作用。在小腿前、外侧区下部和足背的支持带有:①**伸肌上、下支持带**(图 3-8、3-22、3-23):伸肌上支持带又称小腿横韧带,位于踝关节稍上方,横向附着于胫、腓骨。伸肌下支持带又称小腿十字韧带,位于踝关节前与足背近侧部,呈横置的"Y"形。其外侧部附着于跟骨外侧面,内侧部分上、下两束,上束附于内踝,下束向内下与足底深筋膜相续。伸肌下支持带向深部发出纤维隔形成 3 个骨纤维管,内侧管通过胫骨前肌腱及其腱鞘,中间管通过姆长伸肌腱及其腱鞘以及足背动脉和腓深神经,外侧管通过趾长伸肌腱、第三腓骨肌腱及其腱鞘。②**腓骨肌上、下支持带**(图 3-23),位于外踝后下方。腓骨肌上支持带附着于外踝后缘与跟骨外侧面上部之间,腓骨肌下支持带前端续于伸肌下支持带,后端止于跟骨外侧面前部。它们共同约束腓骨长、短肌腱。两肌腱通过支持带深面时有腓骨肌总腱鞘包绕。

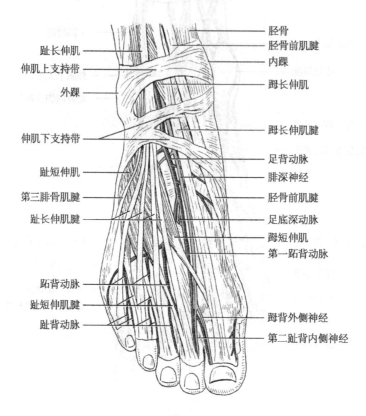

左侧标注(从上到下):
趾长伸肌
伸肌上支持带
外踝
伸肌下支持带
趾短伸肌
第三腓骨肌腱
趾长伸肌腱
跖背动脉
趾短伸肌腱
趾背动脉

右侧标注(从上到下):
胫骨
胫骨前肌腱
内踝
姆长伸肌
姆长伸肌腱
足背动脉
腓深神经
胫骨前肌腱
足底深动脉
姆短伸肌
第一跖背动脉
姆背外侧神经
第二趾背内侧神经

图 3-22　踝前区及足背深层结构

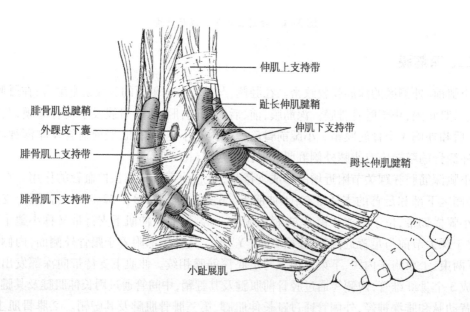

左侧标注(从上到下):
腓骨肌总腱鞘
外踝皮下囊
腓骨肌上支持带
腓骨肌下支持带

右侧标注(从上到下):
伸肌上支持带
趾长伸肌腱鞘
伸肌下支持带
姆长伸肌腱鞘

下方标注:
小趾展肌

图 3-23　踝部支持带和腱鞘(外侧面)

三、肌

（一）小腿前、外侧群肌

1. 小腿前群肌　有 4 块（图 3-20），由内侧向外侧依次是**胫骨前肌**、**踇长伸肌**、**趾长伸肌**和**第三腓骨肌**（1% ~ 2.6% 的人缺如）。它们起于胫、腓骨和小腿骨间膜，肌腱经踝关节前方至足背，止于跗、跖、趾骨。小腿前群肌的主要作用是使踝关节背屈和伸趾，胫骨前肌还可使足内翻。

2. 小腿外侧群肌　包括**腓骨长肌**和**腓骨短肌**（图 3-20），起于腓骨，肌腱经外踝后方，腓骨短肌止于足外侧缘，腓骨长肌绕足外侧缘至足底，止于跗、跖骨。其作用是屈踝关节并可使足外翻。

（二）足背肌

足背肌较薄弱，位于趾长伸肌腱深面，包括内侧的**踇短伸肌**和外侧的**趾短伸肌**（图 3-22）。

四、深部血管、神经

1. **胫前动脉** anterior tibial artery　在腘肌下缘处起自腘动脉，穿小腿骨间膜入前骨筋膜鞘，沿骨间膜前面、伴腓深神经下行。上 1/3 段位于胫骨前肌和趾长伸肌之间，下 2/3 段位于胫骨前肌和踇长伸肌之间（图 3-20），主干下行至伸肌上支持带下缘处，移行为足背动脉。胫前动脉体表投影为胫骨粗隆与腓骨头连线的中点与内、外踝前面连线中点的连线。胫前动脉沿途分支分布于小腿前群肌，并参与膝关节动脉网和踝关节动脉网的组成。

2. **足背动脉** dorsal artery of foot　是胫前动脉的直接延续，自内、外踝连线中点的下方向前到达第 1 跖骨间隙近侧端，其分支主要有足底深动脉、第 1 跖背动脉和弓状动脉，分支营养足背。足底深动脉穿至足底，参与构成足底深弓。弓状动脉发出第 2 ~ 4 跖背动脉，每条跖背动脉再分为两条趾背动脉。足背动脉体表投影为内、外踝经足背连线的中点至第 1、2 跖骨底之间的连线。

3. **胫前静脉**　有 2 条，与同名动脉伴行。

4. **腓深神经** deep peroneal nerve　起自腓总神经，经腓骨长肌深面进入小腿前骨筋膜鞘，与胫前及足背血管伴行（图 3-20），沿途分支支配小腿前群肌和足背肌，皮支分布于第 1、2 趾背相对缘的皮肤（图 3-21）。

5. **腓浅神经** superficial peroneal nerve　起自腓总神经，下行于腓骨长、短肌之间，分支支配此二肌。本干在小腿外侧中、下 1/3 交界处穿出深筋膜，下行至足背（图 3-20），分布于小腿下部外侧面和足背大部分皮肤。

［附一］解 剖 操 作

（一）解剖臀区

1. 尸位　俯卧位。

2. 摸认骨性标志　髂前上棘、髂嵴、髂结节、髂后上棘、坐骨结节、股骨大转子、尾骨尖。

3. 切开皮肤　作以下皮肤切口：①从两侧髂后上棘连线的中点向下作纵切口至尾骨尖；②自纵切口上端沿髂嵴向前外作一弧形切口至髂前上棘；③自尾骨尖斜向下外切至股外侧中部（图 1-1）。将皮片翻向外侧。

4. 解剖浅筋膜　在浅筋膜内试找皮神经：①髂腹下神经外侧皮支，在髂前上棘后数厘米处；②臀上皮神经，在髂结节与髂后上棘之间；③臀中皮神经，在髂后上棘与尾骨尖之间；④臀下皮神经，在臀大肌下缘中点附近（图 3-2）。

5. 解剖深筋膜　保留皮神经，清除浅筋膜，显露臀筋膜。在臀外侧部臀中肌表面的臀筋膜较厚。适当剖除臀筋膜，能看出臀大肌、臀中肌的肌束走向即可。

6. 解剖臀大肌　在臀大肌上缘和下缘清除筋膜，将刀柄或手指插入该肌上、下缘深面作钝性分离。在尽量靠近臀大肌起始处将肌切断，并翻向外下方。在操作过程中注意不要切断骶结节韧带和股后皮神经。观察进入臀大肌深面的臀上动、静脉浅支以及臀下动、静脉和臀下神经分支。在臀大肌深面即为臀大肌下间隙，其内充以疏松结缔组织。

7. 解剖梨状肌上孔和臀中、小肌　除去梨状肌上、下孔周围的筋膜，观察梨状肌及在梨状肌上缘外上方的臀中肌。将手指从臀中肌后缘插入并作钝性分离，然后在臀中肌起点处切断臀中肌。翻开臀中肌，可见深面的臀小肌以及臀上动、静脉深支和臀上神经，追踪它们的分支分布（图 3-3）。

8. 解剖梨状肌下孔　在梨状肌下缘，除去臀下动、静脉和臀下神经外，还应解剖出：①阴部神经及阴部内动、静脉，它们在骶结节韧带的深面，穿经坐骨小孔入坐骨肛门窝至会阴部，不必追踪；②坐骨神经及股后皮神经，多在梨状肌下缘穿出，注意个体差异。

9. 观察坐骨神经的行程及其深面的肌　修洁坐骨神经周围的结缔组织，可见该神经自梨状肌下孔穿出后（有时在梨状肌上缘或梨状肌中穿出），于坐骨结节与大转子连线中点偏内侧下行。提起坐骨神经，在其深面由上而下清理上孖肌、闭孔内肌腱、下孖肌和股方肌。垂直切断股方肌并翻开，可见其深面的闭孔外肌腱。

在上述所有结构解剖完毕后，将主要血管、神经和肌回复原位，查看梨状肌上、下孔内主要血管与神经的体表投影。

（二）解剖股后区

1. 切开皮肤　作以下皮肤切口：①自臀下切口之中点垂直向下切至腘窝上部；②在腘窝上部作一横切口，向两侧切至大腿内、外侧面（图 1-1）。将皮片连同浅筋膜翻向两侧。

2. 解剖股后皮神经　在臀部解剖时已暴露股后皮神经的起始段，由此向下追踪，解剖时要循股后正中线剪开深筋膜，在深筋膜的深面寻找股后皮神经。

3. 解剖股后群肌和坐骨神经　将深筋膜向两侧翻开，可见位于内侧浅表的半腱肌及深面的半膜肌，以及位于外侧的股二头肌。剔除肌间结缔组织，在股二头肌长头的深面追踪坐骨神经及其支配股后群肌和部分大收肌的肌支。在坐骨神经深面找寻股深动脉发出的穿动脉。大多数坐骨神经在腘窝上角处分为胫神经和腓总神经（图 3-3）。

解剖完毕后，将各结构复位，查看坐骨神经的体表投影。

（三）解剖膝后区

1. 切开皮肤　作以下皮肤切口：①在膝后下部平对胫骨粗隆平面作一横向切口，向两侧切至小腿内、外侧面（此切口宜浅）；②从股后区纵切口下端向下延至膝后下部横切口（图 1-1）。将皮片翻向两侧。

2. 解剖浅筋膜 小心清除浅筋膜,观察深筋膜(腘筋膜)。在膝后下部,解剖出小隐静脉并观察小隐静脉穿过腘筋膜的位置。

3. 解剖腘窝 切开强韧的腘筋膜,解剖以下腘窝内结构(图3-5)。

(1) 腘浅淋巴结,贴靠小隐静脉末端。

(2) 修洁股二头肌下部,在其内侧找出腓总神经以及由其分出的腓肠外侧皮神经和腓神经交通支。腓总神经向外下绕腓骨颈外侧,分支至小腿前、外侧区,待后剖查。

(3) 剖出胫神经及其分支,肌支至附近各肌,腓肠内侧皮神经与小隐静脉伴行。

(4) 在胫神经深面剖出腘静脉、动脉(注意腘血管周围的腘深淋巴结),并向上追至收肌腱裂孔处。保留小隐静脉,修洁腘窝下界腓肠肌内、外侧头。

(5) 在腘血管的前方和两侧,剖查膝上外侧动、静脉,膝上内侧动、静脉,膝中动、静脉,膝下外侧动、静脉和膝下内侧动、静脉。

(四) 解剖小腿后区

1. 切开皮肤 作以下皮肤切口:①沿腘窝下方已作横切口的中点作一垂直切口至足跟;②由足跟向前外、前内侧各作一短的辅助切口;③在踝关节平面作横切口(图1-1)。将皮片翻向两侧。

2. 解剖浅筋膜 解剖出下列结构(图3-6)。

(1) 小隐静脉:由腘窝向下追查至外踝后方。

(2) 腓肠内、外侧皮神经:从腘窝处向下追查。

(3) 腓神经交通支:发自腓总神经或腓肠外侧皮神经,与腓肠内侧皮神经吻合成腓肠神经,伴小隐静脉行向外踝后方。

(4) 大隐静脉与隐神经:在膝后内侧及小腿内侧伴行,在胫骨内侧髁后寻认之。

3. 切开深筋膜 由小腿后中线切开并翻向两侧。

4. 解剖小腿后区的肌 将腓肠肌二头在起点下5cm处切断,向下翻开,观察比目鱼肌在胫、腓骨后面的两个起点和其间的比目鱼肌腱弓。剥离比目鱼肌在胫骨的起点,保留在腓骨的附着处,将肌翻向外侧。可见该肌深面为小腿深筋膜隔,此筋膜隔覆盖小腿后区深部血管神经束和小腿后区的深层肌,观察后清除此筋膜。切开腘肌表面的筋膜,显露腘肌。辨认深层的胫骨后肌(中间)、蹈长屈肌(外侧)和趾长屈肌(内侧)。

5. 解剖小腿后区的血管和神经(图3-7) 从腘窝向下追查胫神经和腘动、静脉。在腘窝下部由浅而深有胫神经、腘静脉和腘动脉。观察腘动脉在腘肌下缘分为胫前动脉和胫后动脉。修洁胫前动脉至小腿骨间膜为止。观察胫后动脉伴胫神经下行于小腿浅、深两层肌之间,修洁胫后动脉,在其起始处找到它发出的腓动脉及伴行静脉。观察胫神经在小腿后区的分支。

6. 解剖踝管 切开屈肌支持带(分裂韧带),观察屈肌支持带向深面发出的3个纤维隔和形成的4个骨纤维管。踝管内的结构由前向后的排列顺序为胫骨后肌腱,趾长屈肌腱,胫后动、静脉,胫神经,蹈长屈肌腱(图3-9)。

(五) 解剖足底

1. 摸认骨性标志 跟骨结节、舟骨粗隆、第1和第5跖骨头、第5跖骨粗隆。

2. 切开皮肤 作以下皮肤切口:①自跟骨结节沿足底正中线切至中趾尖;②自第1跖骨头切至第5跖骨头处(图1-1)。将皮片向两侧翻至足内、外侧缘。

3. 剖除浅筋膜　注意保留浅血管与神经。

4. 解剖足底腱膜　足底深筋膜的中间部较厚,即足底腱膜。它自跟骨结节前方起始,向前分成 5 束至各趾。腱膜两缘发出两个肌间隔,附于第 1、5 跖骨,将足底分成内、外侧和中间 3 个骨筋膜鞘。观察后,在跟骨结节前切断足底腱膜并向前翻起,翻起时注意保护腱膜两侧及趾根部的血管与神经(图 3-10)。

5. 解剖足底浅层肌及血管和神经(图 3-11)　由内侧向外侧修洁踇展肌、趾短屈肌和小趾展肌,将前二肌自后端起点切断,向前翻起,解剖出走行其间的足底内、外侧血管和神经。

6. 解剖足底中层肌及血管和神经　在趾短屈肌深面观察踇长屈肌腱与趾长屈肌腱的交叉、足底方肌的起止及 4 块蚓状肌起于趾长屈肌腱,复查足底内、外侧血管和神经的走行和分支。

7. 解剖足底深层肌及血管和神经　在踇长屈肌腱和趾长屈肌腱交叉的远侧,横断此二肌腱并向前翻起,暴露深面的踇短屈肌、踇收肌及小趾短屈肌。观察足底外侧血管、神经穿入足底深部及其分支情况。

（六）解剖股前、内侧区

1. 尸位　仰卧位,使下肢稍外展外旋。

2. 摸认骨性标志　髂前上棘、耻骨结节、股骨内侧髁、股骨外侧髁、胫骨粗隆、胫骨内侧髁、胫骨外侧髁、髌骨及髌韧带。

3. 切开皮肤　作以下皮肤切口(宜浅):①自髂前上棘至耻骨结节作斜向切口;②平胫骨粗隆作一横切口;③由第 1 切口中点向下沿大腿前面纵切至第 2 切口(图 1-1)。将皮片翻向两侧(剥皮宜薄)。

4. 解剖浅筋膜　剖查浅筋膜内的血管、神经和淋巴结(图 3-13)。

（1）大隐静脉及属支和伴行的浅动脉:从股骨内侧髁后缘浅筋膜内剖查大隐静脉及伴行的隐神经,向上追踪至耻骨结节外下方,可见大隐静脉穿深筋膜注入股静脉。将大隐静脉近侧端提起,用刀柄划清隐静脉裂孔的边缘,观察其形状、大小和位置。在附近查找大隐静脉的 5 条属支,并找出与腹壁浅静脉、旋髂浅静脉和阴部外静脉伴行的同名浅动脉。

（2）皮神经:①股外侧皮神经,在髂前上棘下方 5 ~ 10 cm 处浅出至皮下。②股神经前皮支,约 2 ~ 3 支,于大腿中、下部沿缝匠肌表面穿出深筋膜。③闭孔神经皮支于大腿上部内侧穿出阔筋膜。

（3）腹股沟浅淋巴结:在腹股沟韧带稍下方及大隐静脉上端的两侧,观察后摘除。

保留浅血管和皮神经,剔除浅筋膜。

5. 剖查深筋膜(阔筋膜)　阔筋膜外侧部增厚形成髂胫束。自髂前上棘向下沿阔筋膜张肌前缘切开阔筋膜,暴露阔筋膜张肌。自髂前上棘向下沿缝匠肌内侧缘切开阔筋膜暴露缝匠肌。在股内侧部解剖出长收肌。

6. 解剖股三角　清除阔筋膜,观察股三角的位置、境界及其内容,注意观察并理解股鞘是包绕股血管的漏斗形薄层筋膜鞘,纵切股鞘观察其中的股动脉、股静脉和股管(图 3-15)。

（1）股神经:居外侧,观察其分支。

（2）股动脉:居股神经内侧,在股三角内剖查出股动脉分出的股深动脉及其分支。

（3）股静脉:居股动脉内侧,末段周围有腹股沟深淋巴结分布。

（4）股管:位居股静脉内侧,股管内含疏松结缔组织,并常有 1 个腹股沟深淋巴结。

7. 解剖收肌管　将缝匠肌在中、下份切断并向上、下翻起。在缝匠肌下段深面有收肌腱板，即收肌管前内侧壁，将其纵向切开，剖查收肌管的围成和内容，观察股血管穿经收肌腱裂孔入腘窝（图3-16）。

8. 解剖股四头肌　清除股直肌、股内侧肌及股外侧肌的深筋膜，分离各肌。将股直肌拉开，查认深面的股中间肌。观察股四头肌腱包绕髌骨，解剖出髌韧带（图3-15、3-16）。

9. 解剖股深动脉及其分支　①旋股外侧动脉，从股深动脉外侧发出，行于缝匠肌和股直肌的深面，分升、降两支。②旋股内侧动脉，在耻骨肌与髂腰肌之间穿向深面。此两条动脉有时可直接发自股动脉。③穿动脉，沿股深动脉主干寻找沿途发出的3～4条穿动脉，观察他们穿过短收肌和大收肌至大腿后部（股后区）（图3-16）。

10. 解剖股内侧群肌及闭孔血管、神经　在股内侧区浅层修洁股薄肌。在股薄肌外上方剖查长收肌和耻骨肌。在长收肌中部横断并向上、下掀起，观察位于其深面的短收肌和下行于短收肌表面的闭孔神经前支。在短收肌下端切断并向上掀起，观察其深面的大收肌及闭孔神经后支，闭孔动、静脉与闭孔神经伴行（图3-16）。

（七）解剖小腿前、外侧区

1. 切开皮肤　作以下皮肤切口：①由内踝至外踝经踝关节前作一横向切口；②自胫骨粗隆向下纵切至踝关节前的横切口（图1-1）。将皮片翻向两侧。

2. 解剖浅筋膜　沿小腿内侧向下至内踝前解剖出大隐静脉及与其伴行的隐神经。在小腿前外侧中、下1/3交界处，剖查出腓浅神经的皮支（图3-13）。保留上述结构，清除浅筋膜。

3. 观察深筋膜　在小腿下部的前方，深筋膜增厚形成伸肌上支持带（图3-22）。

4. 解剖小腿前、外侧群肌　在小腿前面，从内侧向外侧依次修洁胫骨前肌、拇长伸肌、趾长伸肌及第三腓骨肌。拇长伸肌上部位置较深，下部肌腱较浅。在小腿外侧，清理出腓骨长肌和腓骨短肌（图3-20）。

5. 解剖胫前血管和腓深神经　钝性分离胫骨前肌和趾长伸肌，在两肌之间骨间膜前找出胫前血管和腓深神经，它们伴行向下至足背（图3-20）。

6. 解剖腓浅神经　由小腿下部浅出处，向上沿腓骨长、短肌之间追至腓骨颈由腓总神经分出处，并找出其至腓骨长、短肌的分支（图3-20）。

（八）解剖足背

1. 切开皮肤　作以下皮肤切口：①自踝关节沿足背中线作一纵向切口至第2趾甲；②沿各趾根作一横向切口（图1-1）。将皮片翻向两侧。

2. 解剖浅筋膜　观察：①足背静脉弓的内、外侧端分别延续为大、小隐静脉。②隐神经伴大隐静脉至足背内侧缘。③腓肠神经由小腿后区延至足背外侧缘。④腓浅神经皮支由小腿前外侧中、下部下行分布于足背及趾背皮肤。⑤腓深神经皮支在第1跖骨间隙穿出，至第1、2趾相对缘处的皮肤（图3-20、3-21）。

3. 剖查深筋膜　在伸肌上支持带下方，修出横"Y"形的伸肌下支持带，在外踝后方及下方修出腓骨肌上、下支持带（图3-22、3-23）。

4. 解剖足背肌　纵向切开伸肌支持带，剖查拇短伸肌和趾短伸肌，观察骨间背侧肌。切开腓骨上、下支持带，剖查腓骨长、短肌肌腱，观察其附着部位。

5. 解剖足背的血管与神经

（1）足背动脉：沿踇长伸肌腱与趾长伸肌腱之间前行，分出第 1 跖背动脉和足底深动脉。第 1 跖背动脉又分为两条趾背动脉至第 1、2 趾；足底深动脉穿行至足底，参与构成足底深弓。

（2）腓深神经：与足背动脉伴行，试寻其肌支。

［附二］下肢主要横断面

（一）大腿中部横断面

此断面浅筋膜中，内侧有大隐静脉，前内侧有股神经前皮支。浅筋膜深面是阔筋膜，环包大腿肌并向深部发出股内、外侧和股后肌间隔连于股骨粗线，阔筋膜、肌间隔和股骨骨膜共同形成股前、股内侧和股后 3 个骨筋膜鞘。前骨筋膜鞘含有股四头肌的 4 个头和缝匠肌，内侧骨筋膜鞘在此断面切到股薄肌、长收肌和大收肌。缝匠肌、长收肌和股内侧肌三者间是收肌管，含有股动、静脉和隐神经。在长收肌、大收肌间有股深动、静脉。后骨筋膜鞘内有半腱肌、半膜肌和股二头肌，其深面有坐骨神经，近股骨处还可见穿动脉、穿静脉。在后骨筋膜鞘浅部、阔筋膜深面有股后皮神经（图 3-24）。

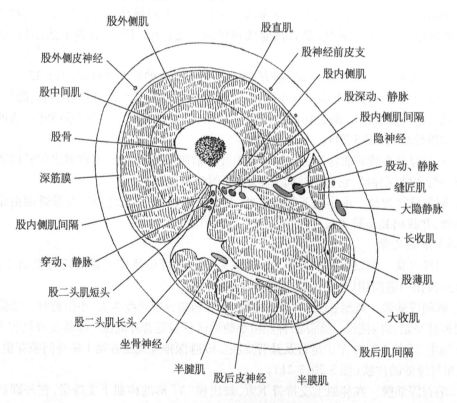

图 3-24　大腿中部横断面（右侧）

（二）小腿中部横断面

在浅筋膜层，内侧有大隐静脉和隐神经，后方有小隐静脉和腓肠神经。深筋膜环包小腿肌,于胫骨内侧面与骨膜相融合,在外侧发出小腿前、后肌间隔止于腓骨。深筋膜,前、后肌间隔,胫、腓骨骨膜及小腿骨间膜共同构成小腿前、后和外侧 3 个骨筋膜鞘。前骨筋膜鞘内有胫骨前肌,蹰长伸肌,趾长伸肌,胫前动、静脉及腓深神经。后骨筋膜鞘内浅层是小腿三头肌,深层是趾长屈肌、胫骨后肌和蹰长屈肌,两层肌间有胫神经和胫后动、静脉,深层近腓骨处有腓动、静脉。外侧骨筋膜鞘内包含腓骨长、短肌和腓浅神经(图 3-25)。

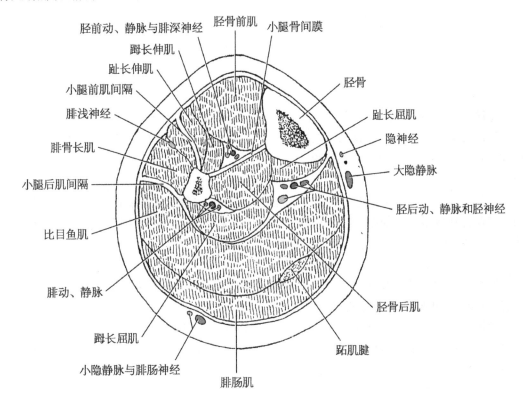

图 3-25　小腿中部横断面(右侧)

（熊克仁　侯良芹）

第四章 上 肢

概 述

（一）境界

上肢 upper limb 与颈、胸、背部相连。相连处以锁骨上缘外侧 1/3 及肩峰至第 7 颈椎棘突连线的外侧 1/3 与颈部分界；以三角肌前、后缘上端两点分别和腋前、后襞下内侧端（与胸壁交点）两点的连线与胸、背部分界。

（二）分区

上肢可分为肩部和自由上肢两部。肩部又分腋区、三角肌区和肩胛区。胸前区因含有胸上肢肌并作为腋区的前壁，通常也与腋区合并介绍。自由上肢分为臂、肘、前臂、腕和手。各部又分为前、后两区。

（三）结构概况

肩部主要由运动上肢带骨和肩关节的胸浅肌、背浅肌、上肢带肌及其浅面的筋膜、皮肤组成，分布上肢的腋血管和臂丛神经集中由腋区通过。自由上肢各部以骨、关节为支架，肌跨关节附着于骨，外面包被筋膜和皮肤。上肢的血供来自锁骨下动脉，神经主要发自臂丛，血管神经多伴行成束，穿行于肌间。上肢与下肢相比，骨轻巧，关节灵活，肌较小、配布复杂，能做多种精细动作，例如前臂能旋前、旋后，手指能对掌、握持等。

（四）体表标志

1. **锁骨**　全长均可触及。

2. **肩峰**　位于锁骨的外侧端，是肩部的最突出部位。

3. **喙突**　在锁骨中、外 1/3 交点下方锁骨下窝深侧。

4. **肱骨大结节**　在肩峰下外侧，正常时与肩峰和喙突共同围成等腰三角形，肩关节脱位时，等腰关系改变。

5. **三角肌**　臂外展时三角肌隆起特别显著，其前、后缘可见。

6. **腋前、后襞**　上肢外展时，臂上部与胸壁之间的凹陷为腋窝的底，其前界为腋前襞，主要由胸大肌下缘构成；后界为腋后襞，主要由大圆肌与背阔肌下缘构成。

7. **肱二头肌**　纵向隆起于臂前区，在其两侧分别形成肱二头肌内、外侧沟。

8. **肱骨内、外上髁**　是肘部内、外侧最突起的骨性突起。

9. **尺骨鹰嘴**　是肘后最显著的骨性隆起。伸肘时，鹰嘴与肱骨内、外上髁处于同一直线上；屈肘呈直角时，三者构成一等腰三角形，称肘后三角。肘关节脱位时，上述关系改变。

10. **桡、尺骨茎突**　腕背尺侧的显著隆起是尺骨头，其后内侧向下的突起即尺骨茎突。桡骨茎突在腕桡侧，较尺骨茎突低 1 cm。

11. **腕前长肌腱**　屈腕时，在腕前可触及数条纵行长肌腱：在腕中线处者为掌长肌腱，桡侧腕屈肌腱位于其桡侧,尺侧腕屈肌腱位于其尺侧,在掌长肌腱和尺侧腕屈肌腱之间有指浅屈肌腱。

12. **解剖学鼻烟壶** 当拇指充分外展和后伸时,在手背的外上份,有尖向拇指的三角形凹陷。拇长展肌腱与拇短伸肌腱构成其桡侧界,拇长伸肌腱构成其尺侧界,窝底浅筋膜内有桡动脉斜过,浅筋膜深侧有手舟骨。

13. **鱼际、小鱼际与掌心** 鱼际与小鱼际分别是手掌桡侧和尺侧的肌性隆起,两鱼际间的微凹即掌心。

14. **提携角** 臂轴(即肱骨纵轴)与前臂轴(尺骨纵轴)所形成的向外侧开放角(正常为165°~170°),其补角(正常为10°~15°)称为提携角(图4-1)。此角增大超过20°时称肘外翻,0°~10°为直肘,0°~-10°为肘内翻。

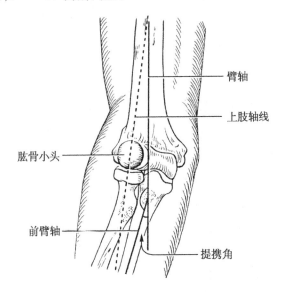

图4-1 上肢轴线与提携角

第一节 胸前区和腋区

胸前区,是指锁骨与肋弓间胸前壁的浅部。此区由皮肤与浅筋膜(成年女性乳房充分发育)以及联系胸廓与肩、臂的胸上肢肌构成。**腋区**位于肩关节下方、胸侧壁与臂上部之间上肢外展时向上呈穹隆状凹陷,其深部有呈锥体形的筋膜间隙,称为**腋窝**。

一、皮肤和浅筋膜

皮肤较薄,胸骨前、乳头和腋区的皮肤最薄。腋区皮肤富含皮脂腺和大汗腺。胸前部皮肤面积大,颜色和质地与面部相近,可用于颌面部创伤的修复。

浅筋膜层内含有浅血管、淋巴管、皮神经(图4-2)和乳腺。

1. **皮神经** 颈丛的**锁骨上神经**越锁骨分布于胸上部皮肤。第2~7**肋间神经**的**外侧皮支**与**前皮支**分别在腋前线与胸骨旁线穿至皮下。第2肋间神经的外侧皮支向外侧横过腋区浅筋膜层,分布于臂内侧面的皮肤,称为**肋间臂神经**。

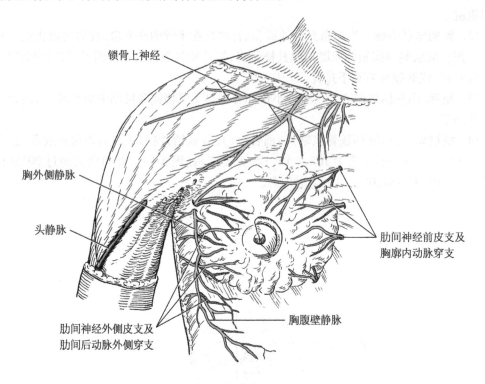

图 4-2　胸前壁浅层结构

2. 浅动脉　胸廓内动脉的**前穿支**穿出第 1～6 肋间隙前部分布于胸前区和女性乳房内侧部,与肋间神经前皮支伴行。腋动脉的**胸肩峰动脉**、**胸外侧动脉**发出的分支和肋间后动脉的外侧穿支等分布于胸前区和女性乳房的外侧部以及腋区。

3. 浅静脉　在浅筋膜中吻合成网,其中较大的一条为**胸腹壁静脉**,起于脐周静脉网,沿胸腹壁侧方上行,延为胸外侧静脉,注入腋静脉。肝门静脉高压时,此静脉可扩张。

4. 浅淋巴管　伴浅血管注入腋淋巴结以及胸廓内动脉附近的胸骨旁淋巴结。

5. **乳房** mamma　左右成对,位于胸大肌表面(图 4-3)。男性乳房不发育。女性青春期未曾授乳的乳房呈半球形,上下范围在第 2～6 肋之间,内侧到达胸骨旁线,外侧可超过胸大肌边缘至腋中线。乳房中央的突起为**乳头**,位于第 4 肋间隙或第 5 肋水平。乳头表面可见十余个输乳孔,乳头周围的褐色区称为**乳晕**,有粒状乳晕腺散布。乳房由乳腺和脂肪组织及其表面的皮肤构成。乳腺由15～20 个呈放射状排列的**乳腺叶**构成,每叶有一根**输乳管**,近乳头处膨大成**输乳管窦**,再以**输乳孔**开口于乳头。乳房脓肿切开引流时应注意选择切口的部位和方向,以免损伤输乳管。乳房的脂肪组织属于胸部浅筋膜,它包裹乳腺并分隔腺叶。在脂肪中有许多纤维束,由腺叶向浅部连于皮肤,向深部连于胸肌筋膜,称为**乳房悬韧带**(Cooper **韧带**)。乳腺癌时,乳房淋巴回流障碍,组织水肿,同时乳房悬韧带受侵犯缩短,牵拉皮肤呈点状凹陷,出现"橘皮征"。

乳房的淋巴回流(图 4-4)对乳腺癌的诊治甚为重要。乳房大部分淋巴汇入腋淋巴结。①乳房外侧部和中央部的淋巴管汇入胸肌淋巴结,少部分可回流至腋淋巴结其他群。②乳房上部的淋巴管穿胸肌入腋淋巴结尖群,途中可汇入胸肌间淋巴结和锁骨下淋巴结。③乳

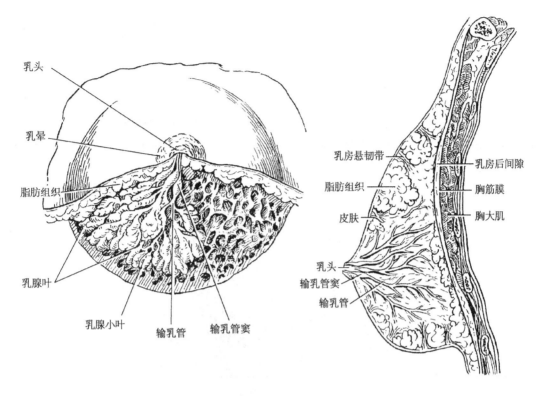

图4-3 乳腺

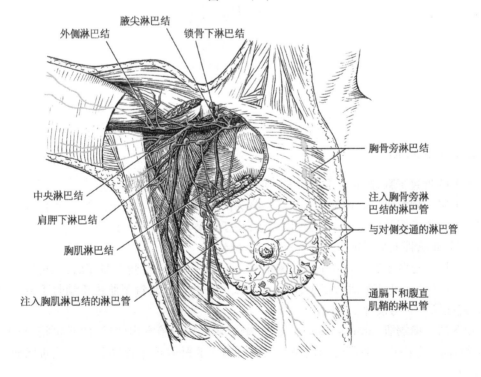

图4-4 腋淋巴结及乳房的淋巴结回流

房内侧部的淋巴管伴胸廓内动脉穿支入胸骨旁淋巴结。④乳房下内侧部的淋巴管与腹壁及膈、肝的淋巴管吻合。⑤两侧乳房的浅淋巴管互相连通。⑥乳房的淋巴管偶可循肋间后动脉汇入肋间淋巴结。

二、深筋膜

胸部深筋膜(图4-5)的浅层贴附胸大肌表面,深层位于胸大肌深侧。深层筋膜还包裹胸小肌和锁骨下肌,并张于该二肌与喙突之间形成**锁胸筋膜**(喙锁筋膜)。在胸大肌下缘,深、浅层筋膜融合并与腋筋膜相延续。

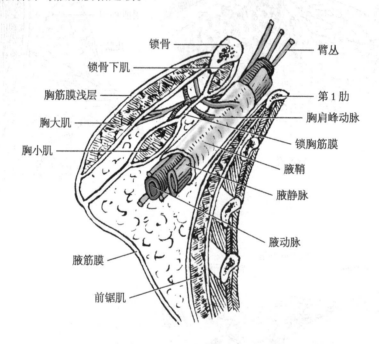

图4-5　胸部深筋膜和腋鞘(模式图)

三、胸上肢肌

胸上肢肌起于胸廓,止于上肢带骨与肱骨上端,可分3层(图4-6)。

第1层　**胸大肌** pectoralis major,贴于胸廓前面,扁阔强厚,起于锁骨内侧半、胸骨、上6肋软骨以及腹直肌鞘前层,纤维向外侧趋集,止于肱骨大结节嵴。此肌可使肱骨内收、内旋并稍前移,如肱骨上举固定则可提胸廓,上引躯体。

第2层　有胸小肌与锁骨下肌。**胸小肌** pectoralis minor 在胸大肌深面,三角形,起于第3~5肋,向外上方止于肩胛骨喙突,下掣肩胛或上提肋骨。**锁骨下肌**位于锁骨下方,为梭形小肌,连接第1肋与锁骨。

第3层　**前锯肌** serratus anterior,贴靠胸廓侧方,构成腋窝内侧壁,此肌扁阔,起于上位8~9肋,向后上内止于肩胛骨内侧缘。此肌可前牵肩胛骨或上提肋骨。若此肌瘫痪,可出现"翼状肩"。

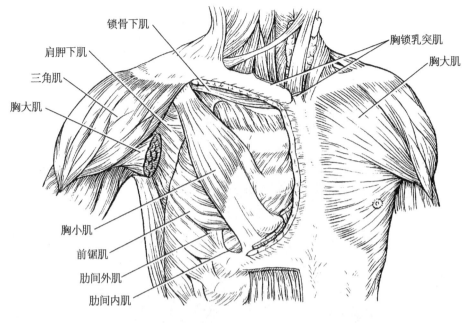

图4-6 胸肌

四、腋窝

（一）腋窝的围成

腋窝 axillary fossa 位于肩关节下方,在臂上部与胸侧壁之间,呈四棱锥体形。由4壁、1尖、1底围成(图4-6、4-7)。

1. 前壁　由胸大、小肌,锁骨下肌与锁胸筋膜构成。

2. 内侧壁　由前锯肌、上位4～5个肋及肋间隙构成。

3. 后壁　由肩胛下肌和大圆肌组成。**肩胛下肌**起于肩胛骨前面,纤维向外侧止于肱骨小结节。**大圆肌**在肩胛下肌的下方,起于肩胛骨下角背面,向外上与背阔肌腱共同止于肱骨小结节嵴。上述两肌可使肱骨内收、内旋。两肌与肱骨共同夹成一隙,起于肩胛骨盂下结节的肱三头肌长头在大圆肌后方下行,将此隙分成两半,外侧半为**四边孔**,有旋肱后动脉、静脉和腋神经通过;内侧半为**三边孔**,有旋肩胛动、静脉通过(图4-8)。

4. 外侧壁　由喙肱肌和肱二头肌短头以及肱骨上段构成。

5. 腋窝尖　上连颈根,由锁骨中1/3、肩胛骨上缘及第1肋外缘围成。

6. 腋窝底　由腋筋膜、浅筋膜和皮肤构成。

（二）腋窝的内容

腋窝内有腋动脉、静脉,臂丛3个束和腋淋巴结,腋血管和臂丛共同包有腋鞘。在腋血管、臂丛和腋淋巴结间有疏松结缔组织充填。

1. **腋动脉** axillary artery(图4-7)　锁骨下动脉经锁骨后方由腋窝尖进入腋窝续为腋动脉,过胸小肌后方至背阔肌下缘续于肱动脉,全程借胸小肌分为上、中、下3段。腋动脉行于腋静脉的后外侧。臂丛神经初位于腋动脉外侧,继分3束包围腋动脉。腋动脉的体表投影相当于上肢外展90°、掌心向上时,从锁骨中点至肘前横纹中点远侧2cm处连线的上段

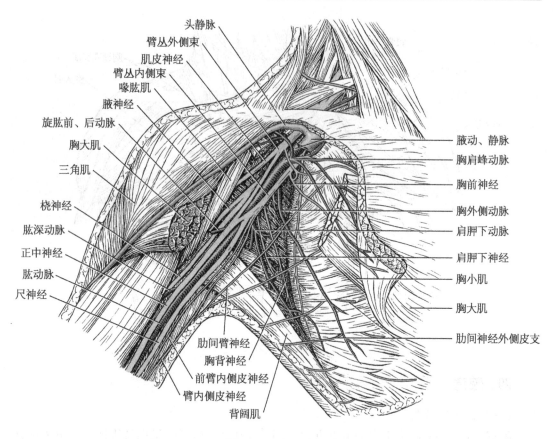

头静脉
臂丛外侧束
肌皮神经
臂丛内侧束
喙肱肌
腋神经
旋肱前、后动脉
胸大肌
三角肌
桡神经
肱深动脉
正中神经
肱动脉
尺神经

腋动、静脉
胸肩峰动脉
胸前神经
胸外侧动脉
肩胛下动脉
肩胛下神经
胸小肌
胸大肌
肋间神经外侧皮支

肋间臂神经
胸背神经
前臂内侧皮神经
臂内侧皮神经
背阔肌

图 4-7　腋窝内结构

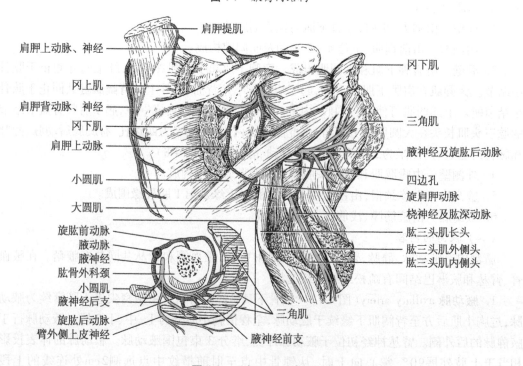

肩胛提肌
肩胛上动脉、神经
冈上肌
肩胛背动脉、神经
冈下肌
肩胛上动脉
小圆肌
大圆肌

冈下肌
三角肌
腋神经及旋肱后动脉
四边孔
旋肩胛动脉
桡神经及肱深动脉
肱三头肌长头
肱三头肌外侧头
肱三头肌内侧头

旋肱前动脉
腋动脉
腋神经
肱骨外科颈
小圆肌
腋神经后支
旋肱后动脉
臂外侧上皮神经

三角肌

腋神经前支

图 4-8　三角肌区和肩胛区

（图 4-9）。腋动脉的分支营养腋窝 4 壁及肩关节等。

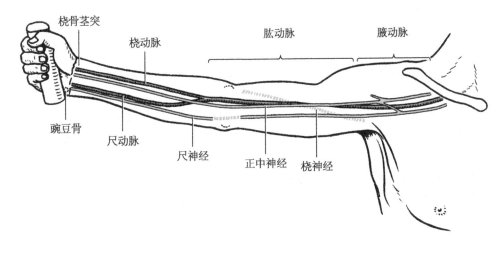

图 4-9　上肢血管、神经干投影

　　（1）胸肩峰动脉：腋动脉上段发出，穿锁胸筋膜至胸大、小肌，三角肌与肩峰等处。

　　（2）胸外侧动脉：腋动脉中段发出，降行于前锯肌表面，营养该肌。女性有分支至乳房。

　　（3）肩胛下动脉：腋动脉下段发出，除分支至肩胛下肌外，末端分为两支，**胸背动脉**营养背阔肌；**旋肩胛动脉**穿三边孔分布于肩胛骨背侧肌。后者与肩胛上动脉（甲状颈干的分支）、肩胛背动脉（甲状颈干或锁骨下动脉的分支）吻合成肩胛动脉网（图 4-8）。

　　（4）旋肱前、后动脉（图 4-7、4-8）：均起自腋动脉下段，旋肱后动脉向后穿四边孔，前、后两动脉分别绕肱骨外科颈走向外侧，分布于三角肌与肩关节。它们与肩胛上动脉、胸肩峰动脉的分支吻合形成肩峰动脉网。

　　2. **腋静脉** axillary vein（图 4-7）　位于腋动脉的前内侧，向上续锁骨下静脉。其属支与腋动脉分支伴行，其中**胸外侧静脉**接受胸腹壁静脉（已前述）。头静脉沿三角肌与胸大肌间上行，于锁骨下方穿锁胸筋膜注入腋静脉。

　　3. **腋淋巴结** axillary lymph nodes（图 4-4）　15 ～ 20 个，可分为以下 5 群。

　　（1）**胸肌淋巴结**（前群）：在胸小肌下缘，沿胸外侧血管排列，引流胸壁和乳房外侧部的淋巴。

　　（2）**肩胛下淋巴结**（后群）：在腋窝后壁沿肩胛下血管排列，引流肩胛区和背部的淋巴。

　　（3）**肱淋巴结**（外侧群）：在腋窝外侧壁沿腋静脉下段排列，引流上肢的淋巴。

　　（4）**中央淋巴结**（中央群）：埋于腋窝脂肪组织内，接受上述 3 群淋巴结的输出淋巴管，然后注入腋尖淋巴结。

　　（5）**腋尖淋巴结**（尖群）：在腋窝尖部血管周围，接受中央淋巴结的输出淋巴管、乳房上部的淋巴管以及与头静脉伴行的上肢浅淋巴管，后者在锁骨下窝经**锁骨下淋巴结**注入腋尖淋巴结。腋尖淋巴结的输出管汇合为锁骨下干，上延于颈根注入淋巴导管。

　　4. **臂丛** brachial plexus（图 4-7）　臂丛由第 5 颈神经至第 1 胸神经的前支组成。5 条神经根合成上、中、下 3 干，每干分前、后股，由颈根进入腋窝后合成内侧束、外侧束和后束，从三面包绕腋动脉。臂丛主要有以下分支。

　　（1）**胸长神经**：在颈根部由臂丛根分出，沿胸廓侧方前锯肌表面下降，支配该肌。

（2）**胸内、外侧神经**：分别发自内、外侧束，支配胸大、小肌。

（3）**肌皮神经**：发自外侧束，向外下斜穿喙肱肌入臂前区。

（4）**正中神经**：以两个根分别发自内、外侧束，在腋动脉前方合成正中神经。

（5）**尺神经**：发自内侧束，沿腋动脉内侧下行。

（6）**臂内侧皮神经和前臂内侧皮神经**：均发自臂丛内侧束，两者均较细，前者尤甚。

（7）**胸背神经**：发自后束，与胸背动脉伴行，支配背阔肌。

（8）**肩胛下神经**：发自后束，常有上、下两支，支配肩胛下肌与大圆肌。

（9）**腋神经**：发自后束，伴旋肱后动脉穿经四边孔，绕肱骨外科颈支配三角肌、小圆肌，并发出臂外侧上皮神经分布于臂外侧上部皮肤（图4-7、4-8）。

（10）**桡神经**：起于后束，在腋动脉后方下行，入肱骨肌管前发出臂后皮神经绕至臂后。

5. **腋鞘**　深筋膜包绕腋动、静脉和臂丛形成**腋鞘** axillary sheath（图4-5）。锁骨下臂丛阻滞麻醉时需将药液注入此鞘内。

第二节　臂　前　区

一、皮肤和浅筋膜

臂前区的皮肤较薄，浅筋膜薄而疏松。臂前区外侧份皮肤由**臂外侧上皮神经**（腋神经分支）和**臂外侧下皮神经**（在桡神经沟内发自桡神经）分布，内侧份由**肋间臂神经**（第2肋间神经外侧皮支）及**臂内侧皮神经**分布。于肱二头肌内侧沟的下半部，有贵要静脉在臂中份穿深筋膜，汇入肱静脉或上行注入腋静脉，**前臂内侧皮神经**与其伴行。在肱二头肌外侧沟内有**头静脉**上行，经三角肌胸大肌间沟至锁骨下窝处（此窝浅筋膜内有**锁骨下淋巴结**），穿锁胸筋膜注入腋静脉。**前臂外侧皮神经**从肱二头肌外侧沟下部浅出。

二、深筋膜

臂筋膜包被臂肌，向上与三角肌筋膜及胸、腋筋膜移行，向下与前臂筋膜移行。臂筋膜向前、后两肌群间发出臂内、外侧肌间隔附着于肱骨两侧，与肱骨共同构成**臂前**、**后骨筋膜鞘**（图4-10、4-24），前鞘内含有臂前群肌、肱血管、正中神经以及桡神经、尺神经的上段；后鞘内含有肱三头肌、肱深血管和桡神经、尺神经的下段。

三、肌

臂前群肌（图4-11）浅层为**肱二头肌**，以长、短两头分别起于肩胛骨盂上结节与喙突，止于桡骨粗隆与前臂筋膜。深层包括喙肱肌和肱肌，**喙肱肌**位于肱二头肌短头后内侧，连接喙突与肱骨；**肱肌**位于肱二头肌下部深侧，起自肱骨，止于尺骨粗隆。前群肌作用为屈肩和屈肘。在肱二头肌的两侧有**肱二头肌内**、**外侧沟**。

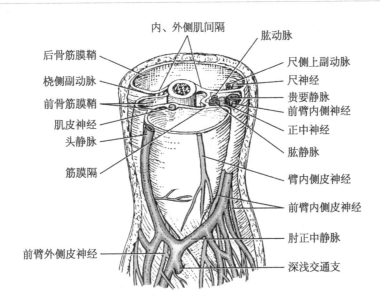

图 4-10　臂部骨筋膜鞘

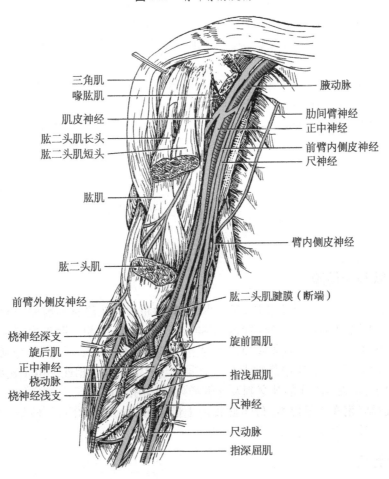

图 4-11　臂前区深层

四、深部血管、神经

肱动脉、肱静脉、正中神经、尺神经上段及桡神经始部在肱二头肌内侧沟组成血管神经束。肌皮神经自腋窝斜入臂前群肌间。

1. **肱动脉** brachial artery　　在背阔肌下缘处续自腋动脉,伴正中神经沿肱二头肌内侧沟下行入肘窝,其体表投影相当于上肢外展90°、掌心向上时,从锁骨中点至肘前横纹中点远侧2 cm处连线的中、下段(图4-9)。肱动脉的分支有:①沿途发肌支营养臂前群肌。②肱动脉上段发出**肱深动脉**,伴桡神经转入臂后区。③在臂中部或稍下方发出**尺侧上副动脉**,伴尺神经穿经内侧肌间隔至肘后,参与肘关节动脉网的构成。④在肱骨内上髁上方发出**尺侧下副动脉**,参与肘关节动脉网的构成。

肱动脉上段位于肱骨的内侧,中段在其前内侧,下段转至其前方。压迫止血时,在臂上份应压向外侧,在臂中份压向后外方,在臂下份压向后方。

2. **肱静脉**　　有2条,与肱动脉伴行,在大圆肌下缘处移行为腋静脉。肱静脉接受与肱动脉分支伴行的静脉,并接受贵要静脉,后者也可与肱静脉伴行注入腋静脉。

3. **正中神经** median nerve　　在肱二头肌内侧沟与肱动脉伴行,初位于肱动脉外侧,于臂中段跨过肱动脉前方,继循肱动脉内侧至肘窝,其投影位置与肱动脉大体一致。

4. **尺神经** ulnar nerve　　在臂上部位于肱动脉内侧,至臂中部离开肱动脉行向内侧,穿经内侧肌间隔至臂后区。其体表投影为肱二头肌内侧沟上端至肱骨内上髁与尺骨鹰嘴间(尺神经沟)的连线。

5. **桡神经** radial nerve　　在臂上部位于肱动脉后方,然后伴肱深动脉转入臂后区,行走在桡神经管内。在背阔肌下缘处发出臂后皮神经。

6. **肌皮神经** musculocutaneous nerve　　自臂丛外侧束发出,斜穿喙肱肌,经肱二头肌与肱肌之间下行,至肘关节上方肱二头肌外侧沟下部浅出,改名为**前臂外侧皮神经**。肌皮神经在臂前区分支支配臂前群肌。

第三节　肘　前　区

一、皮肤和浅筋膜

肘前皮肤薄而柔软,浅筋膜疏松,脂肪少,浅静脉粗大。**头静脉**与**前臂外侧皮神经**行于肱二头肌腱的外侧,**贵要静脉**与**前臂内侧皮神经**行于该腱的内侧。**肘正中静脉**多从头静脉斜向上内侧,连于贵要静脉,吻合呈"N"形;或接受**前臂正中静脉**,呈"Y"形分别连于头静脉和贵要静脉(图4-12)。肘正中静脉常有一交通支与肘部深静脉相连。由于这些静脉粗大、浅表、比较恒定,是临床上作静脉穿刺及导管插入的常用部位。

肘浅淋巴结(滑车上淋巴结)位于肱骨内上髁上方,贵要静脉附近,收纳手与前臂尺侧半的浅淋巴管,其输出淋巴管注入腋淋巴结。

二、深筋膜

肘前筋膜与臂筋膜和前臂筋膜相移行,肱二头肌腱膜由肘前向内下方加入前臂筋膜。

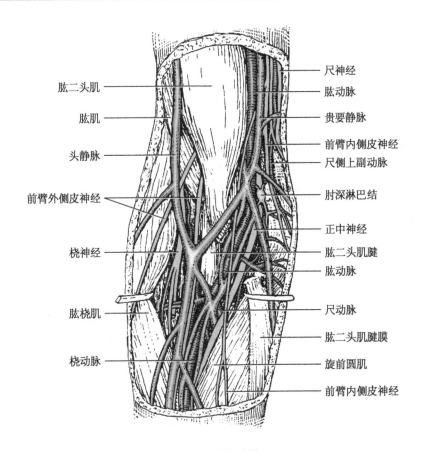

图 4-12 肘窝结构

三、肘窝

肘窝 cubital fossa（图 4-12、4-13）位于肘关节前的深筋膜下，为一尖向上肢远端的三角形筋膜间隙。肘窝上界为肱骨内、外上髁的连线，外侧界为肱桡肌，内侧界为旋前圆肌，后壁（底）为肱肌（内侧）、旋后肌（外侧）和肘关节囊，前壁为肘前深筋膜及肱二头肌腱膜。肘窝内有肱二头肌腱、血管、神经并填充有疏松结缔组织。以肱二头肌腱为中心，在其外侧，于肱肌和肱桡肌之间有桡神经，并发出分支支配肱桡肌。桡神经在平肱骨外上髁处分为浅、深两支，浅支进入前臂前区，深支穿旋后肌至前臂后区。肱二头肌肌腱的内侧依次有肱动脉、肱静脉和正中神经。此处可触及动脉搏动，是测量血压的听诊部位。肱动脉有两条静脉伴行，平桡骨颈处（肘前横纹下约 2 cm）分为桡动脉和尺动脉，进入前臂，在动脉分叉处有**肘深淋巴结**。桡、尺动脉在肘窝内均发出返动脉参与肘关节动脉网的构成。正中神经越过尺动脉前方，穿旋前圆肌进入前臂的指浅、深屈肌之间。

四、肘关节动脉网

肘关节动脉网分布于肘关节周围，由肱动脉发出的尺侧上、下副动脉，肱深动脉发出的中副动脉和桡侧副动脉，桡动脉发出的桡侧返动脉，尺动脉发出的尺侧返动脉和骨间后动脉发出的骨间返动脉等吻合而成。在肘关节前结扎肱动脉，可通过肘关节动脉网建立侧支循环。

第四节　前臂前区

一、皮肤和浅筋膜

前臂前区的皮肤较薄,移动性较大。浅筋膜中尺侧有贵要静脉及其属支和**前臂内侧皮神经**,桡侧有头静脉及其属支和**前臂外侧皮神经**。正中神经和尺神经的掌支均在前臂前区远端浅出深筋膜。若有**前臂正中静脉**,则在浅筋膜内沿前臂中线上行,注入肘正中静脉。

二、深筋膜

近肘部前臂深筋膜内侧份与肱二头肌腱膜长合,桡、尺侧腕屈肌和掌长肌也有肌束起自其深面。深筋膜在腕前增厚形成屈**肌支持带**。深筋膜发出内、外侧肌间隔,附着于尺骨和桡骨,与前臂骨间膜一起构成**前臂前、后骨筋膜鞘**(图4-25)。前骨筋膜鞘内含有前臂前群肌,桡、尺血管神经束,骨间前血管神经束和正中神经等。在前骨筋膜鞘远侧1/4深部,即拇长屈肌、指深屈肌与旋前方肌间,充填有疏松结缔组织,称为**前臂屈肌后间隙**,向下经腕管与掌中间隙连通。当前臂远端或手掌间隙感染时,炎症可经此间隙互相蔓延。

三、肌

前臂前群肌共9块,分4层排列。第1层5块,桡侧1块为**肱桡肌**,起自肱骨外上髁,止于桡骨茎突;尺侧4块,由桡侧向尺侧依次为**旋前圆肌**、**桡侧腕屈肌**、**掌长肌**和**尺侧腕屈肌**,均起自肱骨内上髁和前臂深筋膜。旋前圆肌止于桡骨中段,桡侧腕屈肌止于第2掌骨底,掌长肌止于掌腱膜,尺侧腕屈肌至豌豆骨。第2层1块为**指浅屈肌**,起于肱骨内上髁、尺骨冠突内侧与桡骨前面,分4腱止于第2~5指中节指骨底。第3层2块,桡侧为**拇长屈肌**,尺侧为**指深屈肌**,起于桡、尺骨与骨间膜,拇长屈肌止于拇指末节指骨底,指深屈肌分4腱止于第2~5指末节指骨底。第4层1块**旋前方肌**,横连于桡、尺骨远侧部前面。前群肌的作用为屈肘、腕、掌指、指骨间关节,旋前肌使前臂旋前。

四、深部血管、神经

前臂前区的血管、神经组成血管神经束,按行程可分为以下4组(图4-13)。

1. 桡血管神经束　由桡动脉、桡静脉和桡神经浅支组成。

桡动脉 radial artery 平桡骨颈由肱动脉分出,与两条桡静脉伴行于肱桡肌与旋前圆肌(前臂上1/3)、桡侧腕屈肌(前臂下2/3)之间,至前臂下端绕桡骨茎突转向手背。桡动脉的体表投影相当于从肘窝中点远侧2 cm处至桡骨茎突前面的连线(图4-9)。在前臂下段,桡动脉位于肱桡肌与桡侧腕屈肌两腱间,是常用触摸脉搏的部位。桡动脉起始部发出桡侧返动脉,参与肘关节动脉网的构成。桡动脉在前臂下端分出掌浅支至手掌。

桡神经浅支 superficial branch of radial nerve 在桡动脉外侧下行,至前臂中、下1/3交界处经肱桡肌腱的深侧,转至前臂后区。

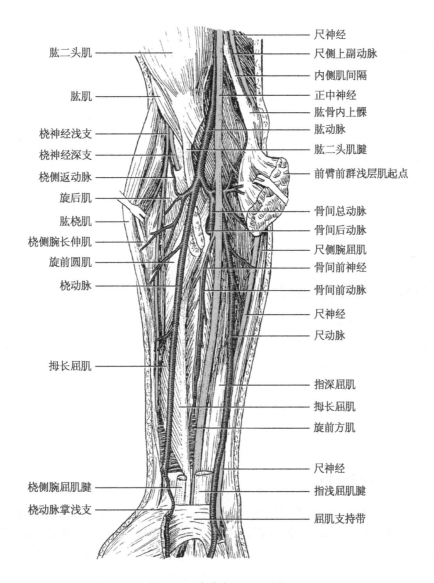

肱二头肌 ——

肱肌 ——

桡神经浅支 ——

桡神经深支 ——

桡侧返动脉 ——

旋后肌 ——

肱桡肌 ——

桡侧腕长伸肌 ——

旋前圆肌 ——

桡动脉 ——

拇长屈肌 ——

桡侧腕屈肌腱 ——

桡动脉掌浅支 ——

—— 尺神经

—— 尺侧上副动脉

—— 内侧肌间隔

—— 正中神经

—— 肱骨内上髁

—— 肱动脉

—— 肱二头肌腱

—— 前臂前群浅层肌起点

—— 骨间总动脉

—— 骨间后动脉

—— 尺侧腕屈肌

—— 骨间前神经

—— 骨间前动脉

—— 尺神经

—— 尺动脉

—— 指深屈肌

—— 拇长屈肌

—— 旋前方肌

—— 尺神经

—— 指浅屈肌腱

—— 屈肌支持带

图 4-13 前臂前区深层结构

2. 尺血管神经束 由尺动脉、尺静脉和尺神经组成。

尺动脉 ulnar artery 为肱动脉的直接延续,伴两条尺静脉穿经旋前圆肌深侧,继伴尺神经下行于指浅屈肌和尺侧腕屈肌之间,经屈肌支持带浅、深部间沿豌豆骨桡侧入手掌。尺动脉的体表投影为自肘窝中点远侧 2 cm 处至豌豆骨桡侧缘的连线(图 4-9)。尺动脉始部分出尺侧返动脉和**骨间总动脉**,前者参与构成肘关节动脉网,后者分为**骨间前**、**后动脉**,骨间前动脉沿骨间膜前面下行,骨间后动脉穿骨间膜至前臂后区。

尺神经经尺神经沟下行,穿尺侧腕屈肌入前臂前区,伴尺动脉内侧下行,至豌豆骨桡侧缘分为浅、深两支。尺神经的体表投影为自尺神经沟至豌豆骨桡侧缘的连线(图 4-9)。尺神经在前臂分支支配尺侧腕屈肌和指深屈肌尺侧半,在桡腕关节上方约 5 cm 处发出手背支,经尺侧腕屈肌深侧入手背。

3. 正中神经　正中神经经肘窝向下穿旋前圆肌,行于指浅、深屈肌之间,经腕管入手掌。正中神经在前臂的体表投影为从肱骨内上髁与肱二头肌腱之间的中点至腕远侧横纹中点稍外侧的连线(图 4-9)。正中神经在前臂发有肌支和骨间前神经,支配除肱桡肌(桡神经支配)、尺侧腕屈肌和指深屈肌尺侧半(尺神经支配)以外的前臂前群各肌。

4. 骨间前血管神经束　正中神经的骨间前神经与起自骨间总动脉的骨间前动脉及其伴行的同名静脉组成。此血管神经束沿前臂骨间膜前面下行,分布于指深屈肌桡侧半、拇长屈肌和旋前方肌。

第五节　手掌侧区

一、腕前区与手掌的皮肤和浅筋膜

腕前区的皮肤薄,移动度较大,表面有 3 条腕横纹,即腕近侧纹、腕中纹和腕远侧纹。手掌皮肤厚而紧张,有鱼际纹、掌中纹和掌远侧纹。手掌皮肤无毛囊和皮脂腺,但富于汗腺。浅筋膜在鱼际和小鱼际处较薄,但掌心部很致密,并借纤维隔将皮肤连于掌腱膜。手掌皮下浅静脉和浅淋巴管各自形成细网,在掌心部行向前臂,两侧部行向手背,故手掌感染往往引起手背明显肿胀。手掌皮神经来自尺神经、正中神经和桡神经,尺神经掌支分布于手掌尺侧1/3 部皮肤;正中神经掌支分布于桡侧 2/3 部;桡神经浅支分布于鱼际外侧部。在小鱼际近侧部的浅筋膜内有一薄层的皮肌,即**掌短肌**。

二、腕前区深层结构

腕前区深筋膜增厚形成**屈肌支持带**(图 4-14)。屈肌支持带分为浅、深两部:浅部称为**腕掌侧韧带**,覆被前臂前群肌腱及尺血管、神经;深部为**腕横韧带**,厚而强韧,尺侧端附着于豌豆骨和钩骨钩,桡侧端分浅、深两层,附着于舟骨结节和大多角骨结节。屈肌支持带深部与腕骨沟围成**腕管**,有指浅、深屈肌腱及屈肌总腱鞘,拇长屈肌腱鞘和正中神经通过。屈肌支持带深部桡侧端两层围成**腕桡侧管**,有桡侧腕屈肌腱通过。屈肌支持带深部尺侧端与屈肌支持带浅部间围成**腕尺侧管**,有尺血管、神经通过。

在腕前区和手掌部,指浅、深屈肌腱由**屈肌总腱鞘(尺侧囊)**包裹,拇长屈肌腱被**拇长屈肌腱鞘(桡侧囊)**包裹。两腱鞘上端分别平腕管上 2.5 cm 处。屈肌总腱鞘通过腕管后下延2.5 cm,并与小指的指腱鞘连通,拇长屈肌腱鞘延续为拇指的指腱鞘(图 4-15)。

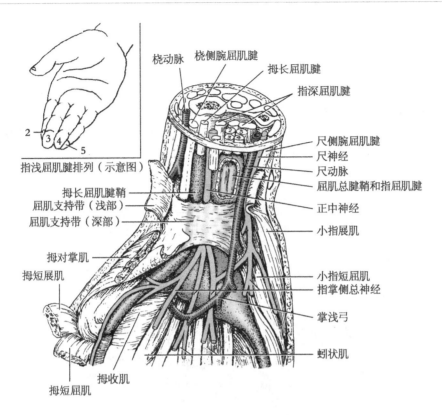

图 4-14　腕前区深层结构

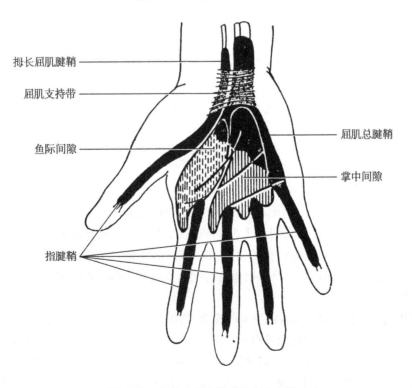

图 4-15　手掌腱鞘及筋膜间隙示意图

三、手掌深层结构

（一）深筋膜

手掌的深筋膜分浅、深两层。浅层在鱼际和小鱼际处较薄，分别称为**鱼际筋膜**和**小鱼际筋膜**，于掌心部增厚形成掌腱膜（图 4-16）。**掌腱膜**呈尖向近侧的三角形，分为纵行和横行两种纤维，纵行纤维近侧连于掌长肌腱，远侧分成 4 束，至第 2 ~5 指，续于手指腱纤维鞘。深筋膜的深层覆于骨间肌前面，称为**骨间掌侧筋膜**（图 4-17）。

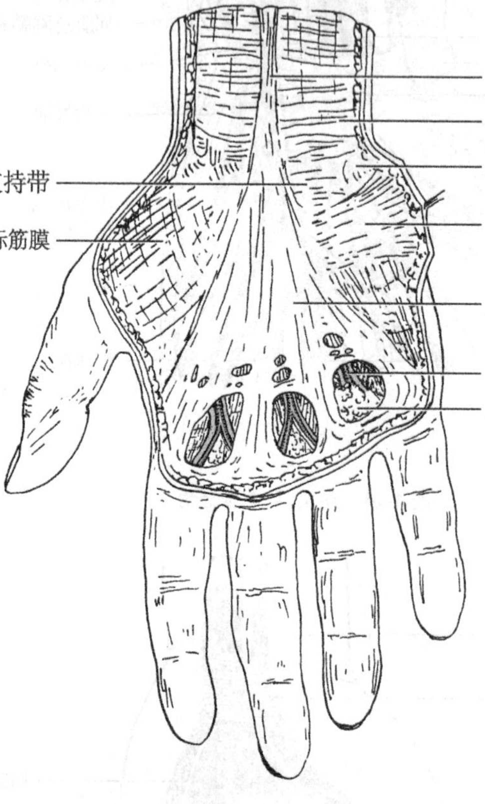
掌长肌腱
腕掌侧韧带
豌豆骨
屈肌支持带
掌短肌
鱼际筋膜
掌腱膜
指掌侧总动脉和神经
指蹼间隙

图 4-16　手掌浅层

（二）骨筋膜鞘与筋膜间隙

1. 骨筋膜鞘　掌腱膜外、内侧缘发出掌内、外侧肌间隔，分别附着于第 1、5 掌骨，与鱼际筋膜、小鱼际筋膜和掌腱膜共同围成 3 个骨筋膜鞘：**外侧鞘**（**鱼际鞘**）含鱼际肌（拇收肌除外）、拇长屈肌腱及其腱鞘以及拇指的血管、神经等；**内侧鞘**（**小鱼际鞘**）含小鱼际肌以及小指的血管、神经等；**中间鞘**含掌浅弓，指血管、神经，指浅、深屈肌腱及屈肌总腱鞘以及蚓状肌等（图 4-17）。

2. 筋膜间隙　位于掌中间骨筋膜鞘的深部，指屈肌腱及其总腱鞘与骨间掌侧筋膜的间隙内，由疏松结缔组织充填。此间隙被自掌腱膜桡侧缘发出附于第 3 掌骨的**掌中隔**分隔，形成内侧的掌中间隙和外侧的鱼际间隙。**掌中间隙**近侧端经腕管通前臂屈肌后间隙，远侧沿第 2 ~4 蚓状肌鞘通指背。**鱼际间隙**近侧端是盲端，远侧沿第 1 蚓状肌鞘通示指背（图 4-17）。

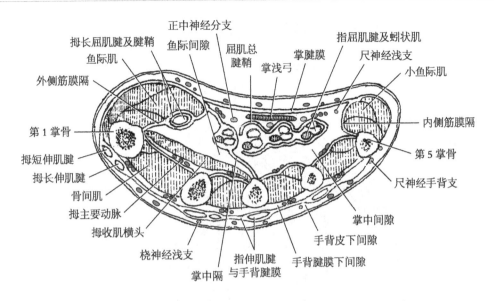

图 4-17 手部骨筋膜鞘及其内容

（三）手肌

手掌肌分为 3 群：①外侧群为鱼际肌，浅层外侧是**拇短展肌**，内侧是**拇短屈肌**；深层外侧是**拇对掌肌**，内侧是**拇收肌**。②内侧群为小鱼际肌，浅层内侧是**小指展肌**，外侧是**小指短屈肌**，深层为**小指对掌肌**。③中间群有 4 条**蚓状肌**（附于指深屈肌腱，止于第 2 ～ 5 指背腱膜）和 7 块**骨间掌、背侧肌**（在掌骨间隙内，起于掌骨相对缘，止于近节指骨底和指背腱膜）。

（四）血管和神经

在掌腱膜与指屈肌腱、屈肌总腱鞘及蚓状肌之间，有掌浅弓及指掌侧总血管、神经通过。在骨间掌侧筋膜与骨间掌侧肌之间有掌深弓与尺神经的深支穿行。

1. 掌浅弓及其分支（图 4-18） 尺动脉至豌豆骨桡侧稍下方分出掌深支后，其终支在掌腱膜的深侧弓状向外侧与桡动脉的掌浅支吻合成**掌浅弓**。从弓的凸侧发出 1 条**小指尺掌侧固有动脉**，分布于小指尺侧缘；发出 3 条**指掌侧总动脉**，伴正中神经和尺神经分出的同名神经下行于第 2 ～ 4 蚓状肌浅面，在近掌指关节处各分为 2 条**指掌侧固有动脉**，至第 2 ～ 5 指的相对缘。

2. 尺神经终支 尺神经在穿腕尺侧管处豌豆骨桡侧分为浅、深 2 支。**尺神经深支**伴尺动脉的掌深支，穿小鱼际肌，进入手掌深部，分布于小鱼际诸肌，第 3、4 蚓状肌，拇收肌，骨间肌；**尺神经浅支**在尺动脉内侧下行，经掌短肌深面分为**小指尺掌侧固有神经**和**指掌侧总神经**各 1 条，后者又分为 2 条指掌固有神经，它们分布于掌短肌和尺侧 1 个半手指掌面的皮肤。

3. 正中神经终支 正中神经经腕管入手掌分为 3 条**指掌侧总神经**。第 1 指掌侧总神经先发一**返支**，支配鱼际肌（除拇收肌），然后分为 3 条**指掌侧固有神经**，第 2、3 指掌侧总神经各分为 2 条指掌侧固有神经，共 7 条指掌侧固有神经分布于桡侧 3 个半手指掌侧皮肤及其中、远节指背皮肤，并发支支配第 1、2 蚓状肌。

4. 掌深弓（图 4-19） 由桡动脉终支和尺动脉掌深支吻合而成，位于掌骨、骨间肌与骨间掌侧筋膜之间，它与同名静脉及尺神经深支伴行。掌深弓的凸侧发出 3 条**掌心动脉**，各沿掌骨间隙行至掌指关节附近，与相应的指掌侧总动脉吻合。掌心动脉发支至骨间肌、蚓状肌和掌骨。

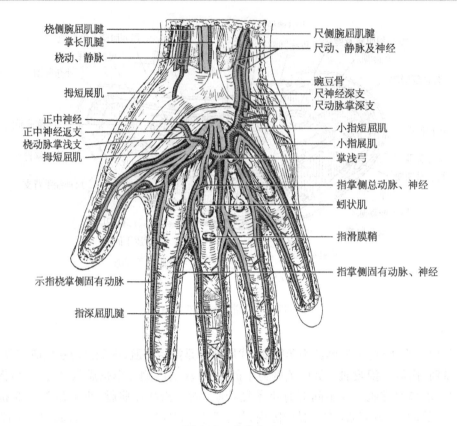

桡侧腕屈肌腱
掌长肌腱
桡动、静脉
拇短展肌
正中神经
正中神经返支
桡动脉掌浅支
拇短屈肌
示指桡掌侧固有动脉
指深屈肌腱

尺侧腕屈肌腱
尺动、静脉及神经
豌豆骨
尺神经深支
尺动脉掌深支
小指短屈肌
小指展肌
掌浅弓
指掌侧总动脉、神经
蚓状肌
指滑膜鞘
指掌侧固有动脉、神经

图 4-18　手掌中层

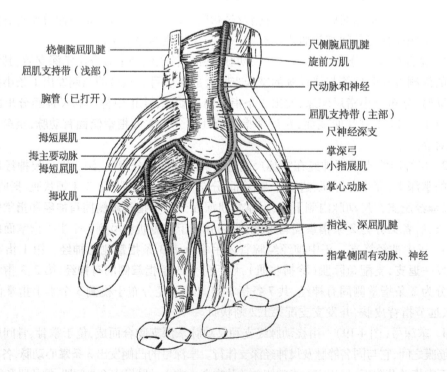

桡侧腕屈肌腱
屈肌支持带（浅部）
腕管（已打开）
拇短展肌
拇主要动脉
拇短屈肌
拇收肌

尺侧腕屈肌腱
旋前方肌
尺动脉和神经
屈肌支持带（主部）
尺神经深支
掌深弓
小指展肌
掌心动脉
指浅、深屈肌腱
指掌侧固有动脉、神经

图 4-19　手掌深层

四、手指掌侧区结构

（一）皮肤和浅筋膜层

1. 皮肤　手指掌侧面皮肤较厚，富有汗腺，无皮脂腺。指纹清晰，在掌指关节和指骨间关节处共形成 3 条横纹，称为指掌侧横纹，拇指只有 2 条。手指远节掌侧面的皮肤内神经末梢特别丰富，感觉敏锐。

2. 浅筋膜　手指掌侧浅筋膜内的脂肪组织聚成小球状，有纤维隔介于其间。纤维隔将皮肤连于指腱鞘，此处外伤感染常导致腱鞘炎。

3. 血管、神经　每一手指均有两条指掌侧固有血管、神经，分别行于各指掌面的两侧。指掌侧固有神经除分布于相应各指掌侧的皮肤和深层结构外，还分布于中、远节指背面的皮肤。

（二）深层结构

1. 指屈肌腱（图 4-20）　拇指仅 1 条屈肌腱，其余各指均有浅、深 2 条屈肌腱，行于各指腱鞘内。在近节指骨处，**指浅屈肌腱**位于指深屈肌腱的掌侧，并分成两股从两侧绕指深屈肌腱，附着于中节指骨底两侧缘，形成腱裂孔。**指深屈肌腱**穿腱裂孔，止于远节指骨底。指浅屈肌腱主屈近侧指骨间关节，指深屈肌腱可屈远、近侧指骨间关节，两腱可协同动作。

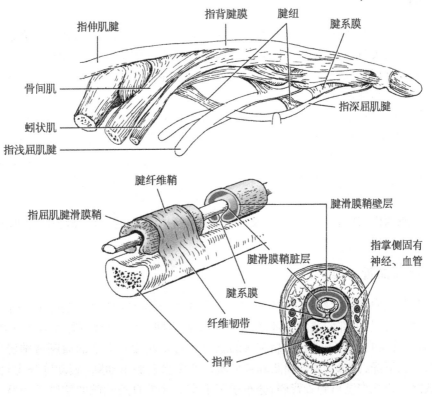

图 4-20　手指肌腱和腱鞘

2. 指腱鞘　每指均有 1 指腱鞘，包绕指浅、深屈肌腱。每一腱鞘都由**腱纤维鞘**和**腱滑膜鞘**两部组成。滑膜鞘分脏、壁 2 层，以**腱纽（腱系膜）**相连，其中通行血管、神经。拇指和小指的腱滑膜鞘分别与桡、尺侧囊相通连,感染时可相互蔓延。

第六节　三角肌区与肩胛区

一、皮肤和浅筋膜

皮肤较厚,浅筋膜较致密,浅静脉不发达。三角肌区的浅淋巴管分别绕三角肌前、后缘注入腋淋巴结。肩胛区的部分浅淋巴管注入腋淋巴结后群,部分注入颈外侧下深淋巴结。肩胛区的皮神经是上位胸神经后支的皮支,三角肌区上部皮肤由锁骨上神经(颈丛皮支)、下部由臂外侧上皮神经(腋神经分支)分布。

二、深筋膜

包被三角肌的深筋膜较薄,有纤维隔伸入肌束间。覆盖冈上、下肌和小圆肌的深筋膜致密发达,肩胛冈下部筋膜深面有肌附着,筋膜呈腱性。

三、肌

三角肌区及肩胛区有6块上肢带肌(图4-8、4-21)配布于肩关节周围。**三角肌**从前、后、外侧三面包绕肩关节,起于锁骨外侧1/3、肩峰和肩胛冈,止于肱骨三角肌粗隆。此肌整体收缩可使肩关节外展,前部肌束收缩可使肩关节前屈和旋内,后部肌束收缩可使肩关节后伸和旋外。三角肌由腋神经支配。

冈上肌、**冈下肌**、**小圆肌**、**大圆肌**和**肩胛下肌**均起于肩胛骨,分别从上、后、前方跨过肩关节,止于肱骨上端。冈上肌辅助肩关节外展,冈下肌和小圆肌可使肩关节旋外和内收,大圆肌和肩胛下肌可使肩关节旋内和内收。冈上、下肌,小圆肌和肩胛下肌的肌腱共同连成腱板,从上、后、前三面围绕肩关节,并与肩关节囊愈着,对肩关节起稳定作用,临床上称为**肩袖**(**肌腱袖**)。

在三角肌深面与肱骨大结节之间及冈上肌腱与肩峰之间,各有一滑膜囊存在,炎症粘连时可使臂外展障碍。

四、深部血管、神经

三角肌区及肩胛区的血管、神经(图4-8、4-21)有:①发自锁骨下动脉甲状颈干的**肩胛上动脉**,起自臂丛锁骨上部的**肩胛上神经**,由肩胛切迹入冈上窝,再绕肩胛颈至冈下窝,分布于冈上、下肌。②发自锁骨下动脉的**肩胛背动脉**与发自臂丛锁骨上部的**肩胛背神经**沿肩胛骨上角和内侧缘下降,分布于肩胛提肌和菱形肌。③发自肩胛下动脉(腋动脉分支)的**旋肩胛动脉**由腋窝三边孔穿至肩胛骨背侧,分布于冈下窝。④发自腋动脉的**旋肱后动脉**和臂丛的**腋神经**穿四边孔至三角肌深面,分布于三角肌、小圆肌等结构。

上述动脉在肩胛骨背侧相互吻合构成肩胛动脉网。腋动脉受阻时,通过该网可建立侧支循环,维持上肢的血供。此区的静脉均与同名动脉伴行。

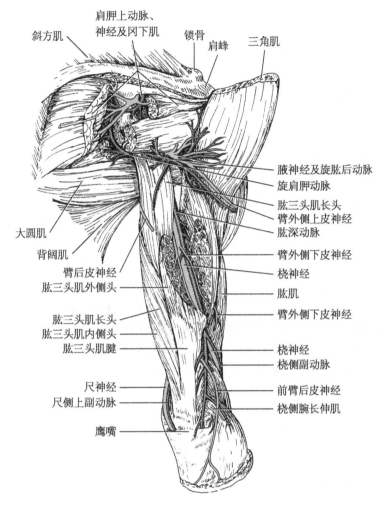

斜方肌
肩胛上动脉、神经及冈下肌
锁骨
肩峰
三角肌
腋神经及旋肱后动脉
旋肩胛动脉
肱三头肌长头
臂外侧上皮神经
肱深动脉
大圆肌
背阔肌
臂外侧下皮神经
桡神经
肱肌
臂后皮神经
肱三头肌外侧头
臂外侧下皮神经
肱三头肌长头
肱三头肌内侧头
肱三头肌腱
桡神经
桡侧副动脉
尺神经
尺侧上副动脉
前臂后皮神经
桡侧腕长伸肌
鹰嘴

图 4-21 臂后区深层

第七节 臂 后 区

一、皮肤和浅筋膜

臂后区皮肤较厚,浅筋膜较致密,浅静脉不发达。肘后皮肤厚而松弛,移动性大。臂后区皮神经有桡神经的分支**臂后皮神经**,三角肌区下份及臂外侧面上份有腋神经的分支**臂外侧上皮神经**,臂外侧面下份有桡神经的分支**臂外侧下皮神经**。

二、深筋膜

臂后区深筋膜厚韧,与臂内、外侧肌间隔以及肱骨共同围成**臂后骨筋膜鞘**,内含肱三头肌、肱深血管及桡神经(图 4-24)。

三、肌

肱三头肌 triceps brachii（图 4-8、4-21）内、外侧头分别起于桡神经沟的内下方与外上方,长头起于肩胛骨盂下结节,3 个头会合以扁腱止于尺骨鹰嘴,此肌主伸肘。肱三头肌的 3 个头与肱骨桡神经沟在肱骨后面形成**肱骨肌管（桡神经管）**,内有桡神经及伴行的肱深血管。

四、深部血管、神经

1. 桡神经和肱深血管　**桡神经**与肱深动、静脉伴行成束,通过肱骨肌管（图 4-21）,至臂中、下 1/3 交界处穿外侧肌间隔至肘前。桡神经投影为自腋后襞外侧端向外下至肱骨外上髁的连线（图 4-9）。桡神经在肱骨肌管内发出肌支配肱三头肌,发出皮支（臂外侧下皮神经和前臂后皮神经）至相应区域的皮肤。肱骨中段骨折时,易伤及桡神经,从而导致上肢伸肌瘫痪,呈现垂指、垂腕和垂肘"三垂"症状。**肱深动脉**在管内发支营养肱三头肌,还发出前、后 2 支:前支（**桡侧副动脉**）伴桡神经穿外侧肌间隔至肘前区与桡侧返动脉吻合;后支（**中副动脉**）在臂后下行,与骨间返动脉吻合,参与肘关节动脉网的构成。

2. 尺神经和尺侧上副动脉　**尺神经**伴**尺侧上副动脉**于臂中部由臂前区穿经内侧肌间隔并沿其后面下降,绕过尺神经沟,尺神经转入前臂前区,尺侧上副动脉加入肘关节动脉网。在肘后尺神经浅在,贴靠骨面,易于受损,可引起"爪形手"征。

第八节　前臂后区

一、皮肤和浅筋膜

前臂后区皮肤较厚,移动性较小。浅筋膜内有头静脉及贵要静脉的属支,皮神经有前臂内侧皮神经、肌皮神经的前臂外侧皮神经和桡神经的**前臂后皮神经**。

二、深筋膜

前臂后区的深筋膜较厚韧,连同前臂内、外侧肌间隔与桡、尺骨和前臂骨间膜共同围成**前臂后骨筋膜鞘**,容纳前臂后群肌及骨间后血管、神经（图 4-25）。前臂深筋膜在腕背侧增厚形成伸肌支持带（图 4-22）,约束伸肌腱。

三、肌

前臂后群肌共 10 块,分浅、深两层（图 4-22）。浅层自桡侧向尺侧依次为**桡侧腕长伸肌、桡侧腕短伸肌、指伸肌、小指伸肌**和**尺侧腕伸肌**。它们都起于肱骨外上髁,以长腱入手背。桡侧腕长、短伸肌分别止于第 2、3 掌骨底,指伸肌与小指伸肌止于第 2～5 指背,尺侧腕伸肌至第 5 掌骨底。各肌司伸肘、腕、掌指与指骨间关节。深层肌近侧 1 块为**旋后肌**,起于肱骨外上髁和尺骨,止于桡骨上部。在此肌远侧自桡侧起依次有**拇长展肌、拇短伸肌、拇长伸肌**和**示指伸肌**,它们起于桡、尺骨与骨间膜背面,分别止于第 1 掌骨底、拇指近节和远节

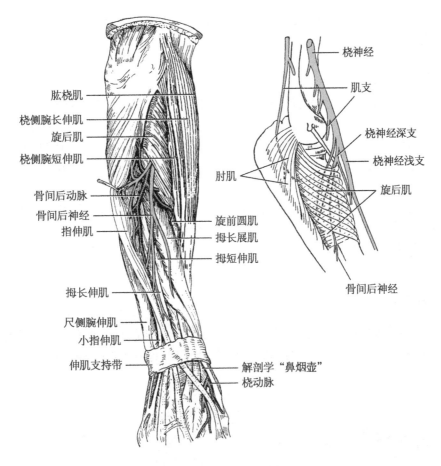

图 4-22　前臂后区深层

指骨底与第 2 指背。深层肌主前臂旋后、拇指的展或伸和示指的伸。

四、深部血管、神经

由**骨间后动、静脉**和**骨间后神经**组成骨间后血管神经束(图 4-22)。桡神经深支于桡骨颈外侧穿旋后肌至前臂后区,改称骨间后神经。骨间后动脉由尺动脉的骨间总动脉分出,穿骨间膜至前臂后区。两者伴行于浅、深两层肌间,分布于前臂后群肌。骨间后动脉上端发出**骨间返动脉**,参与组成肘关节动脉网。

第九节　手 背 侧 区

一、皮肤和浅筋膜

手背皮肤薄而柔软,有毛和皮脂腺,富有弹性,移动性较大。浅筋膜薄而疏松。浅静脉丰富,吻合成**手背静脉网**,收集手指及手背浅、深部的静脉血,由此网的桡、尺侧分别引出头静脉和贵要静脉。手背由桡神经浅支和尺神经手背支分布,分别分为**指背神经**分布于手背的桡、尺侧半,以及桡、尺侧各两个半指背的皮肤(2、3 指及 4 指桡侧半的中、远节背面由正中神经分支分布)。

二、深筋膜

深筋膜(图 4-17、4-23)在腕背形成**伸肌支持带**,由其深面发出 5 个筋膜隔附着于桡、尺骨远端背面,形成 6 个骨纤维性管道,通过 9 条肌腱及其腱鞘。从桡侧向尺侧依次通过各骨纤维性管的肌腱为:①拇长展肌和拇短伸肌腱及腱鞘;②桡侧腕长、短伸肌腱及腱鞘;③拇长伸肌腱及腱鞘;④指伸肌腱与示指伸肌腱及腱鞘;⑤小指伸肌腱及腱鞘;⑥尺侧腕伸肌腱及腱鞘。

手背深筋膜分为两层:浅层与伸肌支持带延续,并与扁薄的指伸肌腱结合形成**手背腱膜**;深层覆盖掌骨及骨间背侧肌的背面,称为**骨间背侧筋膜**。在手背腱膜与骨间背侧筋膜之间有**手背腱膜下间隙**,在手背浅筋膜与手背腱膜之间有**手背皮下间隙**,两者常有交通,感染时可互相蔓延。

三、指伸肌腱与指背腱膜

手背各指伸肌腱扁薄并借腱间结合互相连结,各指伸肌腱延至指背时扩展成**指背腱膜**(**腱帽**)。指背腱膜接受蚓状肌与骨间肌腱纤维,止于中、远节指骨(图 4-20、4-23)。

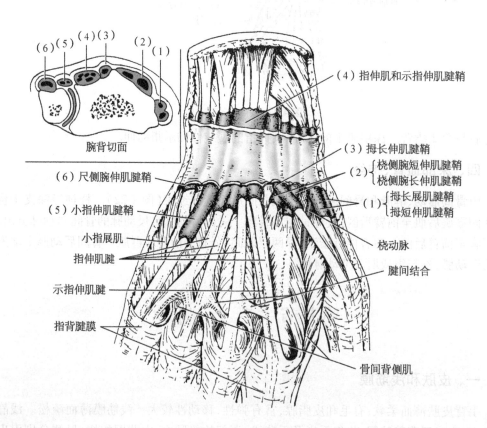

图 4-23　手背深层

四、深部血管

1. **桡动脉**　斜过解剖学鼻烟壶,经拇长伸肌腱深面至第 1 掌骨间隙近侧部穿行至手掌。

2. **腕背网**　位于腕骨背侧,由桡、尺动脉的腕背支,骨间前、后动脉的终支相互吻合而成,由该网发出**掌背动脉**,再分为**指背动脉**走向指背。

［附一］解 剖 操 作

（一）解剖胸前区

1. 摸认体表标志　颈静脉切迹、胸骨角、剑突、胸骨下角、肋弓、锁骨、肩峰和喙突。

2. 切开皮肤　①胸前正中切口,自颈静脉切迹中点沿正中线下切至剑突;②胸部上界切口,沿锁骨切至肩峰,接前次已作切口;③胸部下界切口,自剑突沿肋弓切至腋中线;④乳房环形切口,在女尸围绕乳房、男尸围绕乳晕环切;⑤胸部斜切口,自剑突向外上切至乳房环形切口处,再从环形切口切向腋前襞的上部,在此折转沿臂内侧面向下切至臂上、中 1/3 交界处,再折转向外侧环切臂前面至臂外侧缘（图 1-1）,接臂后面已作环形切口。然后,从胸正中切口向外侧,将皮肤连同皮下组织剥起（女性乳房与男性乳头保留于原位）。

3. 解剖浅筋膜　①查看乳房位置后,将其自胸大肌表面剥离,存放于指定容器。女性乳房的结构可观察示教标本。②解剖皮神经（图 4-2）:在各肋间约当胸骨旁线与腋前线处查找肋间神经的前皮支与外侧皮支,它们呈节段性分布,并有小动、静脉伴行。③剖查头静脉（图 4-2、4-7）:头静脉沿三角肌与胸大肌之间上行,在锁骨下方穿锁胸筋膜注入腋静脉。

4. 解剖胸大、小肌（图 4-6、4-7）

（1）解剖胸大肌:修除胸大肌表面的筋膜,显露肌的境界及其纤维方向。在清理胸大肌下缘时可见肋间臂神经（第 2 肋间神经的外侧皮支）从第 2 肋间隙穿出分布于上臂内侧皮肤。沿胸大肌锁骨起点下方、胸肋部起点外侧与腹部起点外上距起点 2 cm 处弧形切断胸大肌的起始部,注意不要切破腹直肌鞘,由下向外上方掀起该肌,露出胸小肌。在锁胸筋膜与胸小肌表面及其下缘有胸内、外侧神经及其胸肩峰血管的分支穿出分布到胸大肌。剖除筋膜、静脉,保留神经、动脉,观察后在接近胸大肌处切断动脉、神经,将胸大肌掀向外侧。

（2）解剖胸小肌:清理肌表,观察其起止点、形态,于近起点处切断,翻向外上方,依前法剖查进入肌肉深面的血管、神经。

（二）解剖腋窝

1. 剖查腋窝外侧壁（图 4-7）　使上肢外展,充分暴露腋窝,钝性分离腋血管并循腋血管清除疏松结缔组织与外侧淋巴结,显露腋动、静脉。查认正中神经并向上追查其内、外侧根起始处。循肩胛骨喙突向下修清喙肱肌并查认臂丛外侧束分出的肌皮神经,在腋动、静脉之间剖查内侧束分出的尺神经、较细的臂内侧皮神经和前臂内侧皮神经。清理血管与神经时,除保留头静脉及其注入处以上的腋静脉外,其余静脉均予以剖除,以清视野。剖除腋静脉时可先作双重结扎（参照绪论）。

2. 剖查腋窝内侧壁（图 4-7）　清出前锯肌境界,查认该肌表面向前下行的胸外侧动、静脉,血管周围的胸肌淋巴结和位置较后的胸长神经。观察并剖除淋巴结、静脉与深筋膜,保留动脉、神经,修清前锯肌。

3. 剖查腋窝后壁(图4-7、4-8)　分离腋血管后方的臂丛后束。如血管神经束牵张过紧,可将上臂向前抬起。桡神经向外下方越背阔肌下缘斜向臂后,暂勿远追。在桡神经上外侧和腋动脉外侧,清出旋肱前动脉。在腋动脉后方,清出腋神经与旋肱后动脉,两者向后共同穿经四边孔,继绕肱骨外科颈后方,向外侧行至三角肌附近。在肩胛下肌和大圆肌表面分离出肩胛下动脉及由其分出的胸背动脉和旋肩胛动脉。肩胛下动脉的分支与肩胛下神经分布于肩胛下肌与大圆肌。胸背动脉与胸背神经分布于背阔肌。旋肩胛动脉则向后穿经三边孔至肩胛骨背侧。腋窝后壁的结缔组织中有肩胛下淋巴结,观察后清除。

4. 剖查腋窝底和腋窝尖(图4-7)　在腋窝底脂肪组织中有中央淋巴结,观察后与脂肪组织一并剔除。腋窝尖有腋尖淋巴结,观察后清除。探查腋窝尖与颈根部的连续关系,但不可深追。

（三）解剖臂前区和肘窝

1. 摸认体表标志　臂前区有肱二头肌和肱二头肌内、外侧沟,肘部有肱骨内、外上髁和肱二头肌腱等结构。

2. 切开皮肤　自臂上部已作的环形切口中点向下沿中线切至肘下3～4横指处,在该切口下端作一横切口(图1-1)。剥离皮肤,将皮肤翻向两侧。

3. 解剖浅筋膜　在浅筋膜内解剖和观察下列结构:①沿肱二头肌外侧沟和三角肌胸大肌间沟剖出头静脉,在肱二头肌外侧沟下部剖出前臂外侧皮神经。②在肱二头肌内侧沟的下半剖出贵要静脉与前臂内侧皮神经。③沿臂上部内侧查找肋间臂神经和臂内侧皮神经。④在肘前剖查肘正中静脉,观察它与头静脉和贵要静脉的连接。⑤在肱骨内上髁处、贵要静脉内侧,寻找肘浅淋巴结。剖查上述结构后,清除残留的结缔组织和肘浅淋巴结(图4-12)。

4. 解剖深筋膜　观察深筋膜在肘前及前臂上部有肱二头肌腱膜织入。保留浅血管、神经,沿中线纵行切开臂筋膜,翻向两侧,观察它在前、后肌群之间形成的肌间隔。

5. 解剖臂前肌群(图4-11)　①清理肱二头肌,观察其长、短头,长头入肩关节,不必追踪;短头与喙肱肌一同起于喙突。②清理肱肌与喙肱肌。③修洁肌皮神经,观察肌皮神经的行程及其至臂前诸肌的分支。④剖查肱动脉及其分支。

6. 剖查肱血管神经束(图4-11)　自腋窝向下沿肱二头肌内侧沟剖查:①肱动脉及其分出的肱深动脉和尺侧上副动脉;②正中神经(注意与肱动脉的关系);③尺神经。

7. 解剖肘窝(图4-12)　清理并观察肘窝的境界,剖查肘窝内结构:①肱二头肌腱;②肱动脉位于腱内侧,向下分为桡、尺动脉;③肘深淋巴结位于肱动脉分叉处;④正中神经位于肱动脉内侧向下穿入旋前圆肌,它在此处有分支至前臂屈肌;⑤桡神经位于肱二头肌腱外侧、肱肌与肱桡肌之间,它在此处发支至肱桡肌和桡侧腕长伸肌,并分为浅、深两支。

（四）解剖前臂前区

1. 摸认体表标志　桡骨茎突、尺骨茎突。

2. 切开皮肤　沿前臂前面中线向下纵切至腕前,然后沿腕前作横切口(图1-1)。剥离前臂皮片,翻向两侧。

3. 解剖浅筋膜　①沿前臂外侧缘向下剖查头静脉与前臂外侧皮神经,前者在腕上转向手背。②沿前臂内侧缘向下剖查贵要静脉和前臂内侧皮神经。③沿前臂中线剖查有无前臂正中静脉。

4. 解剖深筋膜　观察深筋膜,它在腕掌侧增厚形成屈肌支持带。然后,由中线纵行切开深筋膜(保留屈肌支持带完整),翻向两侧。

5. 剖查前臂前群浅层肌　在桡侧修洁并查认肱桡肌,在此肌尺侧修洁并查认旋前圆肌、桡侧腕屈肌、掌长肌与尺侧腕屈肌。

6. 解剖桡血管神经束(图4-13)　在肱桡肌与旋前圆肌、继而在肱桡肌与桡侧腕屈肌之间清出桡神经浅支和桡动脉。桡神经浅支下行至前臂中、下1/3交界处经肱桡肌腱的深侧绕向手背。桡动脉除分出桡侧返动脉和肌支外,主干在肱桡肌深面与其伴行向下,至桡骨茎突远侧转向手背,经拇长展肌腱、拇短伸肌腱深侧,斜过解剖学鼻烟壶,经拇长伸肌腱的深侧穿入第1掌骨间隙。寻认桡动脉掌浅支始部。

7. 解剖尺血管神经束(图4-13)　在尺侧腕屈肌和指浅屈肌之间,剖出尺神经和尺动脉,前者来自尺神经沟,后者来自肘窝,两者伴行至腕部。尺神经在前臂分支支配尺侧腕屈肌和指深屈肌尺侧半,主干下行在前臂中、下1/3交界处分出手背支和掌支。手背支转向手背,掌支至手掌皮肤。尺动脉在伴尺神经下行中发出肌支。

8. 解剖正中神经(图4-13)

(1) 在肘下剖查正中神经:在肘窝下部切开旋前圆肌,暴露正中神经,它在此处分支支配大部分前臂屈肌,剖查降行于拇长、指深屈肌间的骨间前神经。正中神经穿旋前圆肌处与深侧的尺动脉相邻。尺动脉于此发出尺侧返动脉与骨间总动脉,后者为一短干,向下分为骨间前、后动脉。骨间前动脉伴同名神经下降,骨间后动脉穿骨间膜至前臂后区。

(2) 在前群浅、深肌间剖查正中神经:钝性分离桡侧腕屈肌和旋前圆肌牵向两侧,可见指浅屈肌的一部分起于桡骨。切断此部起点并将指浅屈肌牵向内侧,找出其深侧的正中神经,并追查至腕部,它在腕上发出掌支分布于手掌皮肤。

9. 剖查前臂前群深层肌　桡侧为拇长屈肌,尺侧为指深屈肌,两者间有骨间前动脉和神经,前臂下部最深层有旋前方肌。

(五) 解剖手掌侧区

如尸体手手指的屈曲处不易解剖,可在腕关节上方切断指浅、深屈肌腱,将手指扳直。

1. 摸认体表标志　在活体腕前可触知腕桡、尺侧隆起(后者近侧部为豌豆骨)。腕前可触知掌长肌腱与桡、尺侧腕屈肌腱。

2. 切开皮肤　自腕前正中点向下切至中指尖端,然后沿掌指关节掌侧作横向切口(图1-1)。剥离手掌与中指掌侧皮肤,翻至两侧。

3. 解剖掌腱膜(图4-16)　清理掌腱膜与掌短肌,保留皮神经、浅动脉。然后,在掌远侧缘切断掌腱膜纤维束,将掌腱膜连同掌短肌和掌长肌腱一同剥离翻起。注意勿损及深面的血管与神经。

4. 解剖掌浅弓和正中神经、尺神经的分支(图4-18)　①剖查掌浅弓的位置、构成和分支(指掌侧总动脉与指掌侧固有动脉,对于后者剖查中指两侧即可)。②剖查正中神经。它经腕管入手掌发3条指掌侧总神经,再分为指掌侧固有神经至桡侧3个半手指皮肤,并分支至第1、2蚓状肌。第1指掌侧总神经根部发出返支至鱼际肌。③剖查尺神经。它伴尺动脉经豌豆骨桡侧入手掌分为深、浅两支,浅支(发出指掌侧总神经和固有神经)分布于尺侧1个半手指皮肤,深支穿入深部(暂勿追)。④正中神经和尺神经在腕上发出的掌支分别至手掌桡、尺侧部的皮肤。

5. 剖查鱼际肌和小鱼际肌　①清理观察鱼际浅层肌(拇短展肌和拇短屈肌)与拇长屈肌腱,然后将 2 短肌自起端切断翻起,观察深层的拇对掌肌和拇收肌。②清理观察小鱼际肌浅层肌(小指展肌和小指短屈肌),然后切断翻起,查认小指对掌肌。

6. 剖查腕管　①修洁、观察屈肌支持带深部(腕横韧带),然后将其纵向切断,打开腕管。②游离正中神经并将它拉出腕管。③纵向切开屈肌总腱鞘,查看其范围,向远侧探查此鞘与小指腱鞘的连通关系。然后从腕管内拉出指浅屈肌腱,观察浅、深屈肌腱的位置关系。④找出拇长屈肌腱,切开其腱鞘,向远侧探查是否达拇指。⑤牵出指深屈肌的 4 条腱,查认起于腱上的 4 条蚓状肌。

7. 解剖手掌深部(图 4-17、4-19)　①使腕关节屈曲,将腕管内结构拉出,分向两侧,暴露掌心深部疏松的掌中间隙与鱼际间隙。②查认尺神经的深支与掌深弓,两者伴行。尺神经深支支配小鱼际肌,第 3、4 蚓状肌,拇收肌与骨间肌。掌深弓由桡动脉终支与尺动脉掌深支吻合而成。

8. 解剖中指掌侧区(图 4-18 ~ 4-20)　①查看指掌侧固有血管、神经在指侧缘的位置。②修洁腱纤维鞘,然后沿中线纵行切开,拉出指浅、深屈肌腱,观察其相互关系和止点。③将指屈肌腱拉起,观察肌腱与指骨之间相连的腱纽(腱系膜)。

(六) 解剖肩胛区和三角肌区

1. 尸位　取俯卧位,使上肢略外展。

2. 摸认体表标志　肩峰,肩胛冈,肩胛骨上、下角与内、外侧缘。

3. 切开皮肤与解剖浅筋膜　已于背部解剖时完成。

4. 查看背部浅层肌　复查斜方肌、菱形肌和肩胛提肌后,将斜方肌在肩胛冈和肩峰上的附着部切断并向前翻开。

5. 剖查三角肌区(图 4-8)　清理、观察三角肌,然后切断该肌在肩胛冈和肩峰上的起点,翻向外侧。剖查腋神经和旋肱后动脉,前者发有臂外侧上皮神经,至三角肌表面与臂外侧上部的皮肤,肌支入三角肌和小圆肌。

6. 剖查冈下窝(图 4-8)　①清理冈下筋膜,分清冈下肌、小圆肌和纵穿大、小圆肌之间的肱三头肌的长头。清除肌间结缔组织时,注意勿伤及其中的血管与神经。②观察四边孔的境界及穿经的腋神经和旋肱后动脉。③观察三边孔的境界及穿经的旋肩胛动、静脉。

7. 解剖冈上窝(图 4-8)　观察冈上肌,然后从窝面掀起该肌并翻向外侧,寻认经过肩胛切迹的肩胛上血管、神经。

(七) 解剖臂后区

1. 触认体表标志　鹰嘴,肱骨内、外上髁,尺神经沟。

2. 切开皮肤　沿臂后中线作纵切口,再于肘下作横切口与前臂前面的横切口连接(图 1-1)。将皮肤连同皮下浅筋膜一起剥离。

3. 剖查深筋膜与肱三头肌　修除深筋膜,复查内、外侧肌间隔。分清肱三头肌各头,观察其附着部位。

4. 剖查肱骨肌管(图 4-21)　在肱三头肌长头与外侧头之间钝性分离,可见桡神经与肱深动脉进入桡神经沟。沿神经行走方向由内上向外下切断肱三头肌外侧头,打开肱骨肌管,清理动脉与神经。桡神经在肱骨肌管中分支支配肱三头肌,并在臂中下段发出前臂后皮神经。桡神经出肱骨肌管后,穿外侧肌间隔转至肘前。肱深动脉在肱骨肌管中分支至肱三头肌和肘关节,其终支为桡侧副动脉。

5. 剖查尺神经与尺侧上副动脉(图4-21)　两者在内侧肌间隔下部的后面下行至尺神经沟。

（八）解剖前臂后区

1. 切开皮肤　沿前臂后面中线作纵切口,再沿腕背面作横切口(图1-1)。剥离皮片,翻向两侧。

2. 解剖浅筋膜　①沿前臂内侧缘可见贵要静脉与前臂内侧皮神经的分支。②沿前臂外侧缘可见头静脉和前臂外侧皮神经的分支。③沿前臂背外侧可见前臂后皮神经。④在腕上方两侧分别有桡神经的浅支和尺神经的手背支。

3. 解剖深筋膜(图4-22)　深筋膜在腕背侧形成伸肌支持带。保留伸肌支持带,去除其余深筋膜。

4. 剖查前臂后群浅层肌　除前群的肱桡肌和桡侧腕长、短伸肌外,由桡侧向尺侧依次还有指伸肌、小指伸肌和尺侧腕伸肌。

5. 剖查深层肌(图4-22)　从下向上分开小指伸肌和尺侧腕伸肌直至近肱骨外上髁处,暴露深层肌和骨间后血管、神经。深层肌有旋后肌、拇长展肌、拇短伸肌、拇长伸肌和示指伸肌。骨间后动脉来自尺动脉的骨间总动脉,骨间后神经为桡神经深支穿过旋后肌的延续,它们分支分布于前臂后群浅、深层各肌。

6. 剖查伸肌腱鞘(图4-23)　沿各伸肌腱切开伸肌支持带,查看各伸肌腱鞘。

（九）解剖手背侧区

1. 摸认体表标志　对照活体在手背外上份摸清解剖学鼻烟壶境界。

2. 切开皮肤　沿腕背侧中线切至中指甲,再沿掌指关节背侧作横切口(图1-1)。将手背与中指背皮片剥离切除。

3. 解剖浅筋膜　剖查手背静脉网及头静脉与贵要静脉的始部,并剖查桡神经浅支与尺神经手背支在手背的分支。

4. 解剖深筋膜　修理深筋膜浅层,观察伸肌腱和腱间联合(图4-23)。

5. 剖查骨间背侧肌(图4-23)　挑起伸肌腱,修除骨间背侧筋膜即可显露骨间背侧肌。

6. 剖查桡动脉末段(图4-23)　它经解剖鼻烟壶底穿经第1掌骨间隙入手掌深部。

7. 解剖中指指背　沿中指指背两侧缘剖查指背血管、神经,查看指背腱膜。

［附二］上肢主要横断面

（一）臂中部横断面

浅筋膜内于肱二头肌外侧沟处有头静脉。深筋膜环包臂部诸肌,并伸入屈、伸肌群之间形成内、外侧肌间隔。在肱骨和肌间隔前方有肱二头肌、喙肱肌和肱肌,肌间有肌皮神经。在它们的内侧,内侧肌间隔的前方为肱动脉和与其伴行的静脉及贵要静脉。肱血管前内侧为正中神经,肱血管后内侧有尺神经和尺侧上副动脉,肱血管内侧、深筋膜深面为前臂内侧皮神经。在肱骨和肌间隔后方为肱三头肌,而它与桡神经沟之间有桡神经和肱深血管(图4-24)。

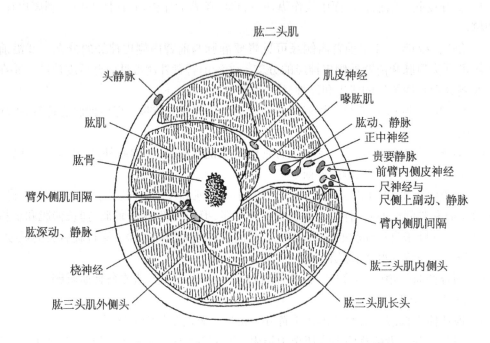

图4-24　臂中部横断面

（二）前臂中部横断面

　　浅筋膜内,桡侧有头静脉和前臂外侧皮神经,尺侧有贵要神经和前臂内侧皮神经,背侧有前臂后皮神经。深筋膜与尺骨后缘、桡骨外侧缘之间有肌间隔,桡、尺骨之间有骨间膜,它们共同分隔前臂前、后群肌。前群肌的浅层由桡侧向尺侧依次为肱桡肌、桡侧腕屈肌、掌长肌和尺侧腕屈肌。前群肌中层为指浅屈肌。深层肌桡侧为拇长屈肌,尺侧为指深屈肌,在拇长屈肌的桡侧和桡骨的前方为旋前圆肌的止端。前臂后群肌中,自桡侧向尺侧,浅层为桡侧腕长伸肌、桡侧腕短伸肌、指伸肌、小指伸肌和尺侧腕伸肌;深层为拇长展肌和拇长伸肌。肱桡肌与桡侧腕屈肌之间有桡神经浅支,伴行于桡动脉外侧。在指浅屈肌和尺侧腕屈肌之间的深侧,有尺神经伴行于尺动脉内侧。正中神经位于指浅、深屈肌之间。骨间前动脉和神经位于骨间膜的前面,而骨间后动脉和神经位于浅、深层伸肌之间(图4-25)。

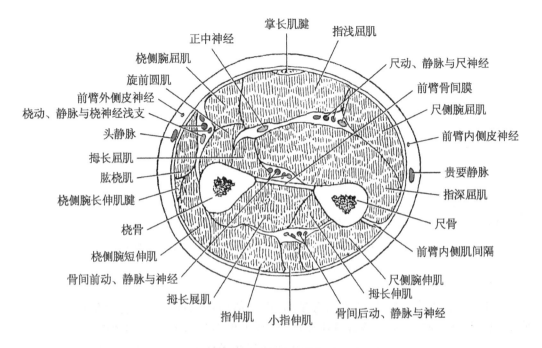

图 4-25　前臂中部横断面

（三）手掌中部横断面

　　偏背侧可见第 1～5 掌骨及其间的骨间肌。骨间肌的掌、背侧分别覆有骨间掌、背侧筋膜。在第 1～3 掌骨的掌侧有拇收肌的横头。在手掌浅筋膜的深侧是手掌深筋膜的浅层，其中间部分增厚即掌腱膜。掌腱膜两侧缘分别向第 1、5 掌骨发出鱼际筋膜隔、小鱼际筋膜隔，将手掌分隔成鱼际鞘、小鱼际鞘和中间鞘 3 个骨筋膜鞘。鱼际鞘内含除拇收肌横头以外的鱼际肌、拇长屈肌腱及其腱鞘。小鱼际鞘含小鱼际肌。中间鞘含指浅、深屈肌腱，蚓状肌，屈肌总腱鞘，以及在它们浅侧的掌浅弓、指血管、正中神经及尺神经的指神经等。中间鞘的深部较疏松，借掌中筋膜隔分为外侧的鱼际间隙和内侧的掌中间隙。断面背侧可见手背深筋膜（浅层）与指伸肌腱结合。手背浅筋膜层内有手背静脉和桡、尺神经的分支（图 4-17）。

（朱亚文）

第五章 颈 部

概 述

（一）境界

颈部 neck 位于头部与胸、上肢之间。上界即头部的下界，为下颌底、下颌角、乳突尖、上项线和枕外隆凸的连线；下界为胸骨颈静脉切迹、胸锁关节、锁骨上缘和肩胛骨肩峰至第 7 颈椎棘突的连线，以此线分别与胸部、上肢分界。

（二）分区

颈部以斜方肌前缘为界，前为**固有颈部**（即一般所指的颈部），后为**项区**（详见背部）。颈部（以下均指固有颈部）以胸锁乳突肌前、后缘为界划分为 3 个区：①**颈前区**，位于左、右胸锁乳突肌前缘之间，以舌骨为界又分为舌骨上区和舌骨下区。②**胸锁乳突肌区**，即该肌所在及覆盖的区域。③**颈外侧区**，位于胸锁乳突肌后缘、斜方肌前缘和锁骨中 1/3 上缘之间，又名**颈后三角**。此外，颈部与胸部以及颈部与腋窝结构的移行区称为**颈根部**（图 5-1）。

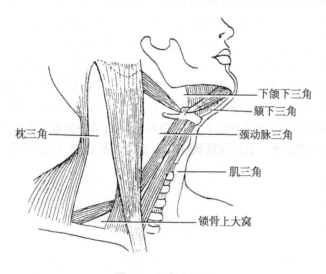

下颌下三角
颏下三角
枕三角
颈动脉三角
肌三角
锁骨上大窝

图 5-1 颈部分区

（三）结构概况

颈部以脊柱颈段作为支架，前方正中有呼吸道和消化管的颈段，两侧有纵行的颈部大血管和神经，胸膜顶和肺尖突入颈根部，颈、胸部和上肢间走行的血管与神经干横行或斜列于颈根部。颈肌层次较多，颈筋膜分层并包绕肌、血管、神经干等形成筋膜鞘，疏松结缔组织充填于鞘间，在器官、血管及神经干周围形成筋膜间隙。颈部淋巴结较多，主要沿浅静脉和深部血管与神经排列。

（四）体表标志

1. **胸骨上窝** 是颈静脉切迹上方的凹陷,可触及气管。

2. **锁骨上大窝** 位于锁骨中 1/3 上方。窝底可扪到锁骨下动脉的搏动、臂丛及第1肋。

3. **胸锁乳突肌** 当头面转向侧方时明显隆起,是颈部分区的重要标志。

4. **颈动脉结节** 即第 6 颈椎横突前结节,颈总动脉行经其前方。在胸锁乳突肌前缘中点(平环状软骨弓)后压,可阻断颈总动脉的血流。

5. **舌骨** 位于颏隆凸的后下方和喉的上方,其后方适对第 3、4 颈椎椎间盘。

6. **甲状软骨** 位于舌骨下方,其上缘平第 4 颈椎上缘和颈总动脉分叉处。甲状软骨在前正中线上突起成喉结,男性较明显。

7. **环状软骨** 环状软骨弓位于喉结下方,在喉与气管、咽与食管的分界平面上,可作为计数气管软骨及触诊甲状腺的定位标志(图 5-2),两侧平第 6 颈椎横突。

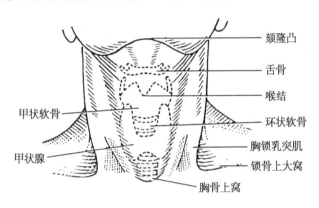

图 5-2 颈部的体表标志

颈部的层次结构

一、皮肤和浅筋膜

颈部皮肤较薄,移动度较大,皮纹横行,颈部手术时,切口宜采用与皮纹一致的横切口。浅筋膜与邻近部位的浅筋膜相延续,在其脂肪层深面还含有以下结构。

1. **颈阔肌** platysma 为一层菲薄的皮肌(图 5-3),覆盖颈前区和胸锁乳突肌,受面神经颈支支配。

2. **浅静脉**(图 5-4) 位于颈阔肌深面,主要有:①**颈前静脉**,多沿中线两侧下行,至胸锁乳突肌下份前缘处,穿深筋膜经该肌深面向外侧注入颈外静脉。在胸骨柄的颈静脉切迹上方,左、右颈前静脉借**颈静脉弓**相吻合。②**颈外静脉** external jugular vein,由下颌后静脉后支与耳后静脉和枕静脉在下颌角附近汇合而成,垂直下行于胸锁乳突肌浅面,在锁骨中点上方约 2.5 cm 处,穿深筋膜注入锁骨下静脉或静脉角附近。颈外静脉的体表投影在下颌角至锁骨中点的连线上。

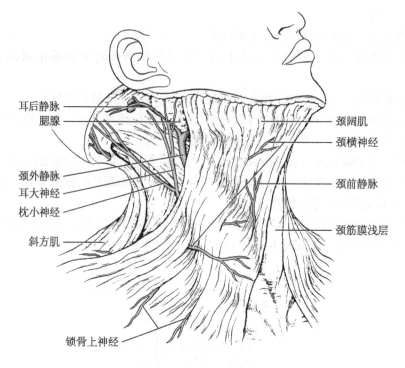

耳后静脉
腮腺
颈外静脉
耳大神经
枕小神经
斜方肌
锁骨上神经
颈阔肌
颈横神经
颈前静脉
颈筋膜浅层

图 5-3　颈部浅层结构(1)

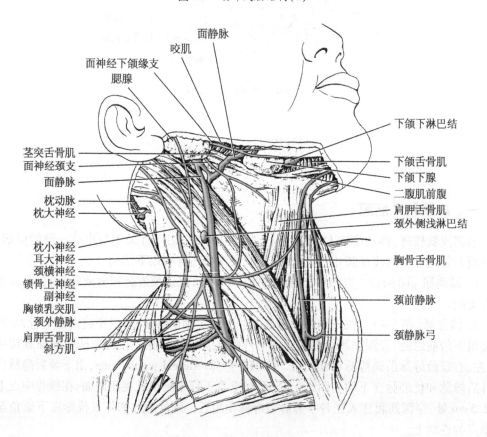

面静脉
咬肌
面神经下颌缘支
腮腺
茎突舌骨肌
面神经颈支
面静脉
枕动脉
枕大神经
枕小神经
耳大神经
颈横神经
锁骨上神经
副神经
胸锁乳突肌
颈外静脉
肩胛舌骨肌
斜方肌
下颌下淋巴结
下颌舌骨肌
下颌下腺
二腹肌前腹
肩胛舌骨肌
颈外侧浅淋巴结
胸骨舌骨肌
颈前静脉
颈静脉弓

图 5-4　颈部浅层结构(2)

3. 浅神经(图5-4) 有颈丛皮支和面神经颈支。颈丛皮支在胸锁乳突肌后缘中点浅出,包括:①**枕小神经**,沿胸锁乳突肌后缘上行到枕部;②**耳大神经**,伴颈外静脉经胸锁乳突肌表面上行,分布到耳廓及腮腺区的皮肤;③**颈横神经**,于颈阔肌深面越胸锁乳突肌中份前行至颈前区;④**锁骨上神经**,分3支下行越过锁骨,分布于颈外侧区、胸壁上份及肩部的皮肤。面神经颈支自腮腺下端穿出,于颈阔肌深面行向前下方,支配该肌。

4. 浅淋巴结 ①**颈前浅淋巴结**管,沿颈前静脉排列,收纳舌骨下区的浅淋巴管,其输出淋巴管注入颈外侧下深淋巴结。②**颈外侧浅淋巴结**,沿颈外静脉排列,收纳枕、耳后及腮腺淋巴结引流的淋巴,其输出淋巴管注入颈外侧上、下深淋巴结。

二、颈肌和肌间三角

1. 颈肌 颈浅肌除**颈阔肌**外,有斜列于颈两侧的**胸锁乳突肌**;在舌骨与下颌骨之间有舌骨上肌群,包括**二腹肌**、**下颌舌骨肌**、**茎突舌骨肌**和**颏舌骨肌**;舌骨下方有舌骨下肌群,包括浅层的**胸骨舌骨肌**、**肩胛舌骨肌**和深层的**胸骨甲状肌**、**甲状舌骨肌**;颈椎两侧有颈深肌外侧群,包括**前**、**中**、**后斜角肌**;颈椎前方有颈深肌内侧群(椎前肌),包括**头长肌**、**颈长肌**等。

2. 肌间三角(图5-1) 可将颈前区分为**颏下三角**、**下颌下三角**、**颈动脉三角**和**肌三角**,将颈外侧区分为**枕三角**和**锁骨上三角**。颈深肌的前、中斜角肌与第1肋之间围成**斜角肌间隙**。

三、颈深筋膜和筋膜间隙

1. 颈深筋膜 位于浅筋膜及颈阔肌的深侧,分浅、中、深3层,包绕肌及其他结构形成筋膜鞘和筋膜间隙(图5-5)。

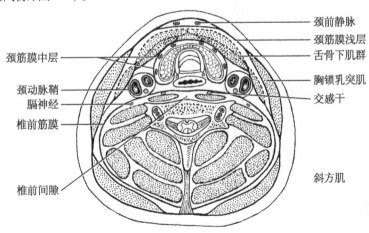

图5-5 颈筋膜与筋膜间隙

(1) 浅层:形似围领包绕颈部,并形成胸锁乳突肌、斜方肌的鞘,因此又称**封套筋膜**。在颈的上、下界它附着于骨面。在胸锁乳突肌后缘附近,从封套筋膜的深面分出薄层筋膜形成舌骨下肌的鞘。

(2) 中层:又称**气管前筋膜**或**内脏筋膜**,位于气管颈部及颈动脉鞘的前方,分层包绕颈部脏器和甲状腺,形成甲状腺鞘。

（3）深层：又称**椎前筋膜**，较厚，位于椎前肌、斜角肌、臂丛根、臂丛干和锁骨下动脉的前方，并随臂丛和锁骨下动脉延入腋窝，形成腋鞘。

颈动脉鞘 carotid sheath 是颈筋膜在颈总动脉-颈内动脉、颈内静脉和迷走神经周围形成的血管神经束鞘。此鞘位于胸锁乳突肌深侧、颈部脏器的两侧，上达颅底，下与纵隔相续。

2. 筋膜间隙（图5-6）

（1）**胸骨上间隙**：封套筋膜在胸骨柄上方3～5cm处向下分为两层，分别附着于其前、后缘而形成此筋膜间隙。内有颈前静脉下段、颈静脉弓及淋巴结等。

（2）**气管前间隙**：位于甲状腺下方气管前筋膜与气管之间，内有气管前淋巴结、甲状腺下静脉、甲状腺奇静脉丛、甲状腺最下动脉、头臂干及左头臂静脉等。此间隙向下与纵隔相通。

（3）**咽后间隙**：位于咽、食管后壁与椎前筋膜之间，下续后纵隔，其外侧有颈动脉鞘。

（4）**椎前间隙**：位于脊柱颈部和椎前筋膜之间。颈椎结核脓肿多积于此，向两侧可经腋鞘扩散到腋窝，也可溃破入咽后间隙或向下扩散到后纵隔。

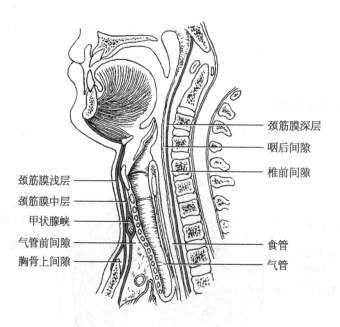

左侧标注：
颈筋膜浅层
颈筋膜中层
甲状腺峡
气管前间隙
胸骨上间隙

右侧标注：
颈筋膜深层
咽后间隙
椎前间隙
食管
气管

图5-6　颈筋膜与筋膜间隙（正中矢状切面）

四、颈前区

（一）舌骨上区

舌骨上区被二腹肌分成单一的颏下三角和两侧的下颌下三角。

1. **颏下三角** submental triangle　位于左、右二腹肌前腹与舌骨体之间，三角深面是两侧下颌舌骨肌及其筋膜构成的口膈，三角内有数个颏下淋巴结（图5-7）。

2. **下颌下三角** submandibular triangle　位于二腹肌前、后腹与下颌骨下缘之间（图5-1）。浅层覆有皮肤、浅筋膜和封套筋膜，深面是下颌舌骨肌和舌骨舌肌。主要容纳下颌下腺及其附近的淋巴结、血管、神经等结构（图5-8、5-9）。

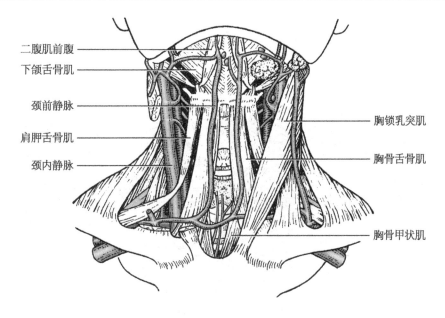

二腹肌前腹
下颌舌骨肌
颈前静脉
肩胛舌骨肌
颈内静脉

胸锁乳突肌
胸骨舌骨肌

胸骨甲状肌

图 5-7　颈前区

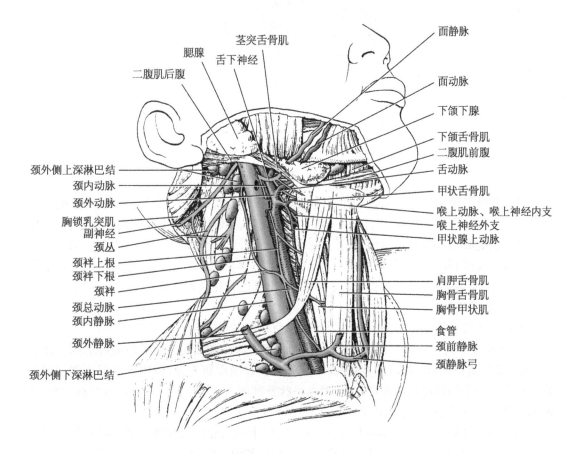

二腹肌后腹
腮腺
茎突舌骨肌
舌下神经
面静脉
面动脉
下颌下腺
下颌舌骨肌
二腹肌前腹
舌动脉
甲状舌骨肌
喉上动脉、喉上神经内支
喉上神经外支
甲状腺上动脉

颈外侧上深淋巴结
颈内动脉
颈外动脉
胸锁乳突肌
副神经
颈丛
颈袢上根
颈袢下根
颈袢
颈总动脉
颈内静脉
颈外静脉

颈外侧下深淋巴结

肩胛舌骨肌
胸骨舌骨肌
胸骨甲状肌
食管
颈前静脉
颈静脉弓

图 5-8　舌骨上、下区浅部

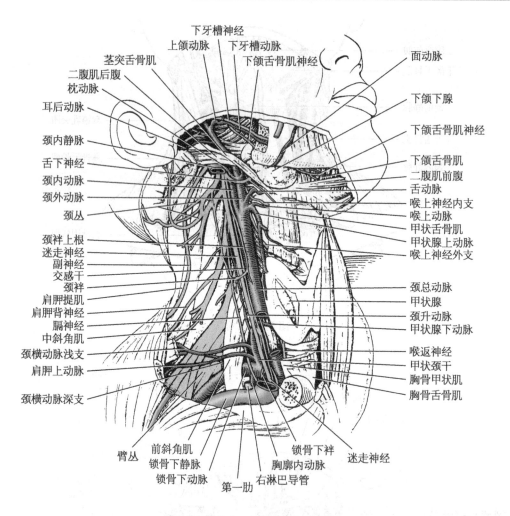

下牙槽神经
上颌动脉　下牙槽动脉
茎突舌骨肌　下颌舌骨肌神经
二腹肌后腹
枕动脉
耳后动脉
颈内静脉
舌下神经
颈内动脉
颈外动脉
颈丛
颈袢上根
迷走神经
副神经
交感干
颈袢
肩胛提肌
肩胛背神经
膈神经
中斜角肌
颈横动脉浅支
肩胛上动脉
颈横动脉深支

面动脉
下颌下腺
下颌舌骨肌神经
下颌舌骨肌
二腹肌前腹
舌动脉
喉上神经内支
喉上动脉
甲状舌骨肌
甲状腺上动脉
喉上神经外支
颈总动脉
甲状腺
颈升动脉
甲状腺下动脉
喉返神经
甲状颈干
胸骨甲状肌
胸骨舌骨肌

臂丛
前斜角肌
锁骨下静脉
锁骨下动脉
第一肋
胸廓内动脉
右淋巴导管
锁骨下袢
迷走神经

图 5-9　舌骨上、下区深部和颈根部

（1）**下颌下腺** submandibular gland：紧贴下颌骨体的内面，被封套筋膜形成的腺鞘所包裹。下颌下腺的深部绕下颌舌骨肌后缘伸入舌下间隙，下颌下腺管由此向前开口于舌下阜。

（2）**面动脉** facial artery：沿下颌下腺深面的浅沟行走，绕下颌骨下缘至面部。面静脉经下颌下腺的浅面行向后下，舌下神经行于下颌下腺下部深侧。下颌下腺周围有 4 ~ 6 个**下颌下淋巴结**，收纳眼、鼻、唇、牙及口底的淋巴，输出淋巴管注入颈外侧上、下深淋巴结。

（二）舌骨下区

舌骨下区被肩胛舌骨肌上腹分为颈动脉三角和肌三角（图 5-1）。

1. 颈动脉三角　位于二腹肌后腹、肩胛舌骨肌上腹和胸锁乳突肌上份前缘之间。浅表为皮肤、浅筋膜和封套筋膜所覆盖，深面以椎前筋膜和颈深肌为界，内侧界为咽侧壁及其筋膜。该三角内容纳颈总动脉及其分支、颈内静脉及其属支、副神经、舌下神经及颈袢上根、迷走神经及其分支，以及颈外侧上深淋巴结等（图 5-8、5-9）。

（1）**颈总动脉** common carotid artery：其末段位于颈内静脉的内侧。平甲状软骨上缘颈总动脉分为颈内动脉和颈外动脉。颈总动脉末端和颈内动脉始部膨大，形成**颈动脉窦** carotid sinus，窦壁内有压力感受器。在颈总动脉分叉处的后方有**颈动脉小球** carotid glomus，是化学感受器。

（2）**颈外动脉** external carotid artery：起自颈总动脉，垂直上行，由颈内动脉前内侧渐转至其前外侧，向前依次发出**甲状腺上动脉**、**舌动脉**和**面动脉**，向后上发出**枕动脉**。

由下颌角与乳突尖连线中点，右侧画线至胸锁关节，左侧画线至胸锁关节稍外侧，此连线代表颈总动脉及颈外动脉体表投影，它们的分界平甲状软骨上缘。

（3）**颈内动脉** internal carotid artery：经二腹肌后腹深面上行，在颈部无分支。

（4）**颈内静脉** internal jugular vein：位于颈总-颈内动脉的前外侧，向下被胸锁乳突肌所掩盖。其属支从上向下依次有**面静脉**，**舌静脉**，**甲状腺上**、**中静脉**，越过颈动脉浅面向外侧汇入颈内静脉。

（5）**舌下神经** hypoglossal nerve：经二腹肌后腹深侧入颈动脉三角，勾绕枕动脉起始部弯向前下，越过颈内、外动脉的浅面，发出颈袢上根。此根沿颈总动脉浅面下降，参与**颈袢**构成。然后，舌下神经行向前上方，经二腹肌后腹的深侧入下颌下三角。

（6）**副神经** accessory nerve：经二腹肌后腹深侧进入颈动脉三角的后上角，穿颈内动脉、静脉之间斜向后外侧，在胸锁乳突肌前缘上 1/4 与下 3/4 交点（或乳突尖下约 3.5 cm）处穿入并支配该肌。

（7）**迷走神经** vagus nerve：位于颈动脉鞘内，在颈内-颈总动脉与颈内静脉之间的后方下降，发出喉上神经和颈心支。**喉上神经**经颈内、外动脉的内侧下行，分为**内支**与**外支**。内支向前下穿甲状舌骨膜入喉，司声门裂以上喉黏膜的感觉；外支伴甲状腺上动脉，行向前下，支配环甲肌。**颈心支**沿颈总动脉表面降入胸腔，加入构成心丛。

（8）二腹肌后腹附近的结构：二腹肌后腹是颈动脉三角与下颌下三角的分界，也是颌面与颈部手术的重要标志。①浅面有 3 个纵行结构即耳大神经、下颌后静脉与面神经颈支（图5-4）；②深侧有 7 个纵行结构即颈外动脉、颈内动脉、颈内静脉、舌下神经、副神经、迷走神经与颈交感干（后者多行于椎前筋膜与颈深肌间）；③肌的下缘有枕动脉行向后上，舌下神经弯行向前；④上缘处有茎突舌骨肌、耳后动脉、面神经和舌咽神经。

2. 肌三角（肩胛舌骨肌气管三角） 肌三角由颈前正中线、肩胛舌骨肌上腹和胸锁乳突肌前缘围成，浅表覆有皮肤、浅筋膜、封套筋膜和舌骨下肌群，深界为椎前筋膜和颈深肌。该三角内有甲状腺、甲状旁腺、喉、咽和气管与食管的颈段（图 5-7 ~ 5-9）。

（1）**甲状腺** thyroid gland

1）形态和被膜：甲状腺有左、右（侧）叶，其间以甲状腺峡相连而呈"H"形，约60%的人有锥状叶自峡或侧叶上延（图 5-10）。甲状腺表面紧裹固有的**纤维囊（真被膜）**，囊外有气管前筋膜包绕形成**甲状腺鞘（假被膜）**（图 5-5、5-6）。真、假被膜之间的囊鞘间隙为疏松结缔组织所充填，内有甲状旁腺、血管和神经。假被膜在甲状腺后内侧增厚形成**甲状腺悬韧带**，将甲状腺固定在喉和气管上，使之可随吞咽动作上下移动。

2）位置和毗邻：甲状腺侧叶位于喉与气管的前外侧，上端达甲状软骨中份，下端至第6气管软骨，甲状腺峡跨第2 ~ 4 气管软骨的前面。甲状腺前面为皮肤、浅筋膜、封套筋膜及舌骨下肌群被覆，侧叶的后内侧与喉和气管、咽和食管以及喉返神经相邻，后外侧与颈动脉鞘及其内结构以及颈交感干相邻。

3）甲状腺的动脉：①**甲状腺上动脉** superior thyroid artery：发自颈外动脉，行向前下方，经颈总动脉与喉之间达甲状腺侧叶上极，分前、后支进入甲状腺，分布其上 2/3 部。有同名

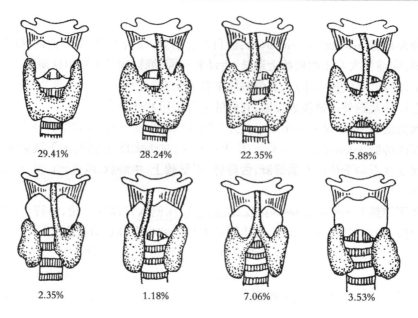

29.41%　　　28.24%　　　22.35%　　　5.88%

2.35%　　　1.18%　　　7.06%　　　3.53%

图 5-10　甲状腺的形态类型

静脉及喉上神经外支伴行。②**甲状腺下动脉** inferior thyroid artery：为锁骨下动脉的甲状颈干的分支，沿前斜角肌内侧缘上行到第 6 颈椎水平，再弓形弯向内下，经颈动脉鞘深面至甲状腺侧叶后面，分为数支入甲状腺，供应其下 1/3 部。该动脉在甲状腺侧叶下极的后方与喉返神经相交叉。③**甲状腺最下动脉**：出现率约为 11%，可起自头臂干、主动脉弓、右颈总动脉、锁骨下动脉或胸廓内动脉等，沿气管前方上行达甲状腺峡。（图 5-9、5-11 ~ 5-14）。

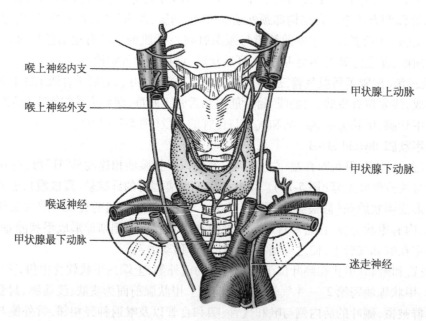

喉上神经内支　　　　　　　　　　　　　　甲状腺上动脉

喉上神经外支　　　　　　　　　　　　　　甲状腺下动脉

喉返神经

甲状腺最下动脉

迷走神经

图 5-11　甲状腺的动脉和喉的神经(前面)

4）甲状腺的静脉：甲状腺表面的静脉吻合成网，然后汇合成甲状腺上、中、下静脉。

①**甲状腺上静脉**,自侧叶上极发出,伴同名动脉注入颈内静脉;②**甲状腺中静脉**,从侧叶外侧缘发出,越过颈总动脉浅面注入颈内静脉;③**甲状腺下静脉**,从侧叶下极发出。有时可见甲状腺最下静脉,自甲状腺峡下行。甲状腺下、最下静脉在气管前方吻合成**甲状腺奇静脉丛**,向下汇入头臂静脉(图5-14)。

5)喉的神经及其与甲状腺血管的关系:①**喉上神经**,分内、外两支,内支穿甲状舌骨膜入喉,司声门裂以上喉黏膜的感觉;外支伴甲状腺上动脉下行,在距侧叶上极1 cm处与动脉分开,行向内侧,支配环甲肌。②**喉返神经**,左侧者勾绕主动脉弓,右侧者勾绕右锁骨下动脉,然后在气管与食管之间的沟内上行,在侧叶下极后方与甲状腺下动脉相交叉,此后在甲状腺侧叶深面经环甲关节的后方进入喉内,支配环甲肌之外诸喉肌并接受声门裂以下的喉黏膜的感觉。甲状软骨下角可作为寻找喉返神经的标志。甲状腺次全切除手术时应远离甲状腺下极结扎甲状腺下动脉,以免误伤喉返神经,引起声音嘶哑等(图5-9、5-11~5-14)。

(2)**甲状旁腺** parathyroid gland:为黄豆瓣大小棕黄色扁卵圆形小体,常有上、下两对。**上甲状旁腺**,一般位于甲状腺侧叶后缘中份;**下甲状旁腺**,位置变化较大,一般在侧叶下1/3后方。甲状旁腺位于甲状腺真、假被膜之间,偶可埋在甲状腺实质内。做甲状腺大部切除术时,应注意保留甲状腺侧叶后内侧份,避免误将甲状旁腺切除(图5-13)。

(3)**气管颈部**:平第6颈椎下缘接续环状软骨,至胸骨柄上缘平面移行于气管胸部,长约6.5 cm,有6~8个气管软骨组成。气管颈部前面覆有皮肤、浅筋膜、颈静脉弓、封套筋膜、舌骨下肌群和气管前筋膜。在第2~4气管软骨前方有甲状腺峡,峡下有甲状腺下静脉、甲状腺奇静脉丛和偶见的甲状腺最下动脉。气管颈部后方邻食管,侧方与甲状腺侧叶相

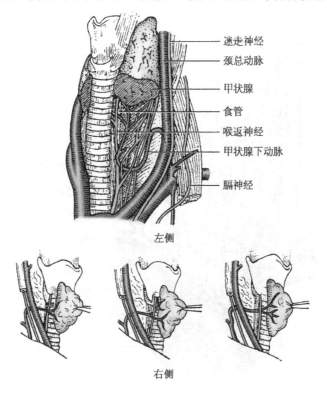

左侧

右侧

图5-12　甲状腺下动脉和喉返神经的关系

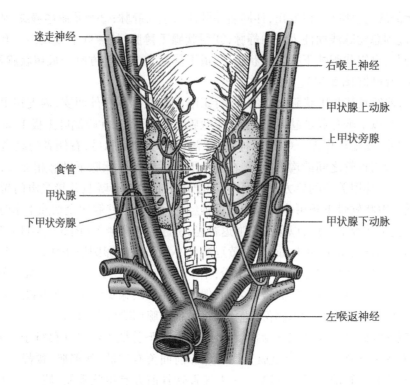

迷走神经

右喉上神经

甲状腺上动脉

上甲状旁腺

食管

甲状腺

下甲状旁腺

甲状腺下动脉

左喉返神经

图 5-13　甲状腺的动脉和喉的神经(后面)

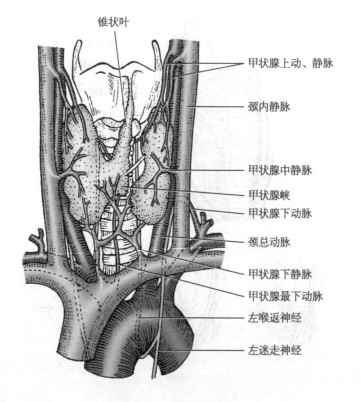

锥状叶

甲状腺上动、静脉

颈内静脉

甲状腺中静脉

甲状腺峡

甲状腺下动脉

颈总动脉

甲状腺下静脉

甲状腺最下动脉

左喉返神经

左迷走神经

图 5-14　甲状腺的静脉

贴,在气管与食管之间的沟内有喉返神经,气管后外侧还邻接颈动脉鞘和交感干颈部等。气管颈部可随头颈姿势的变动而移位,施行气管切开术时,应严格保持头位正中,并尽量后仰使气管接近体表,以利手术的进行。

(4) **食管颈部**:上端平环状软骨接续咽,下端在胸骨颈静脉切迹平面延为食管胸部,前方邻气管,其间沟内有喉返神经走行;后方为椎前筋膜、椎前肌和脊柱;后外侧邻交感干颈部;两侧为甲状腺侧叶、颈动脉鞘及其内容物。

(5) **颈前深淋巴结**:位于颈部脏器的周围,包括**喉前淋巴结**、**气管前淋巴结**、**气管旁淋巴结**、**甲状腺淋巴结**等,其输出淋巴管都注入颈外侧深淋巴结。

五、胸锁乳突肌区

胸锁乳突肌区为胸锁乳突肌及其浅、深侧的结构所占据的部位。浅层结构已前述。深部结构有颈丛和颈袢、交感干颈部、颈动脉鞘和颈外侧深淋巴结等(图5-8、5-9)。

1. 颈丛与颈袢 **颈丛**由第1~4颈神经前支组成,位于胸锁乳突肌与中斜角肌、肩胛提肌之间。其皮支见前述,肌支支配颈部深肌等,其中重要的膈神经详见颈根部。

第1颈神经前支有纤维加入舌下神经,随之于颈动脉三角又离开舌下神经形成颈袢上根,沿颈总动脉浅面下行;第2~3颈神经前支有纤维沿颈内静脉浅面下行,构成颈袢下根。两根在肩胛舌骨肌中间腱上方、颈动脉鞘浅面合成颈袢。颈袢的分支支配肩胛舌骨肌、胸骨舌骨肌和胸骨甲状肌。

2. 颈动脉鞘及其内容 **颈动脉鞘**上起颅底,下续纵隔,鞘内偏内侧有颈总-颈内动脉,偏外侧有颈内静脉,两者之间后方有迷走神经。颈动脉鞘的浅面有胸锁乳突肌、舌骨下肌群、颈袢、颈外侧深淋巴结及甲状腺上、中静脉;颈动脉鞘的后方有甲状腺下动脉横过(左侧还有胸导管末段弓形向外侧注入左静脉角),并隔椎前筋膜与交感干、椎前肌及颈椎横突等相邻;鞘内侧有喉、气管、咽、食管、喉返神经和甲状腺侧叶等。

3. 交感干颈部 由颈上、中、下神经节及其节间支组成,位于脊柱两侧,大多被椎前筋膜覆盖。**颈上神经节**最大,长约3 cm,呈梭形,位于第2、3颈椎横突前方。**颈中神经节**较小,不恒定,位于颈动脉结节平面。**颈下神经节**往往与第1胸神经节融合成**颈胸神经节**(又称**星状神经节**),长1.5~2.5 cm,位于第1肋颈前方、椎动脉起始部的后下方。3个神经节分别发出颈上、中、下心神经,向下入胸腔,加入构成心丛。

4. 颈外侧深淋巴结 大多沿颈内静脉全长的周围排列,上自颅底,下达颈根(图5-15)。颈外侧深淋巴结以肩胛舌骨肌为界分为上、下两组。

(1) **颈外侧上深淋巴结**:位于颈内静脉上段附近,大多在胸锁乳突肌深面,有的向前、后越出肌界。此群淋巴结接受颈浅、腮腺、下颌下和颏下等淋巴结的输出淋巴管,还收纳颈部脏器、甲状腺及舌的淋巴。其输出淋巴管注入颈外侧下深淋巴结或颈干。颈外侧上深淋巴结中,位于二腹肌后腹与颈内静脉交叉处的淋巴结称**颈内静脉二腹肌淋巴结**或称**角淋巴结**,收纳鼻咽、腭、扁桃体和舌根的淋巴,是鼻咽癌、舌根癌转移最先累及的淋巴结。位于颈内静脉与肩胛舌骨肌中间腱交叉处上方的淋巴结,是舌尖癌转移常累及的淋巴结。另外,沿副神经排列的淋巴结也属于颈外侧上深淋巴结(详见后述)。

(2) **颈外侧下深淋巴结**:是位于颈根部、颈内静脉下段周围的淋巴结,后述的锁骨上淋巴结也属此群。颈外侧下深淋巴结收纳颈外侧上深淋巴结引流来的淋巴,也可直接收纳颈上部各淋巴结群引流来的淋巴以及耳、鼻、咽、喉、口腔器官和甲状腺等处的淋巴。其最下端的淋巴结输出淋巴管管径变粗,合成**颈干**,注入右淋巴导管或胸导管,或可直接注入静脉角(图 5-15)。

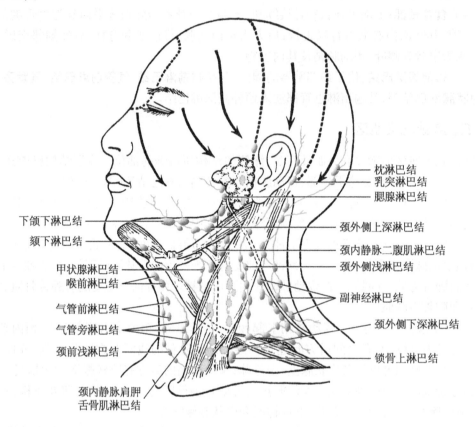

枕淋巴结
乳突淋巴结
腮腺淋巴结
颈外侧上深淋巴结
颈内静脉二腹肌淋巴结
颈外侧浅淋巴结
副神经淋巴结
颈外侧下深淋巴结
锁骨上淋巴结

下颌下淋巴结
颏下淋巴结
甲状腺淋巴结
喉前淋巴结
气管前淋巴结
气管旁淋巴结
颈前浅淋巴结
颈内静脉肩胛
舌骨肌淋巴结

图 5-15　头颈部的淋巴结

六、颈外侧区

颈外侧区又被肩胛舌骨肌下腹分为上方的枕三角和下方的锁骨上三角。

(一)枕三角

枕三角又名**肩胛舌骨肌斜方肌三角**,位于胸锁乳突肌后缘、斜方肌前缘和肩胛舌骨肌下腹之间(图 5-1)。三角浅表覆以皮肤、浅筋膜和封套筋膜,深界为椎前筋膜及其覆盖下的诸肌。三角内有副神经、颈丛及臂丛的分支,以及沿副神经排列的淋巴结(图 5-4、5-16)。

1. **副神经**　从胸锁乳突肌后缘穿出至枕三角,斜向外下,最后在锁骨上方 5cm 处入斜方肌深面,支配该肌(图 5-4)。副神经的体表投影为:自乳突尖与下颌角连线的中点,经胸锁乳突肌后缘上、中 1/3 交点,至斜方肌前缘中、下 1/3 交点的连线。

2. 颈、臂丛的分支　颈丛皮支在胸锁乳突肌后缘中点处(即**神经点**)浅出,呈放射状分布。在枕三角内还可见到颈丛肌支支配肩胛提肌等,以及臂丛至菱形肌的**肩胛背神经**(图 5-9)。它们位于副神经与臂丛上缘之间,但居椎前筋膜深面,可与副神经区别。

3. **副神经淋巴结**　副神经全长有淋巴结沿列(图 5-15),为颈外侧上深淋巴结的一部

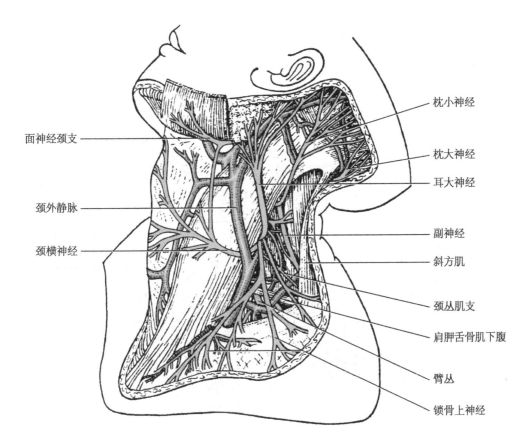

面神经颈支

颈外静脉

颈横神经

枕小神经

枕大神经

耳大神经

副神经

斜方肌

颈丛肌支

肩胛舌骨肌下腹

臂丛

锁骨上神经

图 5-16 枕三角的内容

分,收纳枕、耳后及肩胛上淋巴结引流的淋巴,其输出淋巴管注入颈外侧下深淋巴结。在副神经内下方的淋巴结,位置浅表,易于触及。

（二）锁骨上三角

锁骨上三角又名**肩胛舌骨肌锁骨三角**或**锁骨上大窝**,由胸锁乳突肌后缘、肩胛舌骨肌下腹和锁骨中 1/3 围成(图 5-1)。三角浅表覆以皮肤、浅筋膜和封套筋膜,浅筋膜中含有颈阔肌、锁骨上神经和颈外静脉末段(图 5-3、5-4);三角深部为椎前筋膜及其覆盖的颈深肌、臂丛的根、干和锁骨下动脉;三角内还有锁骨下静脉和锁骨上淋巴结(图 5-9)。

1. **锁骨下动脉** subclavian artery 经斜角肌间隙向外侧通过锁骨上三角区,走向腋窝。在锁骨上三角内的是其第 3 段,下方为第 1 肋上面,前方有锁骨下静脉,后上方有臂丛诸干。起自甲状颈干的**颈横动脉**和**肩胛上动脉**经前斜角肌前方到锁骨上三角区,然后分布至斜方肌和肩胛区。

2. **锁骨下静脉** subclavian vein 是腋静脉的续行段,始于第 1 肋外缘,沿锁骨后方、锁骨下动脉第 3 段前方和第 1 肋上面走向内侧,经过前斜角肌与锁骨之间,沿胸膜顶前上方,达前斜角肌内侧与颈内静脉合成头臂静脉。两者交会处称为**静脉角**,位于胸锁乳突肌胸骨头与锁骨上缘交角处的深部(图 5-17)。胸导管与右淋巴导管分别注入左、右静脉角。

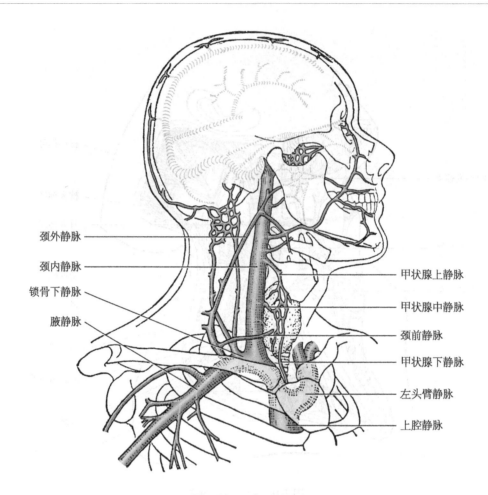

颈外静脉

颈内静脉

锁骨下静脉

腋静脉

甲状腺上静脉

甲状腺中静脉

颈前静脉

甲状腺下静脉

左头臂静脉

上腔静脉

图 5-17 *颈部的静脉*

3. **臂丛** brachial plexus　由第 5 ~ 8 颈神经和第 1 胸神经前支构成臂丛的 5 个根,位于前、中斜角肌之间。各根出斜角肌间隙进入锁骨上三角,于锁骨下动脉后上方合成 3 干,颈 5、6 的根合成**上干**,颈 7 单独成**中干**,颈 8 和胸 1 合成**下干**。3 干在锁骨后方各分出**前股**和**后股**。各股通过锁骨后进入腋窝合成 3 束。根、干、股组成臂丛锁骨上部。臂丛中、上干的投影为胸锁乳突肌后缘中、下 1/3 交点至锁骨中、外 1/3 交点稍内侧的连线。锁骨中点上方 2.5 cm 处为锁骨上臂丛神经阻滞麻醉注药处。

臂丛在锁骨上三角的分支有:①**肩胛上神经**,至肩胛骨背侧,支配冈上、下肌;②**锁骨下肌神经**;③**胸长神经**,于臂丛根部后方下行至前锯肌。臂丛与锁骨下动脉本干均由椎前筋膜包盖,此筋膜向下续为腋鞘。

4. **锁骨上淋巴结**　属于颈外侧下深淋巴结,沿颈横血管排列,数目变化较大。其中在左侧前斜角肌前靠近左静脉角处的淋巴结,又名 **Virchow 淋巴结**,是胃及食管下部癌转移时最先累及的淋巴结,其肿大时在锁骨上缘与胸锁乳突肌后缘交角处可触及。

七、颈根部

颈根部是颈部与胸腔和腋窝的移行部,主要由进出胸廓上口的多种结构构成(图 5-9、

5-18)。胸廓上口前为胸骨柄,后为第1胸椎体,两侧为第1肋。颈根部的结构配布,在中线
上主要有气管和食管等(已见颈前区)。左、右每侧的中心标志是前斜角肌。此肌的前内
侧、胸锁乳突肌下份及舌骨下肌群的深侧是颈胸间纵行的血管与神经(颈内-头臂静脉、颈总
动脉及头臂干、迷走神经、交感干、膈神经等)以及胸膜顶等结构。此区的深部有椎动脉三
角,其中有椎动脉起始段。在前斜角肌的前、后及外侧是胸、颈与上肢间横行的血管与神经
(锁骨下动、静脉及其分支、属支以及臂丛神经等)。

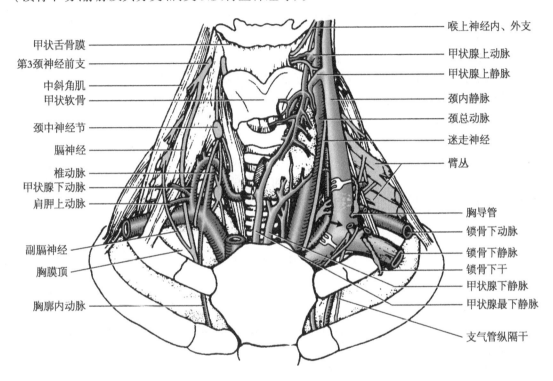

左侧标注(自上而下):
甲状舌骨膜
第3颈神经前支
中斜角肌
甲状软骨
颈中神经节
膈神经
椎动脉
甲状腺下动脉
肩胛上动脉
副膈神经
胸膜顶
胸廓内动脉

右侧标注(自上而下):
喉上神经内、外支
甲状腺上动脉
甲状腺上静脉
颈内静脉
颈总动脉
迷走神经
臂丛
胸导管
锁骨下动脉
锁骨下静脉
锁骨下干
甲状腺下静脉
甲状腺最下静脉
支气管纵隔干

图 5-18　颈根部(左颈内静脉被拉开)

1.　**前斜角肌**　起自第 3 ~ 6 颈椎横突,向下并稍向前外侧止于第 1 肋上面的前斜角肌
结节,可使颈前屈或侧屈,亦可提肋助吸气。前斜角肌与其后方的中斜角肌及其下方的第 1
肋之间夹成**斜角肌间隙**,臂丛神经根和锁骨下动脉通行此间隙。

2.　**椎动脉三角**　外侧界为前斜角肌,内侧界为颈长肌,下界(底)是锁骨下动脉第 1 段,
尖为第 6 颈椎横突前(颈动脉)结节。三角的后界有第 7 颈椎横突、第 8 颈神经前支、第 1 肋
颈及胸膜顶;前方有颈动脉鞘、膈神经及胸导管弓(左侧)。椎动脉三角的内容主要有:①**椎
动脉**,升入第 6 颈椎横突孔;②**椎静脉**,与椎动脉伴行,向下汇入头臂静脉;③**甲状腺下动脉**,
沿前斜角肌内侧缘上行;④**交感干**和**颈胸神经节**,位于椎动脉起始部的后方(图5-18)。

3.　**胸膜顶** cupula of pleura　覆盖肺尖,突入颈根部,上达第 1 肋颈高度,前面在第 1 肋
前端高度上方,高出锁骨内侧 1/3 上缘 2 ~ 3 cm。前方邻接锁骨下动、静脉,迷走神经及膈
神经;后方贴靠第 1、2 肋,交感干和颈胸神经节;内侧邻接气管、食管,左侧尚有胸导管和喉
返神经;外侧邻接前斜角肌、锁骨下动脉及其后方的臂丛下干;上方通过胸内筋膜形成的**胸
膜上膜**连于第 7 颈椎横突和第 1 胸椎体,起悬吊作用,上方并有椎动脉始段跨过。

4.　**锁骨下动脉** subclavian artery(图5-18)　左侧起自主动脉弓,右侧是头臂干的分支。

它被前斜角肌分为3段:第1段经胸膜顶前上方,第2段在前斜角肌之后,第3段位于第1肋上面,在第1肋外缘续为腋动脉。其主要分支有:①**椎动脉**,发自第1段,沿椎动脉三角内侧界上行,向上经6个颈椎横突孔及枕骨大孔入颅,分布于脑、脊髓和内耳。②**甲状颈干**,为第1段向上发出的粗短干,立即分为3支。甲状腺下动脉已如前述,肩胛上动脉和颈横动脉经膈神经与前斜角肌的前方,入锁骨上三角,分别至肩胛区和斜方肌深面。③**胸廓内动脉**,起于锁骨下动脉第1段下壁,常与甲状颈干起点相对,向下经锁骨下静脉之后进入胸腔。④**肋颈干**,为一短干,发自第2段后壁,向后跨胸膜顶并发出分支分布于第1、2肋间隙后部组织与项深肌。

5. **锁骨下静脉**　见前述的锁骨上三角。

6. **胸导管** thoracic duct　自后纵隔升至左侧颈根部,先沿食管颈部左侧上行,平第7颈椎高度形成胸导管弓,向左侧经颈动脉鞘的后方呈弓形跨过左侧胸膜顶、椎动脉、甲状颈干、膈神经和前斜角肌等结构,转至前面,向下经左锁骨下动脉前方注入左静脉角(图5-18)。

7. **膈神经** phrenic nerve　是颈丛的重要分支,由第3～5颈神经前支发出,在椎前筋膜覆盖下沿前斜角肌前面向内下方斜行。膈神经前方邻接胸锁乳突肌、肩胛舌骨肌中间腱、颈内静脉、颈横动脉和肩胛上动脉等,左侧前方邻接胸导管弓。在颈根部,膈神经位于迷走神经外侧,穿锁骨下动、静脉之间进入胸腔(图5-9)。

［附一］解 剖 操 作

(一)摸认体表标志

摸认下颌底、下颌角、乳突、舌骨、甲状软骨与喉结、环状软骨、颈静脉切迹、锁骨和肩峰。

(二)解剖皮肤和浅筋膜层

1.尸位　仰卧,头垂台端,面部转向对侧。

2.皮肤切口　自颏部沿中线切至胸骨柄上缘,沿下颌骨下缘切至乳突,沿胸骨柄上缘、锁骨切至肩峰。注意切口不宜过深。

3.解剖颈阔肌　将皮肤翻向后外方至斜方肌前缘,深度以显露颈阔肌为准,认清该肌后将其沿锁骨切断,向上翻至下颌骨下缘,观察面神经颈支于下颌角稍下方进入此肌深面,注意勿伤及颈部浅静脉和皮神经。

4.剖查浅静脉　修出颈外静脉和颈前静脉至深筋膜处,沿颈外静脉可见颈外侧浅淋巴结。

5.剖查颈丛皮支　自胸锁乳突肌后缘中点向四周清理颈丛皮支。较粗的耳大神经沿胸锁乳突肌表面向上至耳廓附近,枕小神经沿该肌后缘向后上至枕部,颈横神经横过该肌至颈前区,锁骨上神经分为3支,分散向下行。

(三)解剖舌骨上区

1.查看肌间三角　游离颈浅层的静脉和神经,切开深筋膜,剖清胸锁乳突肌和二腹肌前、后腹的边界,辨认颏下三角和下颌下三角。观察颏下三角的颏下淋巴结。

2.解剖下颌下三角　分清下颌下腺、下颌下淋巴结,并在下颌下腺表面及腺与下颌骨之间找出面动、静脉。清理上述结构,将下颌下腺翻向上并修清二腹肌、茎突舌骨肌,将二腹肌前腹在下颌骨上的附着点切断,翻向外下方,暴露并清理下颌舌骨肌。舌下神经在二腹肌中间腱上方向前由下颌舌骨肌后缘潜行至肌的深侧。

（四）解剖舌骨下区和胸锁乳突肌

1. 查看肌三角和颈动脉三角　先在胸骨柄上方横切深筋膜,在胸骨上间隙内找出连结左、右颈前静脉的颈静脉弓。然后将舌骨下区深筋膜浅层稍作清理,显露肌三角与颈动脉三角。

2. 解剖胸锁乳突肌　在起点处切断该肌,翻向止点。注意副神经在该肌上部深面入肌,于肌后缘中、上 1/3 交点穿出,向后下进入枕三角,暂勿追查。

3. 解剖舌骨下肌群和颈袢　修洁舌骨下肌,于肌的外侧缘寻认颈袢至舌骨下肌群的分支,追踪至贴邻颈动脉鞘前壁的颈袢。切断胸骨舌骨肌、胸骨甲状肌的起端,向上掀起,暴露甲状腺与颈部脏器。

4. 剖查甲状腺及甲状旁腺　①观察甲状腺侧叶和峡的形态、位置。②在甲状腺侧叶的上极找出甲状腺上动脉和喉上神经外支,修去伴行静脉。向上追踪找出甲状腺上动脉的喉上动脉和喉上神经的内支,它们同穿甲状舌骨膜入喉。③在侧叶下极附近找出甲状腺下动脉(从颈总动脉后方向内侧入甲状腺)。把甲状腺侧叶翻向内侧,在气管、食管之间的沟内找出喉返神经,清理并观察喉返神经的行走及其与甲状腺下动脉的交叉关系。④从侧叶前面切开甲状腺鞘,查看甲状腺囊和囊鞘间隙。试从侧叶后面囊鞘间隙的结缔组织内找出上、下甲状旁腺,该腺有时可埋在甲状腺实质内。

（五）解剖胸锁乳突肌深侧结构

1. 解剖颈动脉鞘　①查认颈动脉鞘附近的颈外侧深淋巴结,然后摘除。②纵行切开颈动脉鞘,暴露和修洁颈内静脉、颈总动脉、颈内动脉、颈外动脉,观察其排列关系。观察颈总-颈内动脉移动处膨大成为颈动脉窦,试在动脉分叉处的后面寻找颈动脉小球。③颈外动脉平甲状软骨上缘向前发出甲状腺上动脉,平舌骨大角发出舌动脉和面动脉,追踪它们的行程。④分开颈总动脉和颈内静脉,在其间的后方找出迷走神经及其分支喉上神经。保护血管与神经,修除颈动脉鞘。

2. 解剖交感干颈部　将颈动脉鞘内容一起向外侧牵拉,于椎体两侧、椎前筋膜深侧剖出交感干颈部并向上追寻颈上神经节,平环状软骨水平试寻颈中神经节。

3. 解剖二腹肌后腹周围的结构　在二腹肌后腹处,颈内动、静脉之间找出舌下神经,它从肌的深面转至肌的下缘弯行向前,在此寻认颈袢上根。查认二腹肌后腹深面的 7 个纵行结构(最好列出这些结构)。面部尚未解剖,不可向上深追。

（六）解剖颈外侧区

1. 查看枕三角与锁骨上三角　辨认它们的境界。

2. 解剖枕三角　清除淋巴结,观察副神经,它斜向后下,穿入斜方肌。将颈内静脉和颈总动脉牵向内侧,清出前斜角肌和颈丛的根,可见膈神经斜跨前斜角肌前面下行。颈丛深侧有中斜角肌和肩胛提肌。

3. 解剖锁骨上三角　在前、中斜角肌之间清理出臂丛的根和锁骨下动脉。在锁骨后方剖出行向外侧的肩胛上动脉和神经,追踪至肩胛骨上缘。

（七）解剖颈根部

1. 敞开颈根部　离断胸锁关节，拉开锁骨。

2. 解剖颈根部纵行结构　清除颈外侧下深淋巴结，修洁颈内静脉、颈总动脉和迷走神经。右迷走神经越锁骨下动脉前方入胸腔，发出右喉返神经勾绕该动脉，沿气管、食管间沟返行向上。左迷走神经沿左锁骨下动脉与左颈总动脉之间下行入胸腔。在迷走神经外侧，前斜角肌止点内侧，追查膈神经经锁骨下动、静脉之间向下入胸腔。

3. 解剖颈根部横行结构

（1）剖查锁骨下静脉：修洁该静脉，其后方隔前斜角肌与锁骨下动脉相邻，追踪查看它与颈内静脉合成头臂静脉，并形成静脉角。

（2）剖查淋巴导管：在左侧，于颈总动脉和锁骨下动脉之间找出胸导管，追踪至注入静脉角处。在右侧静脉角处，试找出右淋巴导管。

（3）剖查锁骨下动脉：观察它的行程、分段和主要分支。于前斜角肌内侧清理出椎动脉（向上入颈椎横突孔）、甲状颈干（迅即分为 3 ~ 4 支至甲状腺和颈肌，查认胸廓内动脉向下入胸腔）。

4. 剖查胸膜顶　在锁骨下动脉后方，探查胸膜顶。在胸膜顶的后方寻认交感干的颈下神经节。

［附二］颈部主要横断面

（一）经甲状软骨和第 4、5 颈椎椎间盘横断面

断面后部切过第 4、5 颈椎椎间盘，前部中份为舌骨下肌群，其后甲状软骨板断面呈"八"字形，内侧为甲杓肌、杓状软骨和声襞，喉腔处于声门裂平面。喉腔后方为环状软骨板上端，再后为咽腔喉部，咽后间隙，椎前间隙，第 4、5 颈椎椎间盘，脊髓及其被膜。喉两侧有甲状腺侧叶、颈动脉鞘及其内含结构。在第 5 颈椎横突孔内有椎动、静脉。断面上可见 3 层颈深筋膜。浅层为封套筋膜，在颈前外侧部包绕胸锁乳突肌，在项部包绕斜方肌。中层为气管前筋膜，包绕颈部内脏器官并形成甲状腺鞘。中层向上附于颅底，向下延入纵隔，向两侧连接包绕颈总-颈内动脉、颈内静脉和迷走神经的颈动脉鞘。深层为椎前筋膜，覆于椎前肌、斜角肌和颈交感干前面，其后方与脊柱颈部之间为椎前间隙，前方与咽后壁间为咽后间隙（图 5-19）。

（二）经环状软骨和第 5 颈椎下部横断面

断面前部中份为舌骨下肌群，其后方有环状软骨及声门下腔，它们的侧方为环甲肌和甲状软骨下角，再外侧有甲状腺侧叶。喉后方依次有喉咽、咽后间隙、颈深肌和椎前间隙、第 5 颈椎和脊髓、项部诸肌。喉咽扁窄，向下连接食管。甲状腺侧叶位于喉与喉咽外侧、舌骨下肌群的深侧，其后外侧有颈动脉鞘及其内含结构，喉返神经则位于颈动脉鞘的后内侧。胸锁乳突肌后缘、斜方肌前缘与椎前筋膜及其深面的斜角肌等颈深肌之间为颈外侧区，内含疏松结缔组织、副神经等（图 5-20）。

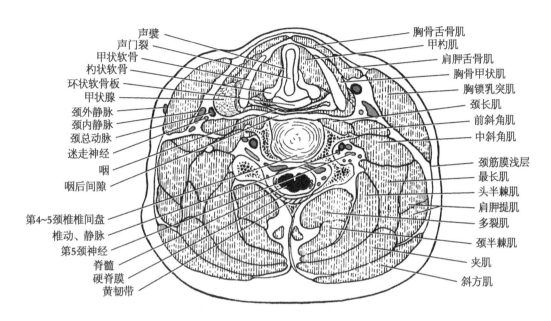

声襞
声门裂
甲状软骨
杓状软骨
环状软骨板
甲状腺
颈外静脉
颈内静脉
颈总动脉
迷走神经
咽
咽后间隙

第4~5颈椎椎间盘
椎动、静脉
第5颈神经
脊髓
硬脊膜
黄韧带

胸骨舌骨肌
甲杓肌
肩胛舌骨肌
胸骨甲状肌
胸锁乳突肌
颈长肌
前斜角肌
中斜角肌

颈筋膜浅层
最长肌
头半棘肌
肩胛提肌
多裂肌
颈半棘肌
夹肌
斜方肌

图 5-19　经甲状软骨和第 4、5 颈椎椎间盘横断面

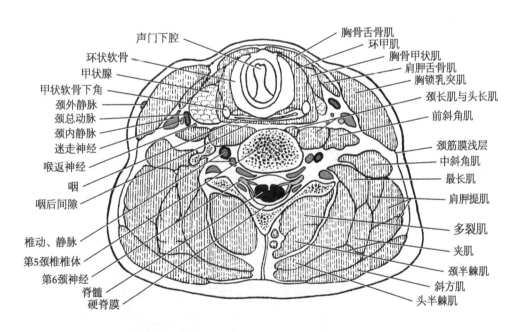

声门下腔
环状软骨
甲状腺
甲状软骨下角
颈外静脉
颈总动脉
颈内静脉
迷走神经
喉返神经
咽
咽后间隙

椎动、静脉
第5颈椎椎体
第6颈神经
脊髓
硬脊膜

胸骨舌骨肌
环甲肌
胸骨甲状肌
肩胛舌骨肌
胸锁乳突肌
颈长肌与头长肌
前斜角肌

颈筋膜浅层
中斜角肌
最长肌
肩胛提肌

多裂肌
夹肌
颈半棘肌
斜方肌
头半棘肌

图 5-20　经环状软骨和第 5 颈椎下部横断面

（凌树才　李　静）

第六章 头 部

概 述

（一）境界与分区

头部 head 借下颌底、下颌角、乳突尖、上项线和枕外隆凸的连线与颈部分界。经眶上缘、颧弓和外耳门上缘的连线可将头部分为后上方的颅部及前下方的面部。

（二）结构概况

头部以颅骨为基础，外覆皮肤、筋膜和肌肉；颅腔内容纳脑，面部有特殊的视器、位听器、口腔、鼻腔。头部的血液供应来自颈内、外动脉和椎动脉，神经主要是脑神经。

（三）体表标志

1. **眉弓** 是位于眶上缘上方的弓形隆起，其内侧份的深部有额窦。

2. **眶上切迹** 有时成孔，位于眶上缘的内、中 1/3 相交处，距正中线约 2.5 cm，眶上血管和神经在此通过。

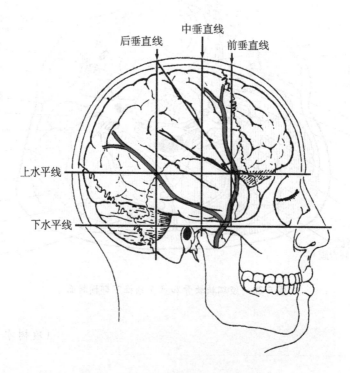

图 6-1 颅部的标志线和主要体表投影

3. **颧弓** 由颞骨的颧突和颧骨的颞突构成,其上缘相当于大脑颞叶前部的下缘。

4. **髁突** 位于颧弓下方,耳屏的前方。在张口、闭口运动时,可触及髁突移动。

5. **乳突** 是位于耳后的隆起,其后部内面有乙状窦沟,容纳乙状窦。

6. **枕外隆凸** 是枕后最突出的隆起,与枕骨内面的窦汇相对应。

7. **下颌角** 位于下颌底与下颌支后缘相交处。

（四）颅部的标志线

为了判定颅部深部结构的体表投影,可划分 6 条标志线(图 6-1):①下水平线,经过眶下缘与外耳门上缘。②上水平线,经过眶上缘,与下水平线平行。③矢状线,从鼻根沿颅顶正中线到枕外隆凸的弧线。④前垂直线,经过颧弓中点。⑤中垂直线,经髁突中点。⑥后垂直线,经过乳突基部后缘。这些垂直线向上延伸,与矢状线相交。

第一节 面 部

一、皮肤

面部皮肤薄而柔软,有弹性,富含毛囊、皮脂腺和汗腺,是皮脂腺囊肿和疖的好发部位。在皮肤表面有自然的皮纹,面部手术切口应尽可能与皮纹一致。

二、浅筋膜

面部浅筋膜由疏松结缔组织和脂肪组织构成,颊部脂肪形成**颊脂体**,睑部皮下浅筋膜疏松而少脂肪。面部浅筋膜内有表情肌分布,并有神经、血管及腮腺管等穿行(图 6-2)。

（一）面肌

面肌 facial muscles 又称表情肌,属于皮肌,多呈薄片状,起于颅骨或深筋膜,止于皮肤。收缩时牵动皮肤,使面部呈现各种表情。主要的面肌有**眼轮匝肌**和**口轮匝肌**。口轮匝肌围绕口裂,**颊肌**位于口角外侧深层,**提上唇肌**位于眶下缘与上唇之间,**颧肌**位于提上唇肌的外侧。

（二）动脉

1. **面动脉** facial artery 在颈动脉三角内发自颈外动脉,行向前上方穿下颌下三角,在咬肌止点前缘绕下颌底至面部,经口角和鼻翼外侧斜向内上,至内眦改称**内眦动脉**。面动脉的分支主要有上、**下唇动脉**和**鼻外侧支**,分布于相应区域。面动脉在咬肌前缘与下颌底的相交处位置浅表,面浅层出血时可在此处压迫止血。

2. **眶下动脉** 是上颌动脉的终支,穿眶下管出眶下孔,分布于下睑、上唇和外鼻。

3. **面横动脉** 是颞浅动脉始部的分支,由腮腺前缘穿出,在颧弓下前行。

4. **眶上动脉** 眼动脉的分支,经眶上孔(切迹)穿出,分布于额部。

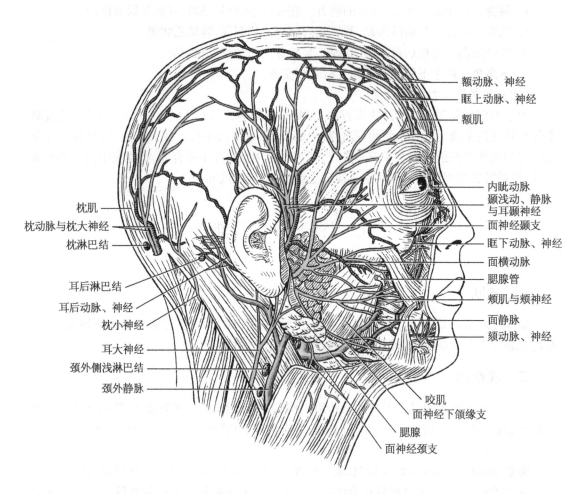

额动脉、神经

眶上动脉、神经

额肌

枕肌

枕动脉与枕大神经

枕淋巴结

内眦动脉

颞浅动、静脉
与耳颞神经

面神经颞支

眶下动脉、神经

面横动脉

腮腺管

颊肌与颊神经

面静脉

颏动脉、神经

耳后淋巴结

耳后动脉、神经

枕小神经

耳大神经

颈外侧浅淋巴结

颈外静脉

咬肌

面神经下颌缘支

腮腺

面神经颈支

图 6-2　面部浅层的血管与神经

（三）静脉

1. 面静脉 facial vein　起自内眦静脉,行于面动脉的后外侧,向下绕下颌底至颈部,与下颌后静脉的前支汇合,注入颈内静脉。面静脉通过内眦静脉连通眼静脉,通过面深静脉连通翼静脉丛,并间接与颅内的海绵窦相通。面静脉缺乏静脉瓣,在两侧口角到鼻根形成的三角区内感染时,可循上述途径蔓延至颅内,故此区有"危险三角"之称。

2. 眶下静脉　伴眶下动脉,向后注入翼静脉丛。

3. 面横静脉　伴面横动脉,注入颞浅静脉。

4. 眶上静脉　伴眶上动脉,注入眼静脉。

（四）浅淋巴结

面浅层淋巴管丰富,吻合成网,有时可见浅淋巴结,如颊肌表面的**颊肌淋巴结**、眶下孔附近的**颧淋巴结**、咬肌前缘的**下颌淋巴结**等,它们的输出淋巴管注入下颌下淋巴结。

（五）神经

分布于面浅层的感觉神经为三叉神经的分支（图6-3），支配表情肌的神经为面神经的分支（图6-2）。

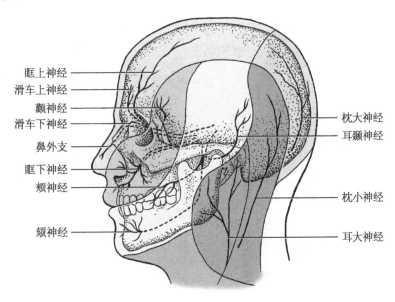

眶上神经
滑车上神经
颧神经
滑车下神经
鼻外支
眶下神经
颊神经
颏神经

枕大神经
耳颞神经

枕小神经

耳大神经

图6-3 头部皮神经的分布

1. **三叉神经** trigeminal nerve 的分支　①**眶上神经**，是额神经的终支，伴眶上血管经眶上孔（切迹）穿出，分布于额部皮肤。②**眶下神经**，是上颌神经的终支，伴眶下血管出眶下孔，分支至下睑、鼻翼及上唇的皮肤。③**颏神经**，是下牙槽神经的终支，穿颏孔，伴颏血管至下唇及颏部的皮肤。④**颊神经**，发自下颌神经，分布于颊部皮肤、黏膜。⑤**颧神经**，发自上颌神经，分布于颧部皮肤。

2. **面神经** facial nerve 的分支　面神经的表情肌支有**颞支**、**颧支**、**颊支**、**下颌缘支**和**颈支**，自腮腺上缘、前缘和下端穿出，分布于表情肌和颈阔肌。

（六）腮腺管

由腮腺前缘引出**腮腺管**，在颧弓下1横指处向前行于咬肌筋膜表面，至咬肌前缘转向内侧，穿颊肌开口于平对上颌第2磨牙颊黏膜上的腮腺管乳头。

（七）眶下间隙

眶下间隙位于眶的前下方、上颌体前面，前方覆有提上唇肌和颧肌等，间隙内有眶下血管和神经，并有面血管经过。

三、腮腺咬肌区

腮腺咬肌区即腮腺和咬肌所在的下颌支外侧和下颌后窝。其上界为颧弓与外耳道，下界为下颌底平面，前界为咬肌前缘，后界为乳突和胸锁乳突肌上部的前缘，深侧为下颌支以及茎突诸肌、颈内血管和后4对脑神经等，浅部为皮肤和浅筋膜所覆盖。此区在下颌支后缘以后的部分称为**下颌后窝**。腮腺咬肌区内主要有腮腺、咬肌、面神经、耳颞神经、颈外动脉及其分支、下颌后静脉及其属支等（图6-2、6-4、6-5）。

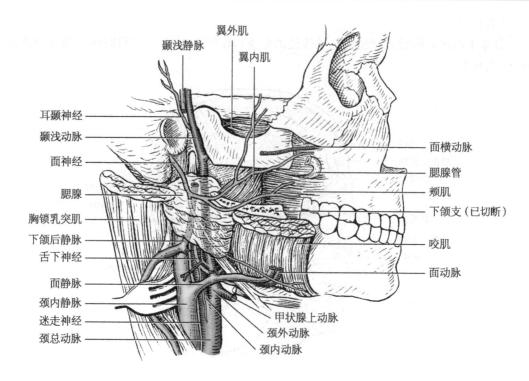

图 6-4　腮腺及穿经的血管与神经

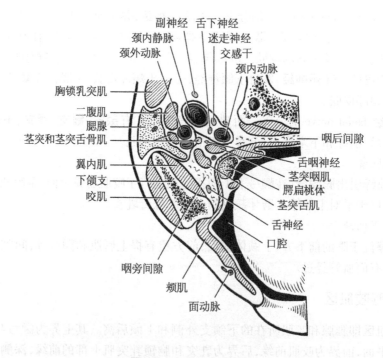

图 6-5　面侧区水平切面

（一）腮腺

腮腺 parotid gland　位于外耳道前下方,通常以下颌支后缘为界将腮腺分为浅、深两部。

腮腺浅部上缘接近颧弓,下端平下颌角,向前覆盖咬肌后份,向后达乳突,其浅面由皮肤和筋膜被覆。腮腺管自腮腺浅部前缘引出。腮腺深部占据下颌后窝和下颌支深侧。

（二）腮腺鞘和咬肌筋膜

颈深筋膜浅层上延至腮腺处,分为浅、深两层,包绕腮腺形成**腮腺鞘**。该鞘向前移行于咬肌筋膜,覆盖咬肌表面。腮腺鞘与腮腺结合紧密,并发出筋膜间隔伸入腺实质内,将腮腺分成许多小叶。化脓性腮腺炎常为多个小叶脓肿,切开排脓时应注意引流每一个脓腔。

（三）穿经腮腺及其毗邻的结构

1. 穿经腮腺的结构（图6-4） 在腮腺内有血管与神经纵横穿行。纵穿腮腺的结构有颈外动脉、颞浅动脉、颞浅静脉、下颌后静脉以及耳颞神经。**颈外动脉**由颈部进入下颌后窝,初居腮腺深侧,然后穿入腮腺,平下颌颈处分为**颞浅动脉**和**上颌动脉**。前者向上越颧弓根至颞区,后者前行至颞下窝。伴行的同名静脉在腮腺内汇成**下颌后静脉**,沿颈外动脉浅面下行,分为两支,前支汇合面静脉注入颈内静脉,后支与耳后静脉汇合为颈外静脉。**耳颞神经**自下颌颈内侧向后入腮腺,至颞下颌关节后方向上出腮腺,越过颧弓根,在颞浅血管后方上行,分布于耳前与颞区皮肤。横穿腮腺的结构有面神经和面横动、静脉。面神经出茎乳孔后,主干向前穿入腮腺,分支在腮腺深、浅部之间组成**腮腺丛**,最后发支穿出腮腺支配面肌。**面横动、静脉**是颞浅血管的分、属支。在腮腺内有**腮腺深淋巴结**。

2. 腮腺的毗邻结构（图6-2） ①在腮腺浅面有耳大神经末梢与**腮腺浅淋巴结**,后者位于腮腺鞘表面或鞘内。②穿出腮腺周缘的结构从腺上缘后端向前下依次可见耳颞神经,颞浅血管,面神经颞支、颧支,面横血管,腮腺管,面神经颊支、下颌缘支、颈支以及下颌后静脉。③在腮腺深侧的结构有颈内动、静脉,后4对脑神经,二腹肌后腹及茎突诸肌,这些结构共同形成"**腮腺床**"（图6-5）。

（四）咬肌与咬肌间隙

咬肌 masseter 起于颧弓,止于下颌骨的咬肌粗隆。咬肌的后上部为腮腺所掩盖,余部覆盖有咬肌筋膜。面横血管、腮腺管、面神经的颊支和下颌缘支向前横向越过咬肌表面。在咬肌深面与下颌支上部之间的狭隙称**咬肌间隙**,咬肌的血管与神经通过下颌切迹穿经此间隙入咬肌。咬肌间隙经下颌切迹与下颌支深侧的翼下颌间隙相交通。

四、下颌支深区

下颌支深区又称面侧深区,其范围与颞下窝大体相当,外侧界即下颌支,内侧界为翼突及咽侧壁,前界为上颌体后面,后界为腮腺和茎突诸肌,顶为蝶骨大翼和颞肌,底平下颌底。区内有翼内、外肌,翼静脉丛,上颌动脉和下颌神经等。

（一）翼内肌和翼外肌

1. 翼内肌 medial pterygoid 起自翼窝,止于下颌支的翼肌粗隆,作用为上提下颌骨。一侧收缩时,牵引下颌向对侧运动。

2. 翼外肌 lateral pterygoid 起自蝶骨大翼下面和翼突外侧板,止于下颌颈和下颌关节囊,司前引下颌骨及张口。

（二）翼静脉丛

翼静脉丛 pterygoid plexus（图6-6）是位于翼外肌周围的静脉丛,收纳与上颌动脉分支相伴的静脉,最后汇合为**上颌静脉**。翼静脉丛通过卵圆孔静脉丛及破裂孔的导静脉与海绵窦

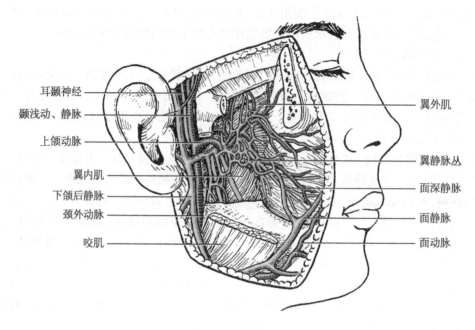

图 6-6　翼静脉丛

相交通,通过**面深静脉**与面静脉相交通。

（三）上颌动脉

上颌动脉 maxillary artery（图 6-7）在平下颌颈处发自颈外动脉,行向前内侧,经翼外肌的浅面或深面,穿经翼外肌两头之间进入翼腭窝。按其行程分为以下 3 段。

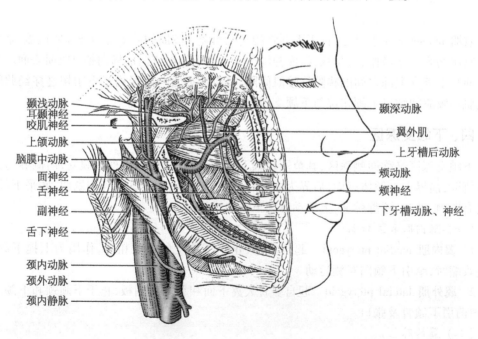

图 6-7　面侧深区的血管与神经

（1）第1段：行于下颌颈内侧，主要分支有：①**下牙槽动脉**，经下颌孔入下颌管，分支至下颌牙与牙龈，终支出颏孔至颏部。②**脑膜中动脉**，向上至翼外肌深侧，经耳颞神经两根之间，穿棘孔入颅中窝，分布于硬脑膜（图6-7、6-8）。

（2）第2段：位于翼外肌的浅面或深面。主要分支有：①**咀嚼肌支**，若干支，营养各咀嚼肌。②**颊动脉**，至颊肌和颊黏膜。

（3）第3段：经翼外肌两头间进入翼腭窝，主要分支有：①**上牙槽后动脉**，向前穿入上颌体，分布于上颌磨牙及其牙龈和上颌窦黏膜。②**眶下动脉**，为上颌动脉的终支，穿眶下裂入眶，经眶下沟、眶下管，出眶下孔至面部。途中分支至上颌前、中部牙及牙龈。

（四）下颌神经及其分支

下颌神经 mandibular nerve（图6-8）经卵圆孔出颅，至翼外肌深侧，立即分为数支：①**脑膜支**，随脑膜中动脉分布到硬脑膜。②**肌支**，支配咀嚼肌。③**颊神经**，经翼外肌两头间穿出，分布于颊黏膜和皮肤。④**耳颞神经**，在翼外肌深侧以两根起始，夹持脑膜中动脉后行合为一干，经下颌颈内侧至下颌后窝，穿经腮腺上行至颞区。⑤**舌神经**，在翼外肌深侧会合面神经发出的鼓索，行于翼内肌与下颌支之间，向前下弓形经过下颌下腺上方，分支至下颌下腺、舌下腺和舌前2/3黏膜。⑥**下牙槽神经**，在舌神经后方下行，通过下颌孔入下颌管，前行出颏孔，沿途分支至下颌牙、牙龈、口裂以下的皮肤和下唇的黏膜。

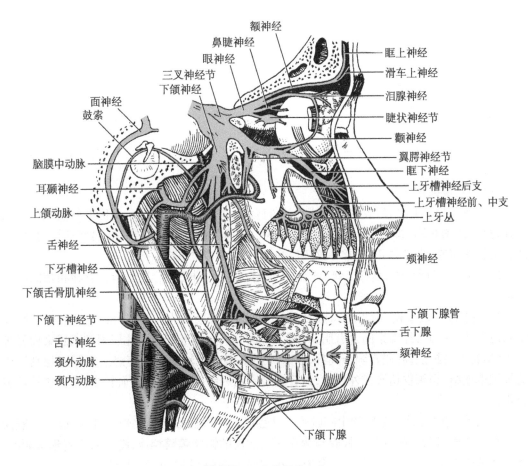

图6-8 三叉神经的分支

（五）筋膜间隙

1. 翼下颌间隙　位于下颌支与翼内肌之间,前界为颊肌和下颌支前缘,后界为腮腺,上界平翼外肌下缘,下界在翼内肌止点处(图6-8)。该间隙内充满疏松结缔组织,并有舌神经和下牙槽血管、神经穿行。此间隙上续颞下间隙,前下通舌下间隙,内侧通咽旁间隙,外侧通咬肌间隙。

2. 颞下间隙　为翼下颌间隙向上的延续,此隙前界是上颌体的后面,后界为茎突和茎突诸肌,上界为蝶骨大翼,下界平翼外肌下缘,外侧界是颧弓和下颌支,内侧界是翼突,间隙内在翼外肌周围充有疏松结缔组织,并有翼静脉丛、上颌动脉及其分支以及下颌神经始段及其分支。此间隙向上连通颞浅、深间隙和颅内,向下移行为翼下颌间隙,向前内侧通翼腭窝,向后内侧通咽旁间隙。

五、舌下间隙

舌下间隙位于下颌体的内侧,舌骨舌肌和颏舌肌的外侧,口腔底黏膜的下方,下颌舌骨肌的内上方(图6-8)。该间隙内有下颌下腺的深部及其腺管、舌下腺、下颌下神经节、舌神经、舌下神经和舌血管等。舌下间隙在下颌舌骨肌后缘处与下颌下三角相交通,沿舌神经的行走与翼下颌间隙相连续,向前与对侧舌下间隙相交通。因此,舌下间隙的感染可扩展为口底蜂窝织炎。

第二节　颅　　部

一、颅顶

颅顶由颅盖骨及外面的软组织构成。通常借两侧的上颞线将颅顶分为中间的额顶枕区和左、右颞区。

（一）额顶枕区

该区前界为眶上缘,后界为上项线和枕外隆凸,两侧界为上颞线。此区的软组织由浅入深分为5层(图6-9),即皮肤、浅筋膜、帽状腱膜、腱膜下疏松结缔组织和颅骨骨膜。其中浅部3层紧密相连,难以分开,故常将这3层视为一层,称为"**头皮**"。

1. 皮肤　厚而致密,富含毛囊、汗腺、皮脂腺、血管和淋巴管,是皮脂腺囊肿和疖的好发部位。

2. 浅筋膜　较致密,由脂肪和粗大垂直排列的纤维束构成。纤维束将皮肤和帽状腱膜牢固地联结在一起,纤维束间含有脂肪并有丰富的血管、神经穿行。此层因细菌感染而发炎时,渗出物不易扩散,肿胀常限于局部,压迫神经末梢产生较剧烈的疼痛。血管壁与其周围的纤维束连结,当头皮切开或外伤时,血管断端不易回缩闭合,因而出血较多,常需压迫或缝合止血。

3. 帽状腱膜　是枕额肌的中间腱膜。**枕额肌**以一对**枕腹**起自枕骨和乳突,以一对**额腹**止于鼻根和眉弓附近的皮肤。枕腹与额腹间以致密的**帽状腱膜**相连,腱膜向两侧延覆颞区,逐渐变薄附着于颧弓。头皮外伤如伴有帽状腱膜横向断裂时,由于额、枕腹的牵拉,伤口裂

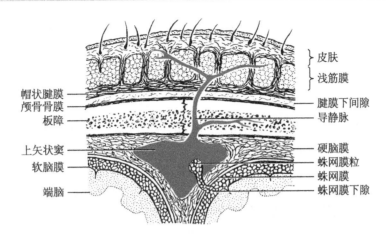

图 6-9　颅顶层次

开常较明显。

4. 腱膜下疏松结缔组织　又称**腱膜下间隙**,是一薄层疏松结缔组织,其范围广泛,前至眼睑及鼻根,后至枕骨,两侧至颞弓。腱膜下出血或脓肿时可扩展很大的范围。当头发受到强力牵拉时,整个头皮可在此层与深部结构分离,造成头皮撕脱伤。

5. 颅骨骨膜　借少量结缔组织与颅骨相连,手术时较易剥离。但在骨缝处,骨膜与缝紧密连结,因此在骨膜下形成血肿时常限于一块骨的范围。

（二）颞区

上界为上颞线,下界至颧弓,前界是额骨和颧骨的结合部,后界为上颞线的后下段。此区软组织由浅入深有以下层次。

1. 皮肤　该区皮肤移动性较额顶枕区稍大。

2. 浅筋膜　含垂直排列的纤维束较少。浅筋膜内也有血管神经穿行分布。

3. 帽状腱膜　向下逐渐变薄附于颞弓。

4. 腱膜下间隙　向下延至颞弓。

5. 颞（深）筋膜　致密强韧,上方附着于上颞线,向下分深、浅两层分别附着于颧弓的内、外侧面。两层之间有脂肪组织和静脉,称为**颞筋膜间隙**。

6. 颞肌 temporalis　起自颞窝骨面及颞筋膜深面,止于下颌骨冠突。颞肌浅面与颞筋膜下部间含有疏松结缔组织,称为**颞浅间隙**。颞肌下部深面与颞骨骨膜间也含有疏松结缔组织,并有至颞肌的血管与神经通行,称为**颞深间隙**。

7. 颅骨骨膜　很薄,紧贴颞骨表面,故此区很少发生骨膜下血肿。

（三）颅顶的血管与神经

颅顶的血管与神经干伴行于浅筋膜内,自下而上向颅顶中央集中,按照其位置,每侧的血管与神经可分为 4 组:前组包括**滑车上和眶上动、静脉、神经**,它们绕眶上缘分布于额、顶部软组织;后组包括**枕动、静脉与枕大神经**,它们主要分布于枕部;耳前组有**颞浅血管和耳颞神经**,分布于颞区和额顶区;耳后组有**耳后血管和耳大神经**以及**枕小神经**等,它们主要分布于耳后和枕外侧部(图 6-2)。各动脉之间存在着广泛的交通,静脉间也吻合成静脉网。根据血管和神经干的走向,手术切口方向应自颅顶的中央放射状切向周围。做皮瓣移植时,皮瓣的蒂应留在下方,以保证皮瓣的血液供应。由于头皮的血管丰富,伤口愈合较快,即使因为撕裂伤所形成的窄蒂皮瓣,经处理缝合后也常常不致坏死。颅顶静脉还借导静脉与颅内硬脑膜静脉窦交通,故头皮的炎症如处理不当,可蔓延至颅内。

二、颅底内面

(一)颅底结构特点

颅底高低不平,骨质厚薄不一,多孔裂,通行脑神经和血管,颅底骨折可损及这些结构。颅底与硬脑膜结合紧密,颅底骨折常将脑膜一并撕裂,引起脑脊液外漏。

(二)垂体窝

垂体窝 hypophysial fossa 位于蝶鞍中央,窝的前方为鞍结节,后方为鞍背,两侧为海绵窦,窝顶有硬脑膜构成的**鞍膈**,其前上方为视交叉和视神经。垂体瘤时可压迫视交叉引起视野改变。窝底隔一薄层骨壁与蝶窦相邻,施行垂体瘤手术时可经鼻腔入颅。

(三)海绵窦

海绵窦 cavernous sinus 是位于蝶鞍两侧的硬脑膜静脉窦,前抵眶上裂内侧,后至颞骨岩部尖,内上方邻接垂体,内下方邻接蝶窦(图6-10)。海绵窦腔不规则,借许多纤维小梁分隔成海绵状。腔内血流缓慢,炎症感染时易造成栓塞。在窦的外侧壁内,自上而下依次有动眼神经、滑车神经、眼神经和上颌神经通过,在窦腔内有颈内动脉及展神经穿行向前。海绵窦炎症时,可累及上述神经。

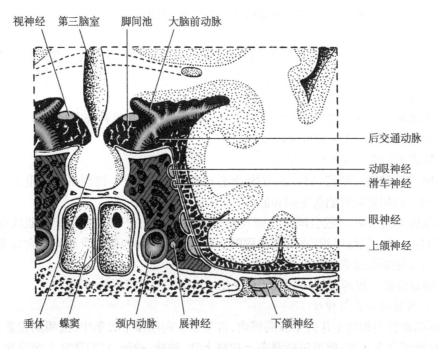

图6-10　海绵窦额状切面(后面)

海绵窦收纳一些静脉支,并有广泛的通连关系(图5-17):①向前经眶上裂收纳眼静脉,经后者在眼内眦与面静脉交通;②向后通过岩上窦和岩下窦连接乙状窦和颈内静脉始部,并通过枕骨斜坡上的基底静脉丛连接椎静脉;③上方收纳大脑中静脉;④下方经卵圆孔静脉丛、破裂孔的导静脉连通翼静脉丛;⑤两侧的海绵窦在鞍膈前后借海绵间窦相连,一侧的感染可蔓延到对侧。

三、颅内器官

颅腔内的脑、脑膜及脑血管已在系统解剖中讲述，此处仅介绍大脑及脑膜的几个重要体表投影。

1. 脑膜中动脉的投影　主干经过前垂直线与下水平线交点，前支经过前垂直线与上水平线的交点（大约在颧弓中点上方 2 横指处的翼点），后支则经过中垂直线与上水平线的交点。

2. 中央沟的投影　在前垂直线和上水平线交点与后垂直线和矢状线交点的连线上，介于中垂直线和后垂直线间的一段。中央沟位于冠状缝的后方约 2 横指，且与冠状缝平行，其上端位于鼻根与枕外隆凸连线中点后方 1 cm 处。

3. **中央前、后回的投影**　分别位于中央沟投影线前、后各 1.5 cm 宽的范围内。

4. 外侧沟的投影　位于等分上水平线与中央沟投影线夹角的斜线上。外侧沟的前端起自翼点，沿颞骨鳞部上缘的前份向后，再经顶骨深面延向后上，终于顶结节下方不远处。

5. 大脑下缘的投影　由鼻根中点上方 1.25 cm 处开始，沿眶上缘向外侧，经颧弓上缘、外耳门上缘向后至枕外隆凸的连线。

［附一］解 剖 操 作

（一）解剖面部浅层结构

1. 尸位　尸体取仰卧位，肩部垫起，使面部略抬高。

2. 摸认体表标志　摸认眉弓、眶上缘、颧弓、髁突、下颌角、乳突和枕外隆突等骨性标志。

3. 切开皮肤　面部皮肤很薄，皮肤切口要浅。①沿上、下睑缘，鼻孔周围，唇缘各作环形切口；②自前发际中点向下经鼻背至下颌体下缘中点作一垂直切口；③平睑裂作水平切口，内侧延至中线，外侧延至耳前；④从口角作切口连至耳垂；⑤沿前发际作切口延至耳廓根上端。自正中切口将 3 块皮片翻向外侧至耳前，皮片要薄，避免损坏深侧的血管与神经。

4. 剖查表情肌　依次解剖修出眼轮匝肌、枕额肌额腹、口周围肌以及止于下颌支下缘与口角处的颈阔肌。注意不要损伤面浅部的血管、神经（图 6-2）。

5. 剖查眶上血管与神经　在眶上缘中、内 1/3 交界处，顺枕额肌额腹纤维方向分开肌纤维，寻找眶上血管、神经和其内侧的滑车上血管、神经，它们在额腹的深面上行，末梢穿至皮下。

6. 解剖腮腺浅面及其周围结构　①修洁腮腺浅面的浅筋膜，试在腮腺鞘表面寻出腮腺浅淋巴结。②将颈阔肌向前翻至口角，在咬肌前缘找出跨越下颌底的面动、静脉。动脉在前，静脉在后，暂勿向上追踪。③在腮腺上缘，由后向前寻出耳颞神经，颞浅动、静脉和面神经颞支。④在腮腺前缘，于颧弓下约 1 横指处找到腮腺管，在腮腺管上、下方找到横行向前的面横血管和面神经颧支。在前缘上端可找到面神经额支，在前缘下端可找到沿下颌体下缘前行的下颌缘支。⑤在腮腺下缘找出面神经颈支，该支下行于颈阔肌的深面。在颈支后方寻找出下颌后静脉的前支,追踪至与面静脉汇合处。⑥追踪面神经各分支至进入面肌处,可见各分支间多有吻合。

7. 追踪面动、静脉　从下颌底处起向内眦方向切开覆盖于面动、静脉表面的面肌,清理出面动、静脉。在口角上、下方寻找出上、下唇动脉。分开颊部的脂肪组织,找出从深部穿出注入面静脉的面深静脉。

8. 剖查眶下血管与神经　在眶下缘中点下方约1cm处纵向切开面肌,从结缔组织中寻认穿出眶下孔的眶下血管与神经,此处即眶下间隙的位置。

9. 寻认颊神经　摘除咬肌前缘深侧的颊脂体,清除腮腺管穿入颊肌处。在咬肌前缘偏上份寻找由深部穿出的颊神经和颊动脉,颊神经与面神经的颊支多有吻合。

（二）解剖腮腺和咬肌

1. 解剖腮腺（图6-2）　①剖除腮腺鞘,试寻鞘内的腮腺浅淋巴结。②从腮腺后缘着手零星摘除腮腺组织,显露面神经主干及其在腮腺实质内形成的腮腺丛。③在近腮腺丛处切断面神经的主干,翻起腮腺丛,再把位于其深侧的下颌后静脉和颈外动脉自腮腺实质中分离出来。④将其余的腮腺组织自下颌后窝和咬肌表面掀起,连同面神经的远侧部、腮腺管翻向前方。⑤查看颈外动脉在平下颌颈高度分为颞浅动脉和上颌动脉两个终支,并寻认与颞浅动脉伴行的耳颞神经。⑥在尸体上辨认腮腺内各结构的位置关系（图6-4）。

2. 剖查咬肌　清除咬肌筋膜,查看咬肌起止点和纤维方向。

（三）解剖颅顶软组织

1. 尸位　尸体仰卧,垫高头部。可根据剖查需要作临时调整。

2. 摸认体表标志　摸认乳突、枕外隆凸,并在颞区定出翼点的位置。

3. 切开皮肤　皮肤切口:①自面部正中切口上端向后沿正中线切至枕外隆凸;②经颅顶正中央作冠状切口,延至耳廓根。从浅筋膜层分离皮瓣翻向两侧,注意皮下筋膜的特点。

4. 解剖额顶枕区　①修洁枕额肌额腹和帽状腱膜。帽状腱膜向后续于枕额肌枕腹,可不剖查。在枕外隆凸外侧2～3cm处穿斜方肌起点浅出至皮下的枕动脉和枕大神经已在背部剖查。②沿原切口方向切开帽状腱膜和颅骨外膜,用刀柄插入帽状腱膜下验证腱膜下间隙。翻起帽状腱膜,再用刀柄剥离骨膜,可见骨膜很容易从骨面剥离,但与骨缝结合紧密。

5. 解剖颞区　①自耳前向上追踪颞浅动脉和耳颞神经。②修去浅筋膜,观察颞筋膜。颞筋膜上附上颞线,下附颧弓。沿颧弓上缘横向切开颞筋膜,可见颞筋膜在此处分两层分别附着于颧弓的内、外面,两层之间有脂肪和静脉,是为颞筋膜间隙。③沿上颞线切开颞筋膜,向下翻起。颞筋膜上份深面有颞肌起始,用刀分离。下份与颞肌间夹有疏松结缔组织和脂肪,此为颞浅间隙。充分暴露颞肌,观察该肌起止点和纤维方向。

（四）解剖下颌支深区

1. 翻起咬肌　于咬肌起点的前、后缘锯断颧弓,将锯下的骨段连同咬肌向外下翻起,寻找穿出下颌切迹入咬肌深面的血管与神经并切断之。剖查咬肌间隙的位置、内容和通连关系。

2. 解剖颞下颌关节　切除颞下颌关节囊的外侧壁,暴露关节盘及上、下两个关节腔。

3. 显露颞深间隙　锯断或剪断下颌骨冠突,将冠突连同颞肌止端向上翻起,即显示出颞深间隙。

4. 去除下颌骨的一侧　①正中锯断下颌体,再锯断下颌颈。②紧贴骨面从口腔前庭和下颌骨内面剥离下颌骨与软组织的联系。去除下颌骨的一侧,暴露颞下间隙、翼下颌间隙、下颌后窝和舌下间隙,查看各间隙的位置和境界(图6-8)。

5. 剖查翼肌浅侧结构(图6-6、6-7) ①观察翼静脉丛。细心清除翼外肌表面的结缔组织,显露翼静脉丛。该丛向后汇集成上颌静脉,向前下引出面深静脉。观察后将静脉全部清除,注意保留动脉。②剖查上颌动脉第1、2段。自上颌动脉起始处开始追踪,在第1段剖出向前下方穿行(已切断)的下牙槽动脉,脑膜中动脉向上穿入翼外肌深侧暂勿深追。第2段通常行于翼外肌浅面,剖出颊动脉(向下)和至颞肌的颞深动脉(上行),均有同名神经伴行。③剖查下颌神经分支(图6-8),寻认咬肌神经(已切断)、颊神经、下牙槽神经(已切断)及舌神经。④观察翼内、外肌的起止点、纤维方向,复查颞下间隙和翼下颌间隙的内容。

6. 剖查翼外肌深侧结构(图6-8) ①切除翼外肌,在该肌深侧剖查从卵圆孔穿出的下颌神经。②清理脑膜中动脉,剖出夹持脑膜中动脉的两根耳颞神经。③在舌神经后缘寻认鼓索。

(五)清理下颌后窝

1. 清理面神经主干 向后内侧追踪面神经主干至其穿出茎乳孔处(图6-4)。

2. 复查下颌后静脉(图6-6) 该静脉位于腮腺丛深侧,向下分为前、后两支,前支汇合面静脉,后支汇合颈外静脉。

3. 清理颈外动脉及其分支 颈外动脉由颈部进入下颌后窝,从腮腺深面穿入腮腺,行于下颌后静脉的内侧。剖出由其发出的枕动脉、耳后动脉、颞浅动脉和上颌动脉。

4. 剖查耳颞神经 该神经根部在翼外肌深侧,由两根合成一干后经下颌颈内侧向后穿腮腺折向上行。

5. 辨认"腮腺床"诸结构(图6-5) 查认颈内动、静脉,二腹肌后腹,茎突诸肌及后4对脑神经组成的"腮腺床"。

(六)解剖舌下间隙

1. 查看舌下间隙的位置(图6-8) 其上界为口腔底的黏膜,外下界为下颌舌骨肌,内侧界为颏舌肌和舌骨舌肌。

2. 清理舌下间隙的内容 剖出下颌下腺深部、下颌下腺管和舌下腺。在下颌下腺的上方清理舌神经,并找到位于舌神经与下颌下腺之间的下颌下神经节。在下颌下腺下部深侧辨认舌下神经,它向前进入舌下间隙。

3. 追踪舌动脉主干 舌动脉自颈外动脉发出后行向前内,进入舌骨舌肌深侧。沿舌骨大角上缘切开舌骨舌肌可显露舌动脉。在舌下间隙内有舌动脉的分支。

(七)开颅取脑

1. 翻起颞肌 将颞肌起点自颞窝向下分离少许并翻起。

2. 锯除颅盖 前面沿眶上缘上方1.5 cm,后面至枕外隆凸上方至少1 cm,先用线在此平面缚上,沿此线切开骨膜,用刀柄将切口两侧的骨膜向上、下剥离少许,将缚线重新整理好,沿线用铅笔划一周圈。然后,用锯子沿标记在颅骨上锯一环状浅沟,继之深锯达颅骨内板(以不锯破脑膜和脑组织为度),未能完全锯断处,可用凿子凿开(或用小木槌敲击颅盖),使颅盖与颅底完全断离。将颅盖揭下,暴露硬脑膜,观察两侧的脑膜中动脉、正中线上的上矢状窦以及此窦两侧突出于硬脑膜面上的蛛网膜粒。

3. 剪开硬脑膜 沿正中线切开一段上矢状窦,观察窦腔。沿上矢状窦两侧用钝头剪刀剪开硬脑膜,再由此切口的中点向两侧剪至耳上,将 4 块硬脑膜瓣向下翻起,覆盖在颅骨的锯缘上,以免锐利的骨缘刺伤手指。

4. 松解大脑镰　观察大脑半球表面的浅静脉汇入上矢状窦的情形,切断这些静脉,将大脑半球推向对侧,在鸡冠之上切断大脑镰,将大脑镰向后上牵拉。

5. 断离脊髓　翻转尸体,从颈部经枕骨与寰椎之间插入刀尖,横断脊髓。

6. 取脑　尸体取仰卧位。

(1) 用手指轻轻抬起额叶,用镊子将嗅球自筛板轻轻分离,可见若干嗅丝经筛孔入颅连于嗅球。继续向后逐次切断视神经、颈内动脉、漏斗、动眼神经和滑车神经等。

(2) 将头偏向一侧,用手指轻轻抬起枕叶,沿直窦两侧切断小脑幕,并向两侧延伸切断小脑幕与横窦沟的相连处(注意不要损伤小脑幕下面的小脑)。这样,小脑幕仅连于颞骨岩部上缘。剪断注入直窦前端的大脑大静脉,将大脑镰连同直窦一起向后拉出大脑横裂。

(3) 将头扶正并垂于解剖台端,使头尽量后仰,用手掌轻托大脑,借助于重力使脑慢慢坠下。在直视下,插刀入脑干与颅底间,从前向后小心用刀逐一切断三叉神经、展神经、面神经、前庭蜗神经、舌咽神经、迷走神经、副神经和舌下神经的根丝以及椎动脉等,脑即脱出。

(4) 将脑放入标本缸。

(八) 剖查颅底内面的有关结构

(1) 观察脑神经、颈内动脉穿经硬脑膜的部位。

(2) 剖查垂体:先观察鞍膈,将其前、后缘切开,辨认海绵间窦。然后将鞍膈切除,用刀挑出垂体,分清其前、后叶。

(3) 解剖海绵窦(图 6-10):紧贴垂体窝两侧纵行切开硬脑膜,找出穿行于海绵窦腔隙内的颈内动脉和展神经,观察窦腔的特点。沿动眼神经和滑车神经剪开硬脑膜,两者行于海绵窦外侧壁内。追踪上述各神经到眶上裂处。

(4) 剖查三叉神经节:沿三叉神经根的方向切开硬脑膜,打开三叉神经腔,暴露三叉神经根与三叉神经节。辨认三叉神经感觉根与贴附神经节内面的运动根。清理出三叉神经的三大分支,其中眼神经和上颌神经也穿行于海绵窦外侧壁内。

[附二] 头部主要横断面

(一) 经大脑镰和胼胝体上方横断面

颅骨断面自前向后为额骨和顶骨,骨间有冠状缝和矢状缝。两半球间的大脑纵裂内可见矢状位的大脑镰,其前后端分别有三角形的上矢状窦断面。半球表面有额叶、顶叶的沟回;内侧面由前向后依次有额上回、扣带回和楔前叶;上外侧面由前向后依次切到额上、中、下回,中央前回,中央沟,中央后回和顶下小叶。皮质深部为大脑髓质,主要由皮质发出的下行纤维和背侧丘脑发出的上行纤维以及胼胝体辐射所组成(图 6-11)。

(二) 经室间孔和胼胝体压部横断面

断面两侧额、顶骨外面有颞肌,后部为枕骨(图 6-12)。两半球间切到大脑镰的前、后两

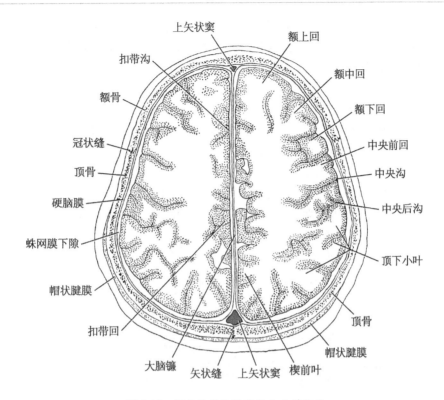

图 6-11 经大脑镰和胼胝体上方横断面

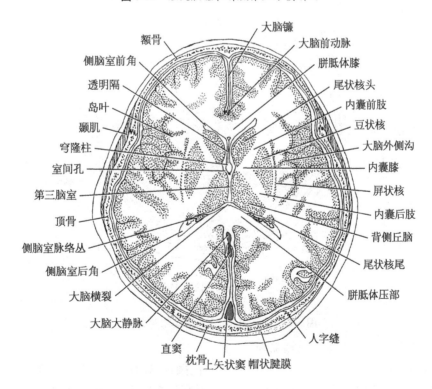

图 6-12 经室间孔和胼胝体压部横断面

部,前部的后方有大脑前动脉,后部的前份有大脑大静脉汇入直窦,后端有上矢状窦。半球表面可见额叶、顶叶、枕叶的沟回,额叶与顶叶交界处的深侧是岛叶。在大脑纵裂的深部,前方切到胼胝体膝,由此向后沿中线依次可见透明隔、室间孔、第三脑室和胼胝体压部。在透明隔外侧是侧脑室前角和尾状核头。第三脑室侧方是背侧丘脑,其后端为丘脑枕。背侧丘脑后方与胼胝体压部之间是大脑横裂。其外侧有侧脑室后角,两者间隔有脉络组织。在尾状核头和背侧丘脑的外侧是"V"字形的内囊切面,可分为前肢、膝和后肢。内囊外侧是豆状核,再外侧是屏状核,后者在岛叶皮质的深侧。

（三）经前连合、上丘和窦汇横断面

颅骨断面自前向后为额骨眶部、蝶骨大翼、颞骨鳞部、顶骨和枕骨。额骨内有额窦,额骨、蝶骨、颞骨外侧的颞窝内有颞肌。两额叶间可见大脑前动脉,两枕叶间可见直窦。在直窦前方、两颞叶后部间切到小脑蚓和小脑幕。大脑外侧沟内有大脑中动脉。断面的正中为中脑,自前向后依次为大脑脚底、黑质、红核、中脑水管和上丘。脚底前外侧是视束。中脑前方正中的裂隙是第三脑室,其前方为终板和前连合。中脑外侧、颞叶深部可见弧形弯曲的侧脑室下角,其前壁即杏仁核,后壁为海马。海马向后接海马旁回（图6-13）。

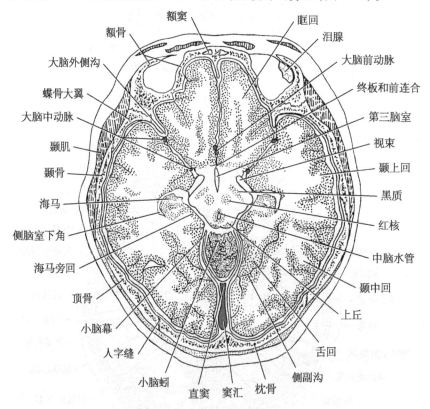

图6-13 经前连合、上丘和窦汇横断面

（四）经垂体、海绵窦和横窦横断面

颅骨自前向后切到鼻骨、上颌骨（额突）、筛骨、颧骨、蝶骨（体和大翼）、颞骨（鳞部和岩部）以及枕骨。筛骨内有筛窦,蝶骨内有蝶窦。眼眶呈喇叭形,其内容有眼球和眼外肌等。颞窝内有颞肌。颅腔内颅中窝中央见垂体,垂体和鞍背两侧为海绵窦,窦内可见颈内动脉、

展神经和眼神经。海绵窦两侧的颅中窝内有颞叶。颅后窝内有脑桥和小脑,脑桥前份为基底部,后部变窄为被盖部,以小脑上脚连小脑,并可见第四脑室的最上端。脑桥前方正中有基底动脉,两侧有小脑下前动脉。在小脑前外侧切到岩上窦,小脑后方切到横窦,后者外侧端续于乙状窦(图6-14)。

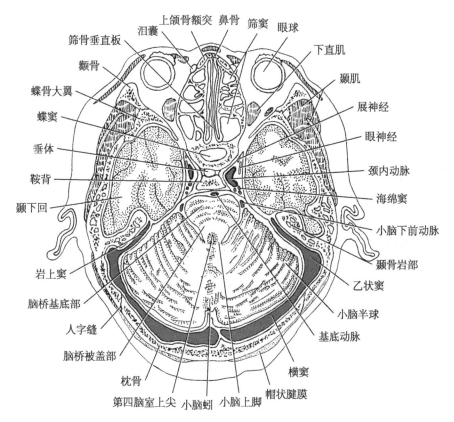

图6-14 经垂体、海绵窦和横窦横断面

(徐铁军 王玉兰)

第七章 胸 部

概 述

（一）境界

胸部 thorax 位于颈部、腹部和上肢之间。胸部与颈部的分界在前面为自颈静脉切迹向两侧沿锁骨至三角肌前缘上端的连线，在后面为第 7 颈椎棘突至三角肌后缘上端的连线。胸部与腹部的分界相当于胸廓下口，即剑突、肋弓、第 11 肋前端、第 12 肋下缘到第 12 胸椎棘突的连线。胸部两侧上份与上肢相连，其分界为三角肌前、后缘上端分别与腋前、后襞下内侧端（与胸壁交点）的连线。

（二）结构概况

胸壁由胸壁、胸腔及其内容所构成。胸壁以胸廓为支架，外覆皮肤、筋膜和肌肉等软组织，内衬胸内筋膜，各肋之间充以肋间结构。胸壁和膈围成胸腔。胸腔可分为 3 部，两侧容纳肺和胸膜腔，中部为纵隔所占据。

（三）体表标志

1. **颈静脉切迹** 是胸骨柄上缘的凹陷，平第 2 胸椎体下缘。

2. **胸骨角** 胸骨柄与体连结处微向前突的横向隆起，平对第 4 胸椎体下缘，向两侧连第 2 肋软骨。

3. **剑突** 平第 9 胸椎。

4. **锁骨** 锁骨全长均可触及，其外、中 1/3 交界处下方有凹陷，称为锁骨下窝。在窝内可摸到肩胛骨喙突，窝深处有腋动脉、腋静脉和臂丛通过。

5. **肋和肋间隙** 在锁骨下方首先可摸到第 2 肋，其前端连接胸骨角两侧。以第二肋为标志可依次向下计数各肋和肋间隙。

6. **肋弓和胸骨下角** 在胸壁的下界可摸到肋弓，其最低点平第 2、3 腰椎间的椎间盘。两侧肋弓在中线会合，构成胸骨下角，角间夹有剑突。肋弓与剑突间的夹角称为**剑肋角**，左剑肋角常为心包穿刺的部位。

（四）胸部的标志线

为了从体表说明胸腔器官、结构的位置，常在胸部作如下标志线（图 7-1）。

1. **前正中线** 经胸骨正中所作的垂线。

2. **胸骨线** 经胸骨最宽处两侧缘所作的垂线。

3. **锁骨中线** 经锁骨中点所作的垂线。

4. **胸骨旁线** 经胸骨线与锁骨中线之间的中点所作的垂线。

5. **腋前线** 通过腋前襞与胸壁的交点所作的垂线。

6. **腋后线** 通过腋后襞与胸壁的交点所作的垂线。

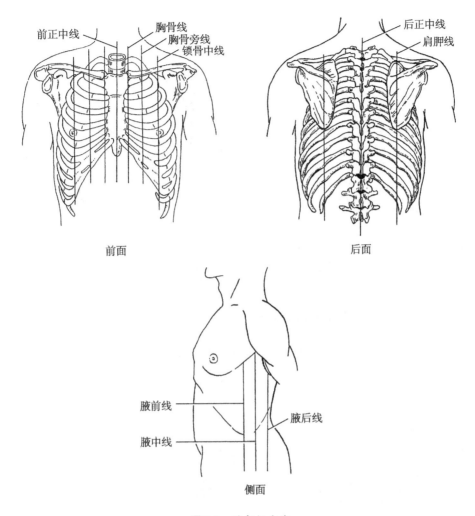

图7-1　胸部标志线

7. **腋中线**　通过腋前、后线之间中点的垂线。
8. **肩胛线**　两臂下垂,通过肩胛骨下角的垂线。
9. **后正中线**　相当于各棘突尖的连线。

第一节　胸壁和膈

　　胸廓外覆的软组织(皮肤、筋膜和肌等)已在背部(胸背区)和胸前区述及,本章仅述胸壁深层的软组织和膈。

一、肋间结构

　　肋间隙内含有肋间肌、肋间血管和神经(图7-2、7-3)。

（一）肋间肌

　　肋间肌封闭肋间隙,分为3层:**肋间外肌**在浅层,纤维向前下方,该肌在肋软骨间移行为

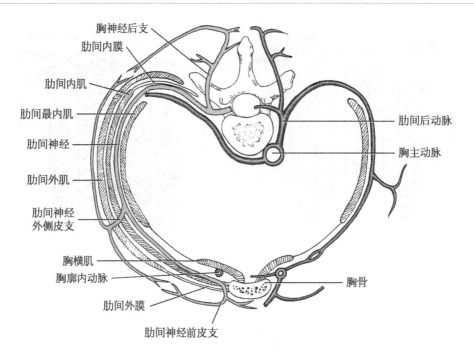

图7-2 肋间后动脉和肋间神经(1)

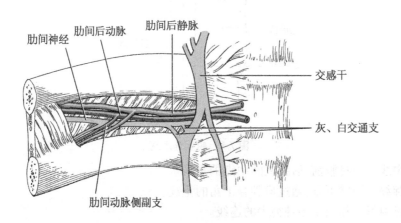

图7-3 肋间后动脉和肋间神经(2)

结缔组织膜,称为**肋间外膜**;**肋间内肌**贴于肋间外肌的深面,肌纤维斜向前上方,该肌在肋角以后移行为结缔组织膜,称为**肋间内膜**;**肋间最内肌**位于肋间隙中份,肋间内肌的深侧,纤维方向与肋间内肌相同。

(二)肋间血管与神经

各肋间隙除前方小部分由胸廓内血管分支分布外,主要由肋间后血管和肋间神经分布。

肋间后血管和肋间神经,在肋间隙后部行于上、下肋的中间,肋间内膜的内面;在肋间隙中部则沿肋沟行于肋间内肌与肋间最内肌之间,三者排列自上而下是静脉、动脉及神经;至肋间隙前部,它们行于肋间内肌的内面(图7-3、7-4)。

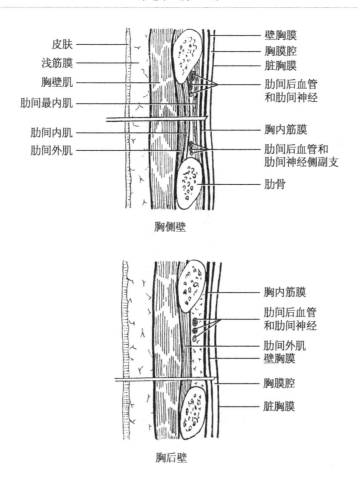

图 7-4　*胸壁层次及胸膜腔穿刺进针部位*

　　1. **肋间后动、静脉** posterior intercostal arteries and veins　　第 1、2 对肋间后动脉来自锁骨下动脉的分支,第 3 ～ 11 对肋间后动脉和**肋下动脉**起自胸主动脉(图 7-2)。各肋间后动脉先行于肋间隙正中,近肋角处分出一支较小的侧副支,沿下位肋的上缘前行,而其本干沿上位肋的下缘前行。两支至肋间隙前部分别与胸廓内动脉的相应分支吻合。临床上胸膜腔穿刺,多在肩胛线或腋后线第 8 或第 9 肋间隙进行,进针部位略偏下位肋的上缘;如在前、外侧壁穿刺,进针部位应在上、下肋之间,可避免损伤血管与神经。肋间后静脉与同名动脉伴行。

　　2. **肋间神经** intercostal nerves　　上 11 对胸神经前支称为**肋间神经**,第 12 对胸神经前支称为**肋下神经**。胸神经前支与肋间后血管伴行。下 5 对肋间神经和肋下神经经肋弓深面出肋间隙进入腹壁。

二、胸横肌和胸廓内血管

(一) 胸横肌

　　胸横肌贴于胸骨体和肋软骨内面,以 3 ～ 4 个肌束起自胸骨体下部,呈扇形止于第 3 ～ 6 肋软骨,受肋间神经支配(图 7-5)。

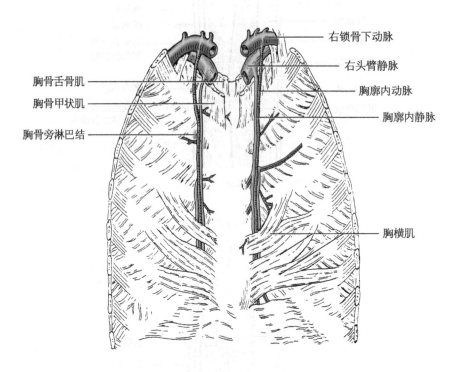

右锁骨下动脉

右头臂静脉

胸廓内动脉

胸廓内静脉

胸骨舌骨肌

胸骨甲状肌

胸骨旁淋巴结

胸横肌

图 7-5　胸廓内血管和胸横肌

（二）胸廓内血管

　　胸廓内动脉 internal thoracic artery 起自锁骨下动脉，经胸廓上口入胸腔，沿胸骨外侧缘外侧约 1.25 cm 下行（图 7-5），至第 6 肋间隙分为**肌膈动脉**和**腹壁上动脉**两终支，分布于膈和腹壁肌。胸廓内动脉上段发有**心包膈动脉**伴膈神经下行，分布于心包和膈（图 7-10、7-11）。胸廓内动脉经过肋间隙时发出肋间前支分布于肋间隙前部，并与肋间后动脉吻合。**胸廓内静脉**常为 2 支，与同名动脉伴行，在注入头臂静脉之前合为一干。胸廓内血管周围有**胸骨旁淋巴结**。

　　三、胸内筋膜

　　胸内筋膜衬于胸廓内面，并向上延越胸膜顶，形成胸膜上膜。胸内筋膜薄而疏松，使壁胸膜易于与胸壁分离，临床可经此在胸膜外施行纵隔手术。

　　四、膈

　　膈 diaphragm 向上隆凸，分隔胸、腹腔。膈上面中央部与心包愈着，两侧覆以壁胸膜并邻接肺底。膈的中央部是**中心腱**，周围为肌性部。肌性部的起点有 3 部：**胸骨部**起自剑突后面；**肋部**起自下 6 对肋内面；**腰部**以左、右脚起自上 2～3 个腰椎体，并起自张于膈脚、第 1（或 2）腰椎横突和第 12 肋三者间的内、外侧弓状韧带。各部肌束均止于中心腱。于膈的 3 个起始部之间，常有三角形无肌束小区，分别称为**胸肋三角**和**腰肋三角**，为膈的薄弱区，腹部脏器有时可经此突入胸腔,形成膈疝(图7-6)。

　　膈有3个孔(图7-6):**主动脉裂孔**在膈左、右脚与脊柱之间,平对第12胸椎,有主动脉和胸导管通过;**食管裂孔**在主动脉裂孔的左前上方,平第10胸椎,有食管及迷走神经前、后干通过;**腔静脉孔**在食管裂孔的右前上方,平第8胸椎,有下腔静脉通过。

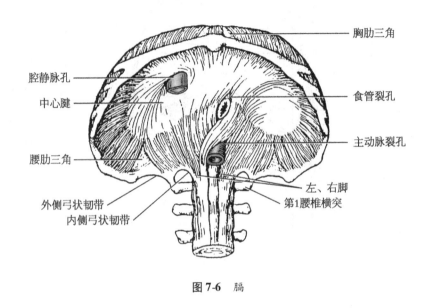

左侧标注:腔静脉孔、中心腱、腰肋三角、外侧弓状韧带、内侧弓状韧带

右侧标注:胸肋三角、食管裂孔、主动脉裂孔、左、右脚、第1腰椎横突

图7-6　膈

第二节　胸腔器官和结构

一、胸膜和胸膜腔

(一)胸膜

　　胸膜 pleura 是浆膜,分为脏胸膜和壁胸膜。**脏胸膜**包被肺的表面,并深入肺叶之间。**壁胸膜**按其衬贴部位可分为4部:**胸膜顶**覆罩肺尖,凸入颈根,向上高出锁骨内侧1/3约2 ~ 3 cm;**肋胸膜**衬贴胸壁内面;**膈胸膜**覆盖在膈的上面;**纵隔胸膜**贴于纵隔的两侧。壁胸膜和脏胸膜在肺根处相互移行,并在肺根下方形成**肺韧带**(图7-8)。

(二)胸膜的神经分布

　　壁胸膜有肋间神经和膈神经分布,胸膜炎时可产生胸痛并分别向腹壁和颈、肩部放射;脏胸膜则由肺丛的内脏感觉神经分布。

(三)胸膜腔与胸膜隐窝

　　脏胸膜与壁胸膜围成的密闭窄隙称为**胸膜腔** pleural cavity,左、右各一,内有少量浆液,呈负压。在壁胸膜某些相邻部反折处,肺扩张时也不能将其充满,这些部位称为**胸膜隐窝**。主要的胸膜隐窝有**肋膈隐窝** costodiaphragmatic recess (**肋膈窦**)和**肋纵隔隐窝** costomediastinal recess (图7-7)。

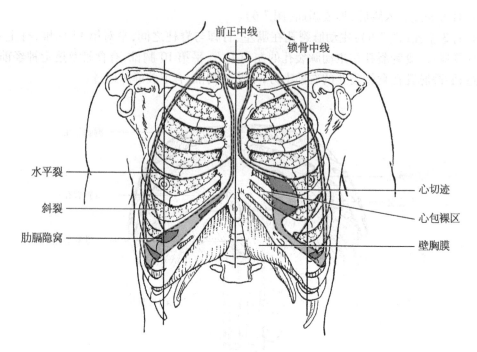

（A）前面

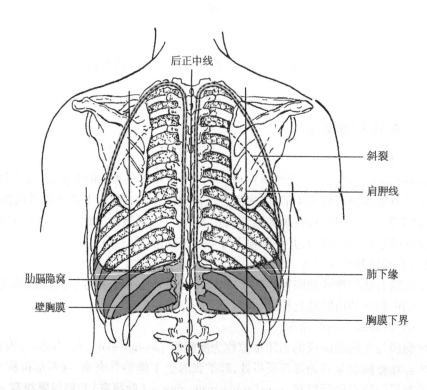

（B）后面

图 7-7 肺和胸膜的体表投影

（四）胸膜反折线的体表投影

胸膜的前界是肋胸膜与纵隔胸膜的反折线（图7-7A）。两侧均起自胸膜顶，斜向内下经胸锁关节后方，至第2胸肋关节平面左右靠拢，沿中线偏左垂直下行，右侧达第6胸肋关节处移行于下界；左侧至第4胸肋关节转向外下方，在距胸骨缘约2.5 cm处下行，达左侧第6肋软骨后方移行于下界。在胸骨左侧第4、5肋间隙前端的后方，心包前面无胸膜遮盖，为**心包裸区**。

胸膜的下界是肋胸膜与膈胸膜的反折线（图7-7A、B）。右侧起自第6胸肋关节，左侧起自第6肋软骨后方，两侧均向外下行，在锁骨中线上与第8肋相交，腋中线上与第10肋相交，由此转向后，至后正中线外侧平第12胸椎棘突。左侧下界略低于右侧。

二、肺

肺 lungs 的一般形态详见系统解剖学。

（一）肺门和肺根

肺门 hilum of lung 为肺内侧面中部的凹陷，有主支气管，肺动、静脉、神经和淋巴管等出入（图7-8）。此外，肺门处尚有数个肺门淋巴结。

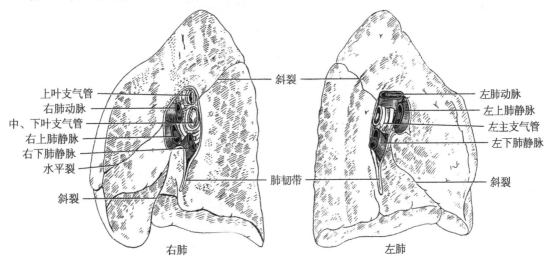

图7-8　肺内侧面和肺根结构

肺根 root of lung 由出入肺门的结构被胸膜包绕而成。肺门主要结构的排列由前向后依次是上肺静脉、肺动脉、主支气管和下肺静脉；由上向下，左肺根是肺动脉，主支气管，上、下肺静脉，右肺根是上叶支气管，肺动脉，中、下叶支气管和上、下肺静脉。左、右肺根的毗邻也不全相同（图7-10、7-11）。两肺根前方有膈神经和心包膈血管经过，后方有迷走神经经过；右肺根前方尚邻接上腔静脉，后方及上方有奇静脉绕行；左肺根上方和后方则由主动脉弓跨过，续于胸主动脉。

（二）肺的淋巴

肺的淋巴管分浅、深两组，深组在肺内经过中有**肺淋巴结**，深、浅两组共同汇入**支气管肺淋巴结（肺门淋巴结）**，其输出淋巴管注入**气管支气管淋巴结**和**气管旁淋巴结**，后者的输出淋巴管汇入支气管纵隔干。

（三）肺的体表投影

肺尖的投影与胸膜顶相同,肺前缘的投影与胸膜前界大体相同,仅在左侧从第4胸肋关节处,沿第4肋软骨下缘转向外侧,至胸骨旁线稍内侧转向下,至第6肋软骨中点处移行于下界。两肺下缘较胸膜下界约高两个肋序(图7-7)。

三、纵隔

纵隔 mediastinum 是位于左、右纵隔胸膜之间所有的器官、结构和结缔组织的总称。纵隔的前界为胸骨与肋软骨,后界为脊柱胸段,两侧为纵隔胸膜,上方在胸廓上口续于颈根,下方至膈。纵隔的分部通常采用四分法,先以胸骨角至第4、5胸椎体间的平面为界,将纵隔分为上纵隔和下纵隔,下纵隔又以心包的前、后面为界分为前、中、后3部:前纵隔位于胸骨与心包之间;后纵隔位于心包和脊柱之间;中纵隔由心包、心及与其相连的大血管根部等组成(图7-9)。临床也用三分法,以通过气管、气管杈前面和心包后壁的冠状面将纵隔分为前、后纵隔,前纵隔再以胸骨角平面分为上、下纵隔。

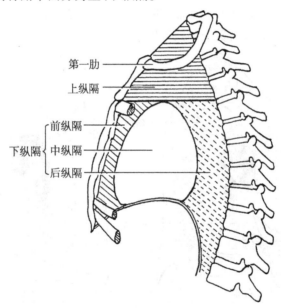

第一肋
上纵隔
前纵隔
下纵隔 { 中纵隔
后纵隔

图7-9 纵隔的分部

（一）上纵隔

上纵隔的器官由前向后大致可分为3层。前层器官主要有胸腺,左、右头臂静脉和上腔静脉;中层有主动脉弓及其三大分支、膈神经和迷走神经;后层有气管、食管、左喉返神经和胸导管等。食管、迷走神经和胸导管向下延入后纵隔(图7-10、7-12)。

1. **胸腺** thymus 胸腺位于胸骨后面,左、右头臂静脉及主动脉弓前方。儿童的胸腺相对较大,青春期最为发达,以后逐渐萎缩而被脂肪组织所代替。

2. **上腔静脉及其属支** 锁骨下静脉和颈内静脉在胸锁关节后方汇合成**头臂静脉**。左头臂静脉较长,于胸腺后方、主动脉弓3大分支前方斜向右下,至右侧第1肋胸肋结合处的后方与右头臂静脉汇合成上腔静脉。**上腔静脉** superior vena cava 长约7cm,位于右侧第1、2肋间隙前端的后方,下段收集奇静脉后穿心包注入右心房。**奇静脉**跨右肺根上方向前注

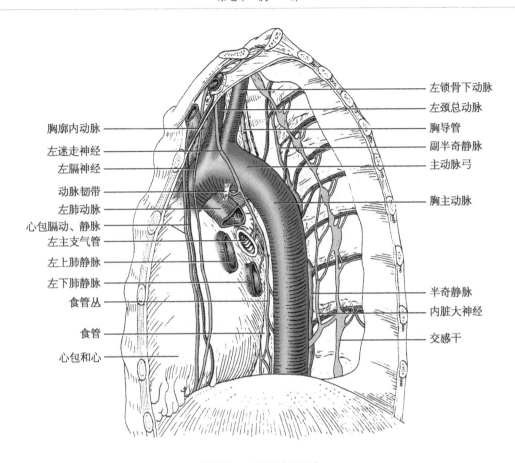

左锁骨下动脉
左颈总动脉
胸廓内动脉
胸导管
左迷走神经
副半奇静脉
左膈神经
主动脉弓
动脉韧带
左肺动脉
胸主动脉
心包膈动、静脉
左主支气管
左上肺静脉
左下肺静脉
食管丛
半奇静脉
食管
内脏大神经
心包和心
交感干

图 7-10 　纵隔(左侧面)

入上腔静脉(图 7-11)。

3. 主动脉弓及其分支　**升主动脉**向右上升至右侧第 2 肋胸肋关节后方,延续为**主动脉弓** aortic arch,弯向左后方,达第 4 胸椎体下缘的左侧,移行为**胸主动脉**。主动脉弓的位置约在胸骨柄下半部的后方。从主动脉弓上壁由右向左发出头臂干、左颈总和左锁骨下动脉(图 7-10)。在弓的下方有肺动脉、动脉韧带、左主支气管、左喉返神经和心浅丛。弓的左前方有左侧的膈神经、心包膈血管、迷走神经以及发自交感干颈神经节的心神经。弓右后方有气管、食管、左喉返神经、胸导管和心深丛。

4. 气管胸部和主支气管　**气管** trachea 下端平胸骨角分为左、右主支气管。气管胸部(图 7-10 ~ 7-12)位于中线,前方有胸腺、左头臂静脉、主动脉弓、头臂干和左颈总动脉等,后方邻食管,右前方有上腔静脉和右头臂静脉。

5. 气管旁淋巴结和气管支气管淋巴结　前者位于气管两侧,后者在气管杈和主支气管的周围。它们收纳肺、主支气管、气管胸部和食管的淋巴,其输出淋巴管和纵隔前淋巴结的输出淋巴管汇合成**支气管纵隔干**。左支气管纵隔干注入胸导管,右侧者注入右淋巴导管。

(二) 下纵隔

1. **前纵隔**　仅有少量疏松结缔组织和纵隔前淋巴结(图 7-9)。

2. **中纵隔**　主要有心包、心及出入心的大血管根部、膈神经和心包膈血管等(图 7-10、7-11)。

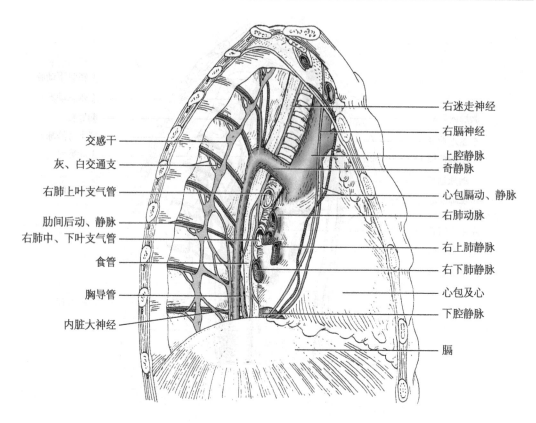

交感干

灰、白交通支

右肺上叶支气管

肋间后动、静脉
右肺中、下叶支气管

食管

胸导管

内脏大神经

右迷走神经

右膈神经

上腔静脉
奇静脉

心包膈动、静脉

右肺动脉

右上肺静脉

右下肺静脉

心包及心

下腔静脉

膈

图 7-11　纵隔（右侧面）

（1）**心包** pericardium：包裹心和大血管根部。它由内、外两层构成，外层为**纤维心包**，内层为**浆膜心包**。后者又分脏、壁两层，衬于纤维心包内面的称为壁层，壁层经大血管根部移行于心表面的脏层，即心外膜。脏、壁两层之间密闭的腔隙称**心包腔**，内含少量浆液。纤维心包强韧而少伸展性，心包积液时心脏可因此而受束迫。慢性炎症时，脏、壁两层可粘连，限制心的舒缩。心包腔上部位于升主动脉及肺动脉后方、上腔静脉及左心房前方的间隙称为**心包横窦**，其大小可容一指，是心血管手术时阻断血流的部位。心包腔后部，在左心房后方，左、右肺静脉，下腔静脉与心包后壁之间为**心包斜窦**。心包腔下部，在心包前壁和下壁转折处有**心包前下窦**，此处位置最低，心包积液常先积聚于此（图 7-13）。

心包前方大部被肺和胸膜遮盖，只有前下部直接贴胸骨体下部及左侧第 4～6 肋软骨后面，此处为心包裸区。心内注射常在胸骨左缘第 4 肋间隙进针，可避免伤及肺和胸膜。

（2）**心与大血管根及其投影**：**心** heart（图 7-14）似倒置的圆锥体，心尖朝向左前下方，心底朝向右后上方，心膈面大部分是左心室，小部分由右心室构成。心底及其附近有出入心的大血管。升主动脉居中，其左前方为肺动脉，右侧有上腔静脉，右后下方有下腔静脉。右上、下肺静脉经上腔静脉和右心房的后方向左汇入左心房，左上、下肺静脉经胸主动脉的前方向右汇入左心房（图 7-12）。

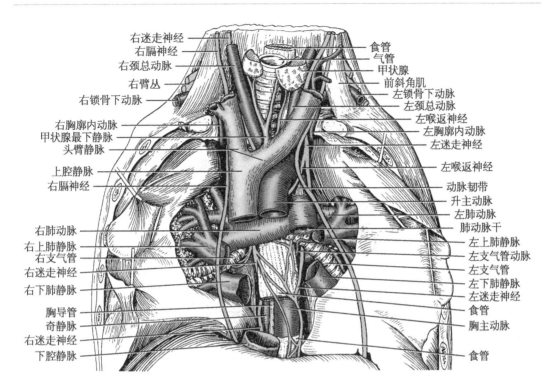

右迷走神经
右膈神经
右颈总动脉
右臂丛
右锁骨下动脉
右胸廓内动脉
甲状腺最下静脉
头臂静脉
上腔静脉
右膈神经
右肺动脉
右上肺静脉
右支气管
右迷走神经
右下肺静脉
胸导管
奇静脉
右迷走神经
下腔静脉

食管
气管
甲状腺
前斜角肌
左锁骨下动脉
左颈总动脉
左喉返神经
左胸廓内动脉
左迷走神经
左喉返神经
动脉韧带
升主动脉
左肺动脉
肺动脉干
左上肺静脉
左支气管动脉
左支气管
左下肺静脉
左迷走神经
食管
胸主动脉
食管

图 7-12　上纵隔与后纵隔

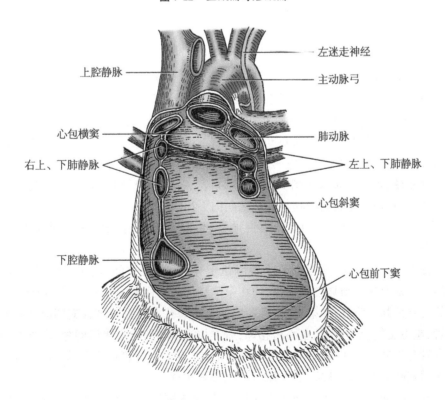

上腔静脉
心包横窦
右上、下肺静脉
下腔静脉

左迷走神经
主动脉弓
肺动脉
左上、下肺静脉
心包斜窦
心包前下窦

图 7-13　心包和心包窦

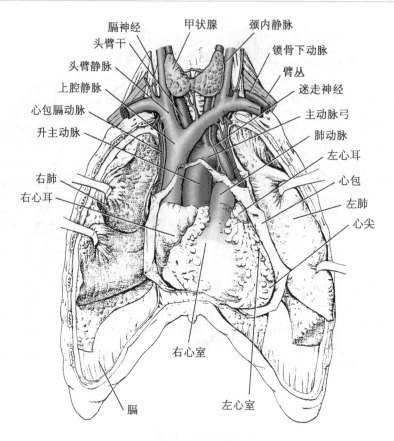

左上方标注：膈神经、头臂干、头臂静脉、上腔静脉、心包膈动脉、升主动脉、右肺、右心耳

顶部标注：甲状腺、颈内静脉

右上方标注：锁骨下动脉、臂丛、迷走神经、主动脉弓、肺动脉、左心耳、心包、左肺、心尖

下方标注：右心室、膈、左心室

图7-14　心与大血管根部

心在胸前壁的投影可用4点的连线来表示。左上点在左侧第2肋软骨下缘,距胸骨左缘1.2 cm;右上点在右侧第3肋软骨上缘,距胸骨右缘约1 cm;右下点在右侧第6肋胸肋关节处;左下点在左侧第5肋间隙,距前正中线7 ~ 9 cm(或在锁骨中线内侧1 ~ 2 cm),此点相当于心尖部。左、右上点连线为心上界,左、右下点连线为心下界。右侧上、下点间作一微凸向右的弧线为心右界,左上、下作一微凸向左的弧线为心左界。

(3) **膈神经** phrenic nerve(图7-10 ~ 7-12):左、右膈神经经胸廓上口入胸腔,伴心包膈血管越过肺根的前方,经纵隔胸膜与心包之间向下达膈。

3. **后纵隔**　内有食管、胸主动脉、胸导管、奇静脉、半奇静脉、迷走神经和交感干等(图7-12、7-15)。

(1) **食管** esophagus:食管胸部在上纵隔位于气管和脊柱之间,居正中线稍左侧,继经主动脉弓的右后方沿胸主动脉右侧下行,约在第7胸椎高度逐渐偏左,至第8、9胸椎平面斜跨主动脉的前方至其左前方,平第10胸椎穿膈的食管裂孔入腹腔。食管胸部前方由上而下依次与气管、左主支气管、心包及左心房相邻;后方与脊柱间形成**食管后间隙**,内含奇静脉和胸导管。食管有3处生理性狭窄,分别位于食管起端、左主支气管后方和穿膈的食管裂孔处,是异物滞留和肿瘤的好发部位,插入器械时也必须注意。

食管胸部的动脉,上纵隔段来自支气管动脉,下纵隔段主要来自胸主动脉发出的食管动脉。静脉与动脉伴行,大部分经半奇静脉和奇静脉汇入上腔静脉,食管下端的静脉经胃左静脉注入肝门静脉。食管胸部的淋巴主要注入纵隔后淋巴结和气管支气管淋巴结,其下段注入胃左淋巴结,上段有部分淋巴管直接汇入胸导管。

（2）**胸主动脉** thoracic aorta:平第4胸椎下缘左侧续自主动脉弓,初沿脊柱左侧下行,然后逐渐转至其前方,达第12胸椎高度穿经膈主动脉裂孔移行为腹主动脉。胸主动脉的左侧有纵隔胸膜遮盖,左后方有半奇静脉,右侧有食管(向下转至胸主动脉前方)、胸导管和奇静脉(图7-15)。

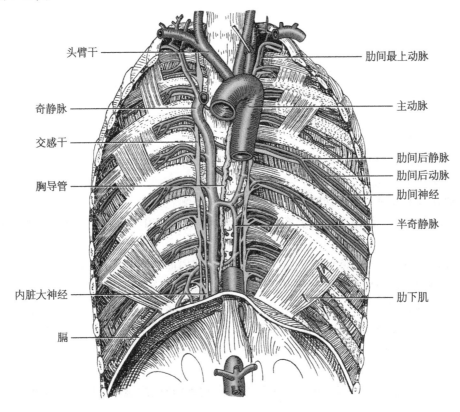

图7-15　后纵隔

（3）**胸导管** thoracic duct:起自位于腹腔内的乳糜池,经膈主动脉裂孔入胸腔,在胸主动脉与奇静脉之间、食管的后方、脊柱右前方上行(图7-15),约平第4、5胸椎处渐移至脊柱左前方,沿食管左侧上行至颈根部注入左静脉角。

（4）**奇静脉** azygos vein **和半奇静脉**:分别为右、左腰升静脉向上的延续,各行于脊柱的右前方和左前方。奇静脉达第4胸椎高度,向前绕过右肺根上方注入上腔静脉,它沿途接纳食管静脉、右肋间后静脉、椎静脉丛及半奇静脉等。半奇静脉接纳左下部肋间后静脉和副半奇静脉,约在第7～9胸椎高度,向右越过脊柱注入奇静脉。副半奇静脉收纳左上部肋间后静脉,注入半奇静脉(图7-15)。

（5）**迷走神经** vagus nerve:左、右迷走神经自颈部入胸腔,经肺根后方分别至食管的前、后面,其分支与交感神经构成食管丛,至食管下段再合成前干和后干,伴食管入腹腔(图7-10、7-11)。迷走神经在胸内分支还参与肺丛和心丛。此外,左迷走神经在主动脉弓左前方发出左喉返神经,勾绕主动脉弓上行至颈部。

（6）交感干 sympathetic trunk：位于脊柱两侧，奇静脉与半奇静脉的后方。它由 10 ~ 12 对胸交感干神经节及节间支组成（图 7-10、7-11、7-15）。胸神经节除有交通支与相应的肋间神经相连外，第 1 ~ 5 胸神经节还分支分布于胸腔脏器；第 6 ~ 9 及第 10 ~ 11 胸神经节发支分别组成内脏大、小神经，穿膈入腹腔终止于腹腔神经节和主动脉肾神经节。

（7）纵隔后淋巴结：位于心包的后方，食管胸部和胸主动脉周围，收纳这些部位和膈后部以及肝的淋巴，其输出淋巴管多直接注入胸导管。

［附一］解 剖 操 作

（一）尸位

尸体仰卧位。

（二）摸认体表标志

颈静脉切迹、胸骨角、剑突、第 2 ~ 10 肋、肋间隙、肋弓、胸骨下角和剑肋角。

（三）解剖胸前壁

1. 翻开胸上肢肌　将已切断的胸大、小肌翻向外侧。

2. 解剖肋间隙　沿第 2、3 肋上缘，从胸骨侧缘向后至腋中线，逐层切断肋间肌，观察其纤维方向。

3. 打开胸前壁　①清除第 1、2 肋间结构，暴露其内面的胸膜壁层。②手指伸入第 1、2 肋间隙，将胸膜壁层自肋内面轻轻推开，使之分离。注意将胸膜顶和第 1 肋分离清楚。③切断胸廓内动脉的上端。用肋骨剪自前斜角肌内侧向外下剪断第 1、2 肋。④从胸骨柄处掀起胸前壁，用手指伸进胸前壁后，轻轻将胸膜壁层从胸前壁内面分离开来。一边向下分离，一边沿腋中线剪断第 3 ~ 6 肋骨及其肋间结构。沿第 6 肋间隙向内侧切开肋间结构，并横断胸骨下端，取下胸前壁。

4. 剖查胸前壁内面结构　在胸骨两侧解剖出胸廓内动、静脉（图 7-5）。沿该血管可见数个胸骨旁淋巴结。

（四）剖查胸膜腔和肺

1. 原位观察胸腔内容　可见胸腔两侧部为胸膜腔及其包围的肺，中间部为纵隔。两侧胸膜腔前界靠近，但在上、下方分别为胸腺和心包占据，形成两个三角形的胸膜间区。

2. 探查胸膜腔　①在肋胸膜上作一纵切口，打开胸膜腔，伸入手指探查胸膜各部。②对照胸前壁探查两侧胸膜前界的体表投影。③向上探查胸膜顶的位置、投影及其与颈根部大血管和臂丛的毗邻关系。④向下探查胸膜下界的投影及肋膈隐窝的范围。

3. 剖查肺　①去除肋胸膜的前部，原位观察肺的位置，查验肺下缘的体表投影。②将手伸向纵隔胸膜与肺之间，触摸并观察肺根和肺韧带。逐个解剖出肺静脉、肺动脉及主支气管，然后切断。注意勿损坏行于肺根前方的膈神经和后方的迷走神经。③将肺取出，观察肺的形态及肺门结构的排列关系，然后收入标本缸。

（五）解剖肋间隙后部

剥去第 4、5 肋间隙后部的肋胸膜，查看肋间后血管及肋间神经在肋角内、外侧的行程和排列。

（六）解剖纵隔

1. 观察纵隔侧面结构　①通过两侧纵隔胸膜原位观察纵隔左、右侧面诸结构。②剥除右侧纵隔胸膜及胸后壁胸膜，剖查右肺根、上腔静脉、下腔静脉、奇静脉、右膈神经、右迷走神经、气管和食管、右侧交感干胸部和内脏大、小神经。前牵食管，在其后方于奇静脉左侧和脊柱前寻认胸导管（图 7-11、7-15）。③剥除左侧纵隔胸膜及胸后壁胸膜，剖查左肺根、主动脉弓和胸主动脉、左膈神经、左迷走神经、食管、左侧交感干胸部和内脏大、小神经。注意左主支气管与主动脉弓及食管的位置关系，左迷走神经越过主动脉弓左前方时，发出左喉返神经，勾绕主动脉弓返行向上（图 7-10）。

2. 剖查上纵隔的结构（图 7-12、7-14）　①观察胸腺的形态、位置、寻认纵隔前淋巴结。②摘除胸腺，观察左、右头臂静脉及上腔静脉的经过和属支。③在奇静脉注入上腔静脉处的上方，将上腔静脉切断，连同左、右头臂静脉向上翻起。观察主动脉弓及其发出的分支。④观察肺动脉干分叉为左、右肺动脉，左肺动脉起始部与主动脉弓之间连有动脉韧带。⑤在主动脉弓左前方查找左膈神经，在上腔静脉右侧查找右膈神经，观察其经行和分支。⑥在主动脉弓左前方偏后处，查找左迷走神经及左喉返神经。在右锁骨下动脉前方查找右迷走神经及右喉返神经。查看左、右迷走神经的行程、食管丛及汇合形成的前干和后干，确认前、后干入腹腔的部位。⑦向前牵开主动脉弓，清理结缔组织以显露气管，观察其位置、毗邻、分叉和左、右主支气管的差异。剖查气管支气管淋巴结及气管旁淋巴结。

3. 剖查下纵隔（图 7-13～7-15）

（1）探查心包腔：在心包前壁上部作一弧形切口，在沿两侧缘纵切，将心包前壁翻向下，查看心包的范围，心包上续升主动脉、肺动脉和上腔静脉的外膜，下方与膈中心腱愈合。用手指伸入肺动脉和升主动脉后方，左心房与上腔静脉前方，探查心包横窦。把心尖提起，将手指伸入心后探查左心房后壁，左、右肺静脉，下腔静脉与心包后壁之间的心包斜窦。

（2）原位观察心的形态、位置和毗邻。

（3）取心：在心包上方，切断升主动脉，在奇静脉注入上腔静脉处切断奇静脉（上腔静脉已切断），沿膈的上面用刀分离心包与中心腱并切断下腔静脉，然后分离心包与周围的其他联系，将心连同心包一起取出，收入标本缸。

（4）剖查后纵隔的结构：观察食管的经行和毗邻关系。观察胸主动脉的经行和毗邻关系。寻找纵隔后淋巴结。将食管牵向左侧，观察胸导管的经行和毗邻。查看位于脊柱两旁的奇静脉、半奇静脉。剖查交感干胸部的行程和分支（交通支及内脏大、小神经）。

［附二］胸部主要横断面

（一）经第 3、4 胸椎椎间盘横断面

断面经上纵隔中份（图 7-16）。纵隔前界为胸骨柄，后界为第 3 胸椎的椎体，两侧界为纵隔胸膜和左、右肺上叶内侧面。纵隔内结构自前向后为胸腺，左、右头臂静脉，主动脉弓的 3 大分支，气管和食管。在气管和食管之间左侧的沟内有左喉返神经。交感干胸部位于肋头前方，纵隔两侧是左、右肺上叶。在此断层两侧腋窝内可见腋血管和臂丛等结构。

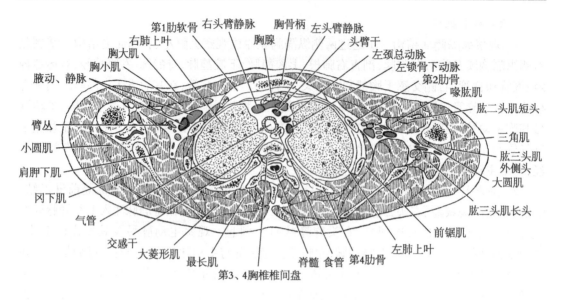

图7-16 经第3、4胸椎椎间盘横断面(男性)

（二）经第5、6胸椎椎间盘横断面

断面经下纵隔上份(图7-17)。纵隔前界为胸骨体；后界为第5、6胸椎椎间盘；其外侧邻肺门中部、纵隔胸膜及左、右肺内侧面。左、右肺斜裂近水平位，分隔两肺的上、下叶。前纵隔内有呈三角形的胸腺。中纵隔内由右向左为上腔静脉、升主动脉、肺动脉权及其向右发出的右肺动脉。后纵隔前部可见左主支气管及右中、下叶支气管；后方有奇静脉、食管、胸主动脉和左肺动脉的下叶支。右肺门可见右肺中、下叶支气管，左肺门内可见左肺上叶支气管和左肺动脉的下叶支。

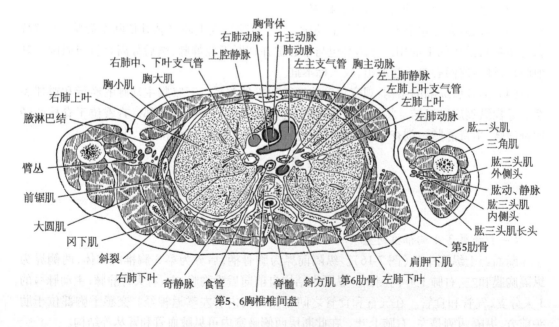

图7-17 经第5、6胸椎椎间盘横断面(男性)

（三）经第 6、7 胸椎椎间盘横断面

断面经下纵隔中份（图 7-18）。纵隔前界为胸骨体；后界为第 6、7 胸椎椎间盘；两侧界为左、右肺门中部，纵隔胸膜和左、右肺内侧面。左、右肺的斜裂仍呈水平位，分隔左、右肺的上、下叶，上叶在前，下叶在后。右肺出现水平裂，位于斜裂之前，两裂之间为右肺中叶。右肺门内有右上肺静脉、右肺中叶支气管、下叶支气管和右肺动脉，左肺门内有左肺下叶支气管、肺动脉和左下肺静脉的属支。前纵隔内仅含少量疏松结缔组织。中纵隔内有心和心包。右心房居右，右心耳在前，内有梳状肌，腔静脉窦在后，有上腔静脉注入。右心室的动脉圆锥居左前方，其右后方有升主动脉。右心房、室之间有冠状沟，沟内可见左、右冠状动脉的断面。左心房后壁居断面的后方，可见左、右上肺静脉注入左心房。后纵隔内可见食管、奇静脉、胸导管及胸主动脉。

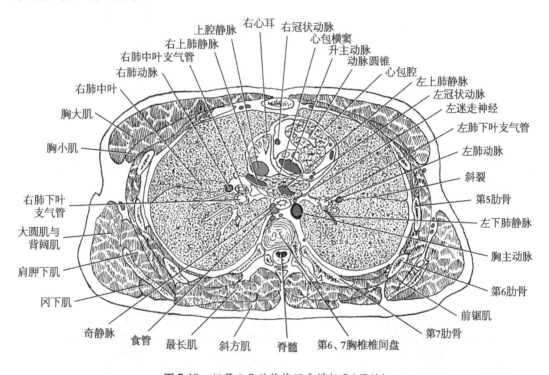

图7-18 经第 6、7 胸椎椎间盘横断面（男性）

（四）经第 8 胸椎下份横断面

断面经下纵隔下份（图 7-19）。纵隔前界为胸骨体，后界为第 8 胸椎体，两侧界为纵隔胸膜和两肺内侧面。两肺斜裂前移，下叶扩大。右肺中叶约占右肺前半，上叶甚小，呈三角形，位于心的右前方。中纵隔内的心呈现 3 个腔。左心房消失，右心房及右心室占右侧 1/3，借右房室口相通，口缘有三尖瓣的前尖。左心室占心左侧 2/3，室壁肌层甚厚。心外周是心包腔和心包。后纵隔内的食管在心后方，周围有左、右迷走神经。食管后方自右向左可见奇静脉、胸导管和胸主动脉。

（五）经第 9、10 胸椎椎间盘横断面

经纵隔下界的断面（图 7-20）。前界为剑突，后为第 9、10 胸椎椎间盘。由于膈穿向上隆突，故断面可见膈和腹腔脏器断面。膈断面呈椭圆形，肝占右侧大部，肝背侧可见下腔静

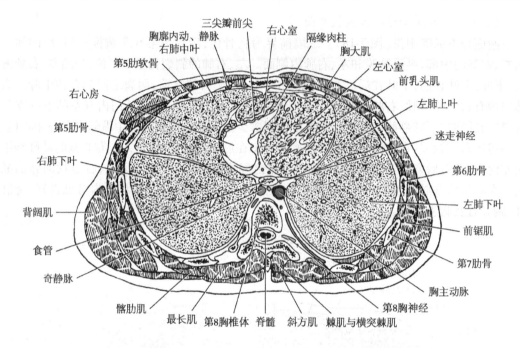

图 7-19　经第 8 胸椎下份横断面（男性）

脉，并有肝右、肝中间、肝左静脉注入；胃底占据左侧。两肺缩小呈弧形，已接近下缘。中纵隔内仅见心尖和心包。后纵隔内有食管、奇静脉、胸导管和胸主动脉。

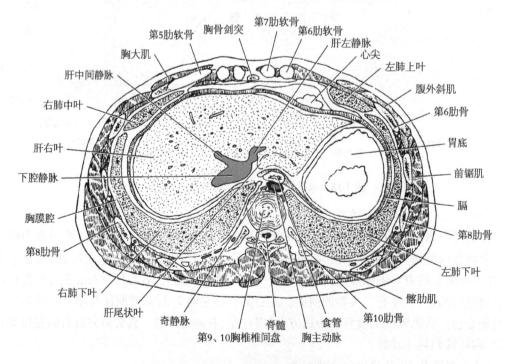

图 7-20　经第 9、10 胸椎椎间盘横断面（男性）

（王德广　曲德伟）

第八章 腹　　部

概　　述

腹部 abdomen 位于胸部与盆部、下肢之间。腹部包括腹壁、腹腔和腹腔内器官。

（一）境界

腹壁上界为胸骨剑突、肋弓、第 11 肋前端、第 12 肋下缘到第 12 胸椎棘突的连线,下界为耻骨联合上缘、耻骨嵴、耻骨结节、腹股沟、髂嵴到第 5 腰椎棘突的连线。腹壁借腋后线的延长线为界分为腹前外侧壁和腹后壁。腹腔上方以向上膨隆的膈与胸腔分隔,下方以骨盆上口为界与盆腔相通,因此腹腔的上下范围较腹壁的界限为大。

（二）分区

为了描述腹腔器官的位置,通常用两条水平线和两条垂直线将腹部分为 9 区(图 8-1),上水平线为经过两侧肋弓下缘最低点的连线,下水平线为经过两侧髂结节的连线;两条垂直线分别为左、右腹股沟韧带中点向上的垂直线。9 个区分别是:上为**腹上区**和**左、右季肋区**;中为**脐区**和**左、右腹外侧区**;下为**腹下区**和**左、右髂区**。

（三）结构概况

腹前外侧壁主要由皮肤、筋膜和扁肌构成,腹后壁由脊柱、腰大肌和腰方肌等构成。腹壁和膈围成腹腔,容纳消化系统大部分脏器、泌尿系统部分脏器、脾、肾上腺以及血管、神经和淋巴管等。

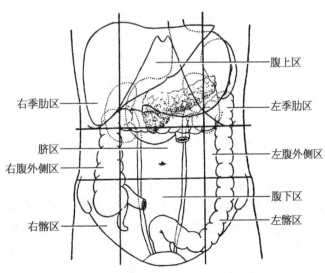

图 8-1　腹部的分区

（四）体表标志

在腹壁上界从中线向两侧可扪到胸骨剑突、肋弓、第 11 肋和第 12 肋前端,在腹壁下界可扪到耻骨联合上缘、耻骨嵴、耻骨结节、髂前上棘和髂嵴等。

腹前壁的正中线与其深部的腹白线位置相当,脐一般平第 2、3 腰椎间,正中线两侧可见腹直肌的隆起。腹前壁与股部的交界处为腹股沟,其深部有腹股沟韧带。

第一节　腹　　壁

一、腹前外侧壁

腹前外侧壁由浅入深依次为皮肤、浅筋膜、肌层、腹横筋膜、腹膜外筋膜和壁腹膜。在腹前壁下部的两侧为腹股沟区,此区腹壁肌层间有一裂隙,称为腹股沟管,内含精索（男）或子宫圆韧带（女）。腹股沟区是腹壁的薄弱处,可发生疝。

（一）皮肤和浅筋膜

腹部皮肤富有弹性,整形外科常取腹部皮瓣修复缺损。

腹部浅筋膜在脐以下分为浅、深两层,浅层脂肪较多,称为**脂肪层**（**Camper 筋膜**）,其厚度因人的胖瘦而异;深层富有弹性纤维,较致密,称为**膜性层**（**Scarpa 筋膜**）。膜性层在前正中线与其深侧的腹白线结合,向下至腹股沟韧带稍下方约一横指处与大腿深筋膜愈着,但在耻骨联合与耻骨结节之间与深层结构结合疏松,向下向后续为浅会阴筋膜（Colles 筋膜）。因此,尿道球部损伤引起尿外渗时,尿液可由会阴部经耻骨联合与耻骨结节之间扩散到腹前壁浅筋膜膜性层的深侧,但不到股部。

浅筋膜内含有浅动、静脉,浅淋巴管和皮神经。

1. 浅动脉　腹前外侧壁上半部的浅动脉细小,主要是肋间后动脉和腹壁上动脉的分支。腹前外侧壁下半部有两条较大的浅动脉,它们均起自股动脉:①**腹壁浅动脉** superficial epigastric artery,向内上方越过腹股沟韧带中、内侧 1/3 交界处行至脐区。②**旋髂浅动脉** superficial iliac circumflex artery,沿腹股沟韧带斜向外上,分布于髂前上棘附近。这两条浅动脉走在浅筋膜深、浅两层之间,并有同名静脉伴行,故在临床上常作为血管蒂在下腹部切取皮瓣。

2. 浅静脉　腹前外侧壁的浅静脉很丰富,尤其在脐区,浅静脉吻合成**脐周静脉网**。脐以上的浅静脉经**胸腹壁静脉**注入腋静脉,脐以下的浅静脉经**腹壁浅静脉**注入大隐静脉（图 8-2）。脐周静脉网与腹前壁深层的腹壁上、下静脉交通,并经附脐静脉与肝门静脉交通。

3. 浅淋巴管　脐以上的浅淋巴管注入腋淋巴结,脐以下的注入腹股沟浅淋巴结。

4. 皮神经　腹前外侧壁的皮神经发自下 6 对胸神经和第 1 腰神经的前支（图 8-2）。第 7～11 肋间神经和肋下神经的外侧皮支在腋中线的延长线处穿腹外斜肌浅出,前皮支在正中线两旁穿腹直肌鞘前层浅出。髂腹下神经的终支在腹股沟管浅环上方穿腹外斜肌腱膜浅出,分布于腹下区的皮肤。髂腹股沟神经的终支伴精索出腹股沟管浅环,分布于浅环附近、阴囊（或大阴唇）和股内侧最上部的皮肤。

腹前外侧壁皮神经的分布有明显的节段性:第 6 胸神经分布于剑突平面,第 8 胸神经分布于肋弓最低点平面,第10胸神经分布于脐平面,第12胸神经和第1腰神经分布于腹股沟区。根据腹壁皮肤感觉障碍的平面,可以判断脊髓胸段或胸椎病变的部位。

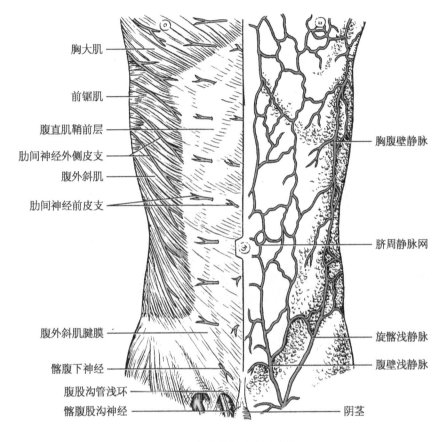

胸大肌
前锯肌
腹直肌鞘前层
肋间神经外侧皮支
腹外斜肌
肋间神经前皮支

腹外斜肌腱膜
髂腹下神经
腹股沟管浅环
髂腹股沟神经

胸腹壁静脉
脐周静脉网
旋髂浅静脉
腹壁浅静脉
阴茎

图 8-2 腹前外侧壁浅层结构

(二) 肌层

腹前外侧壁的肌肉包括前正中线两侧的腹直肌及外侧的腹外斜肌、腹内斜肌和腹横肌3层阔肌。

1. **腹直肌** rectus abdominis　呈扁长带状,起自耻骨联合上缘和耻骨嵴,止于剑突和第5~7肋软骨外面(图8-3)。此肌有3 ~ 4条横向腱划,将其分隔成4~5个肌腹。腹直肌被腹直肌鞘包裹,两侧腹直肌鞘之间为腹白线。

2. **腹外斜肌** obliquus externus abdominis　为最浅的阔肌,以8个肌齿起自第5~12肋外面,肌束斜向前下方,后下部止于髂嵴,其余部分移行为腱膜,经腹直肌前面至正中线与对侧的同名腱膜结合,参加构成腹直肌鞘前层和腹白线(图8-2、8-4)。腹外斜肌腱膜的下缘向后卷曲增厚,张于髂前上棘与耻骨结节之间,称为**腹股沟韧带** inguinal ligament。此韧带内侧端的部分纤维向上反转,经精索深侧移行于腹直肌鞘前层,称为**反转韧带** reflected ligament;另一小部分纤维向后下折转,附着于耻骨梳,形成三角形的**腔隙韧带** lacunar ligament(**陷窝韧带**)(图8-5),该韧带向外侧延续为**耻骨梳韧带**。在耻骨结节外上方,腹外斜肌腱膜有一三角形裂孔,称为**腹股沟管浅环(皮下环)**。此环由腹外斜肌腱膜形成的**内、外侧脚**夹成,内侧脚附着于耻骨联合,外侧脚附着于耻骨结节。环的外上方,两脚之间有横向的**脚间纤维**(图8-5、8-6)。

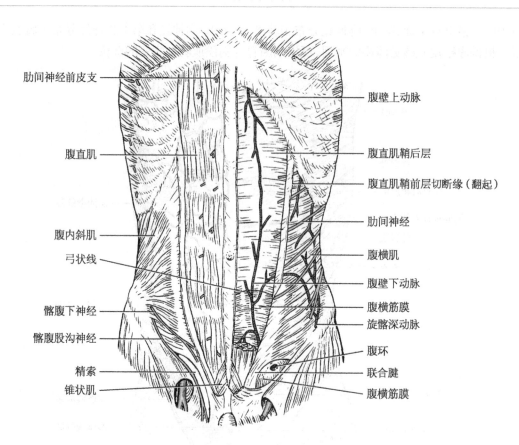

肋间神经前皮支

腹直肌

腹内斜肌

弓状线

髂腹下神经

髂腹股沟神经

精索

锥状肌

腹壁上动脉

腹直肌鞘后层

腹直肌鞘前层切断缘（翻起）

肋间神经

腹横肌

腹壁下动脉

腹横筋膜

旋髂深动脉

腹环

联合腱

腹横筋膜

图 8-3　腹前外侧壁深层结构

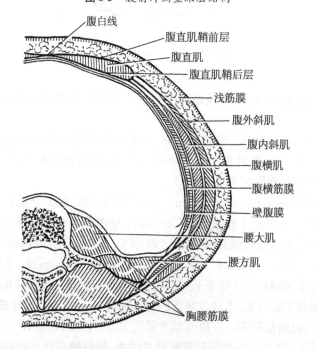

腹白线

腹直肌鞘前层

腹直肌

腹直肌鞘后层

浅筋膜

腹外斜肌

腹内斜肌

腹横肌

腹横筋膜

壁腹膜

腰大肌

腰方肌

胸腰筋膜

图 8-4　腹壁层次（腰部横切面）

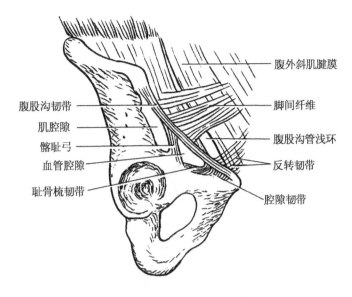

图8-5　反转韧带和腔隙韧带

图中标注（左侧，自上而下）：腹股沟韧带、肌腔隙、髂耻弓、血管腔隙、耻骨梳韧带

图中标注（右侧，自上而下）：腹外斜肌腱膜、脚间纤维、腹股沟管浅环、反转韧带、腔隙韧带

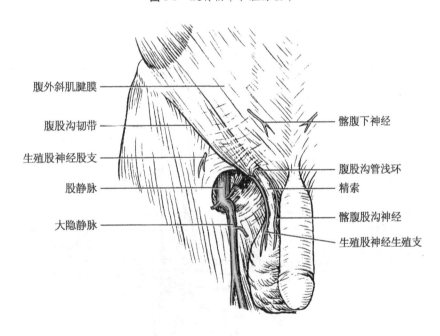

图8-6　腹外斜肌腱膜和腹股沟管浅环

图中标注（左侧，自上而下）：腹外斜肌腱膜、腹股沟韧带、生殖股神经股支、股静脉、大隐静脉

图中标注（右侧，自上而下）：髂腹下神经、腹股沟管浅环、精索、髂腹股沟神经、生殖股神经生殖支

3. **腹内斜肌** obliquus internus abdominis　位于腹外斜肌深侧,起于胸腰筋膜、髂嵴和腹股沟韧带外侧2/3,肌束向前上方呈扇形散开,后部向上止于下3肋,余部向前延为腱膜,至腹直肌外侧缘处分为两层分别织入腹直肌鞘前、后层,并参与构成腹白线(图8-3、8-4)。腹内斜肌下缘游离,呈弓状跨越精索上方,向内侧延为腱膜,并与腹横肌腱膜叠合成**腹股沟镰** inguinal falx(**联合腱**),向下经精索后方止于耻骨结节附近。腹内斜肌最下部少量肌束随精索降入阴囊,兜绕睾丸,称为**提睾肌**(图8-7)。

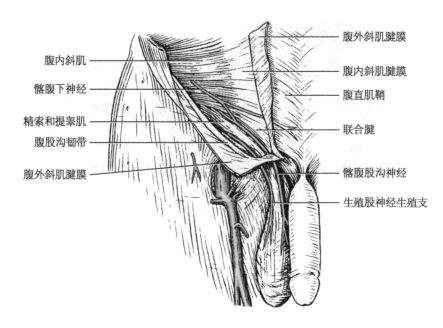

图 8-7 腹股沟管(前壁已翻开)

4. **腹横肌** transversus abdominis　位于腹内斜肌深侧,起自下 6 肋内面、胸腰筋膜、髂嵴和腹股沟韧带的外侧 1/3,横向前内侧,至腹直肌外侧移行为腱膜,参与构成腹直肌鞘后层、腹白线和联合腱,下缘肌束参与构成提睾肌(图 8-3、8-4、8-8)。

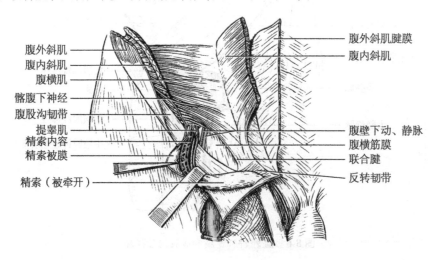

图 8-8 腹股沟管后壁

腹前外侧群肌收缩时可增加腹内压以助排便、分娩、咳嗽和呕吐,降肋助呼气,使脊柱前屈、侧屈和旋转。

5. **腹直肌鞘** sheath of rectus abdominis　包裹腹直肌,由 3 层阔肌的腱膜构成。腹内斜肌腱膜在腹直肌外侧缘处分为两层,分别会同腹外斜肌和腹横肌腱膜构成腹直肌鞘前层和后层(图 8-2～8-4)。鞘的前层与腹直肌腱划紧密愈着,鞘的后层与腹直肌连接疏松,其间有血管、神经通行。腹直肌鞘的下 1/4 部没有后层,3 层阔肌的腱膜全部参加构成鞘的前层。腹直肌鞘后层的游离下缘呈向上凹入的弧线,称为**弓状线**(图8-3)。在弓状线以下,腹直肌后面直接与腹横筋膜紧贴(图8-9)。

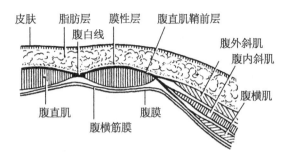

图8-9 腹直肌鞘横切面(弓状线以下)

6. **腹白线** linea alba of abdomen　位于前正中线上,胸骨剑突与耻骨联合之间(图8-3、8-4、8-9),由3对阔肌的腱膜交错编织而成,坚韧而少血管。腹白线上部较宽,中部有圆形的脐环,此处是腹前壁薄弱部位之一,若腹腔脏器由此向体表膨出,即为脐疝。

(三)深筋膜

腹前外侧壁的深筋膜随着3层阔肌的配布而分为4层:第1层覆盖腹外斜肌的浅面,在该肌腱膜表面的部分较薄弱,并与腱膜紧密结合。第2层覆盖在腹内斜肌外面,很薄弱。第3层介于腹内斜肌和腹横肌之间,将两肌结合较紧,内有血管、神经通过。第4层衬贴于腹横肌、腹直肌鞘后层、腹直肌下部(弓状线以下)和腹白线的内面,称为**腹横筋膜** transverse fascia。在腹横筋膜与壁腹膜之间富有脂肪组织,称为**腹膜外筋膜**(腹膜外脂肪层)。

(四)深部血管、淋巴管、淋巴结和神经

1. 动脉

(1)**腹壁上动脉** superior epigastric artery:为胸廓内动脉向下的直接延续,先在腹直肌鞘后层与腹直肌之间下行,然后穿入腹直肌(图8-3)。

(2)**腹壁下动脉** inferior epigastric artery:起于髂外动脉末段,于腹膜与腹横筋膜之间走向上内侧,穿腹横筋膜,在弓状线处进入腹直肌鞘,上行于鞘的后层与腹直肌之间,分支穿入腹直肌,并与腹壁上动脉吻合(图8-3、8-16)。腹壁下动脉的体表投影相当于腹股沟韧带内侧1/3与中1/3交界点至脐的连线。在下腹部进行腹膜腔穿刺时应注意避开此动脉。

(3)**旋髂深动脉** deep iliac circumflex artery:与腹壁下动脉在同一高度起于髂外动脉,沿腹股沟韧带后面向外上方达髂前上棘内侧,分出一较大的升支经腹内斜肌与腹横肌间上行,主干沿髂嵴向后,约在其中点穿腹横肌至腹横肌与腹内斜肌之间,发出分支分布于附近的肌肉(图8-3、8-16)。

(4)第7~11**肋间后动脉**、**肋下动脉**和**腰动脉**:行于腹横肌与腹内斜肌之间。

2. 静脉　腹壁的深静脉与同名动脉伴行。

3. 淋巴回流　腹前外侧壁上部的深淋巴管注入肋间淋巴结和胸骨旁淋巴结,中部的深淋巴管注入腰淋巴结,下部的注入髂外淋巴结。

4. 神经

(1)第7~11**肋间神经**和**肋下神经**:经肋弓深侧向前下进入腹壁,走在腹内斜肌与腹横肌之间(图8-3),至腹直肌外侧缘穿入腹直肌鞘,沿途发出分支支配3层阔肌和腹直肌,末梢支穿经腹直肌及其鞘浅出成前皮支。各神经在腹外侧壁还发出外侧皮支。

（2）**髂腹下神经** iliohypogastric nerve：是腰丛的分支，在髂嵴上方穿过腹横肌，行于腹横肌与腹内斜肌之间，至髂前上棘内侧约 2.5 cm 处再穿过腹内斜肌，行于腹外斜肌腱膜深面，终支从腹股沟管浅环上方浅出至皮下（图 8-7）。此神经沿途发出分支分布于臀外侧区和下腹部的皮肤以及经过处的腹壁肌。

（3）**髂腹股沟神经** ilioinguinal nerve：也是腰丛的分支，平行走在髂腹下神经下方，至髂前上棘附近穿出腹横肌，继穿过腹内斜肌，伴精索（男）或子宫圆韧带（女）通过腹股沟管，终支出浅环，沿途发支支配经过处的腹壁肌，终支分布于阴囊（男）或大阴唇（女）前部的皮肤（图 8-7）。

（五）腹股沟区的结构

通过髂前上棘作一水平线，此线与腹股沟韧带、腹直肌外侧缘围成一三角形区域，称为腹股沟区。此区含腹股沟管和腹股沟三角。腹股沟管的形成与胚胎时期睾丸的下降有关。

1. 睾丸下降与腹股沟管及精索的形成　在胚胎时期，睾丸位于腹后壁脊柱两侧的壁腹膜后面，在睾丸下端与未来阴囊底部之间连有纤维-肌性的睾丸引带。随着胚胎的发育，腹膜随同睾丸引带向下膨出，形成指套状盲囊即腹膜鞘突，腹前壁的各层也随同鞘突和引带膨出。鞘突和引带通过腹前壁处形成腹股沟管。在此过程中，睾丸也逐渐下降（图 8-10），胚胎 3 个月降至髂窝，7 个月降至腹股沟管腹环处，8 个月左右降入阴囊。如生后睾丸仍滞留在髂窝或腹股沟管等处，即为隐睾。胎儿出生前后，腹膜鞘突近侧段闭锁成为鞘韧带，远侧段包绕睾丸成为睾丸鞘膜。如果出生后鞘突近侧段不闭锁，腹腔脏器可进入鞘突，形成先天性腹股沟斜疝。

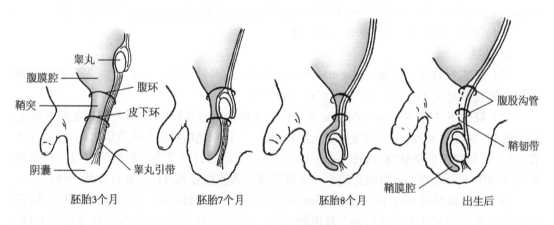

图 8-10　睾丸下降的过程

随鞘突和引带膨出的腹前壁各层形成精索和睾丸的 3 层被膜（表 8-1）。精索被膜包裹睾丸血管、淋巴管、神经、输精管和鞘韧带等，构成精索。

表 8-1　精索被膜与腹前壁层次的对应关系

精索被膜层次	腹前壁层次
精索外筋膜	腹外斜肌腱膜
提睾肌	腹内斜肌和腹横肌
精索内筋膜	腹横筋膜

在女性,卵巢始终留在腹腔内,卵巢固有韧带及子宫圆韧带与睾丸引带相当。子宫圆韧带穿经腹股沟管止于阴阜和大阴唇皮下。

2. **腹股沟管** inguinal canal 位于腹股沟韧带内侧半的上方,是腹前壁下部斜向内下的肌间裂隙,左、右各一。腹股沟管长约4.5 cm,有四壁两口(图8-11,8-6～8-8):**前壁**是腹外斜肌腱膜,在管的外侧端腹外斜肌腱膜深侧还有腹内斜肌的部分肌束;**后壁**是腹横筋膜、联合腱和反转韧带;**上壁**是腹内斜肌和腹横肌的弓状下缘;**下壁**是腹股沟韧带。外口即腹股沟管浅(皮下)环,为腹外斜肌腱膜的三角形裂孔,位于耻骨结节外上方;内口即**腹股沟管深(腹)环**,为腹横筋膜外突形成的环口,位于腹股沟韧带中点上方约1.5 cm处,腹壁下动脉的外侧。腹股沟管内有精索(男)或子宫圆韧带(女)以及髂腹股沟神经通过。

3. **腹股沟三角**(Hesselbach 三角) 位于腹股沟区的内侧份,由腹股沟韧带内侧半、腹直肌外侧缘和腹壁下动脉围成(图8-11)。此三角浅层为腹外斜肌腱膜,深层为联合腱和腹横筋膜。

腹股沟区的腹股沟管和腹股沟三角都是腹壁的薄弱部位,在某些情况下腹腔器官(如小肠、大网膜等)可经此处由腹腔内向腹壁浅层膨出,形成腹股沟斜疝或直疝(图8-11、8-12)。腹股沟斜疝是指腹腔器官由腹壁下动脉外侧经腹股沟管深环突入腹股沟管,也可进一步在精索被膜包裹之中脱出腹股沟管浅环降入阴囊。膨出的器官所推顶的壁腹膜形成疝囊;先天性腹股沟斜疝的疝囊为未闭锁的腹膜鞘突。腹股沟直疝则是腹腔器官由腹壁下动脉内侧的腹股沟三角区直接向腹壁浅层突出形成的。

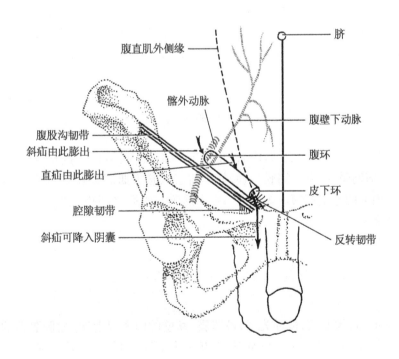

图8-11 腹股沟管和腹股沟三角的位置

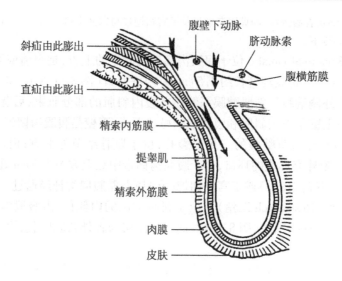

图 8-12　腹股沟斜疝和直疝膨出的位置

二、腹后壁

腹后壁由脊柱腰部及其两侧的软组织构成。腹后壁的大部分内容已在背部叙述,在此仅述其最深层的肌和筋膜。

（一）肌

1. 髂腰肌 iliopsoas　属下肢肌,由髂肌和腰大肌组成。髂肌呈扇形,起于髂窝;腰大肌呈柱形,位于脊柱腰部的两侧,起于腰椎体和椎间盘的侧面以及横突根部,两肌会合经腹股沟韧带深侧的肌腔隙下行,止于股骨小转子(图 8-32、8-33)。髂腰肌可使髋关节屈曲和外旋,当下肢固定时可使骨盆和躯干前屈。

2. 腰方肌 quadratus lumborum　在腰大肌的外侧,起于髂嵴,止于第 12 肋和腰椎横突(图 8-32、8-33)。此肌可降第 12 肋和使脊柱侧屈。

（二）腹内筋膜

腹内筋膜是被覆腹壁最深层肌内面和膈下的深筋膜(图 8-4)。按其覆盖肌的不同可分为膈下筋膜、腹横筋膜、腰方肌筋膜(胸腰筋膜前层)、腰大肌筋膜和髂筋膜等。腹内筋膜向下延续为盆壁内面的盆壁筋膜。腹后壁的腹内筋膜与腹膜之间构成腹膜后隙,此隙向两侧延续为腹膜外筋膜。

第二节　腹膜和腹膜腔

腹膜 peritoneum 属浆膜,薄而光滑,被覆腹、盆壁的内面以及腹、盆腔脏器的表面,前者称**壁腹膜**,后者称**脏腹膜**。脏、壁腹膜相互移行,两层间围成**腹膜腔** peritoneal cavity(图 8-13 ~ 8-15)。男性腹膜腔是密闭的,女性腹膜腔可经输卵管腹腔口,通过输卵管、子宫、阴道与外界相通。

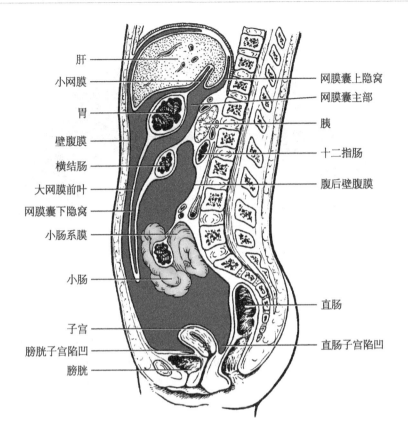

肝

小网膜

胃

壁腹膜

横结肠

大网膜前叶

网膜囊下隐窝

小肠系膜

小肠

子宫

膀胱子宫陷凹

膀胱

网膜囊上隐窝

网膜囊主部

胰

十二指肠

腹后壁腹膜

直肠

直肠子宫陷凹

图 8-13　腹膜腔正中矢状断面

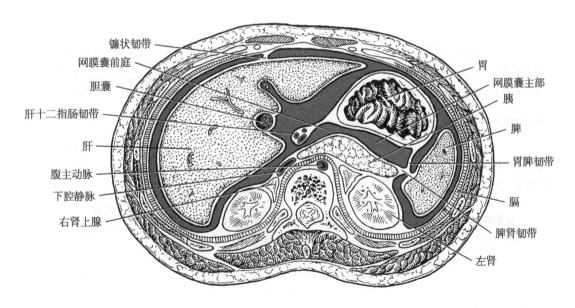

镰状韧带

网膜囊前庭

胆囊

肝十二指肠韧带

肝

腹主动脉

下腔静脉

右肾上腺

胃

网膜囊主部

胰

脾

胃脾韧带

膈

脾肾韧带

左肾

图 8-14　腹膜腔横切面(经腹上区)

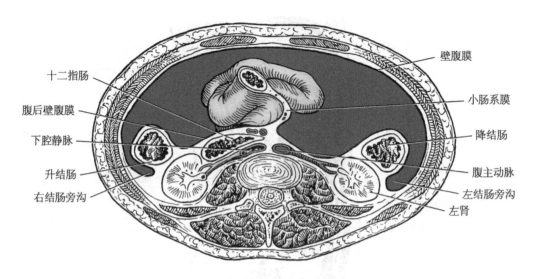

图 8-15 腹膜腔横切面（经脐区）

腹膜能产生浆液润滑脏器表面,减少脏器之间以及脏器与腹壁、盆壁之间的摩擦。腹膜有吸收功能。在正常情况下,浆液的产生和吸收处于动态平衡,腹膜腔内仅保持少量浆液。在某些病理情况下,腹膜渗出增多,便出现腹腔积液(腹水)。腹膜还有防御和修复能力,手术缝合后能很快愈合。但如手术操作粗暴、过度刺激腹膜或胃肠在空气中暴露时间过长,可导致术后粘连。

一、腹膜形成的结构

（一）腹前壁的腹膜结构

腹前壁脐以下的腹膜形成一些皱襞和凹陷(图 8-16)。

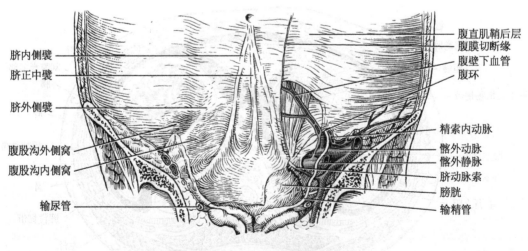

图 8-16 腹前壁腹膜的皱襞和凹陷

1. **脐正中襞** 连于膀胱尖和脐之间,内含脐正中韧带,此韧带为胚胎时期脐尿管的遗迹。

2. **脐内侧襞** 　成对,沿脐正中襞的两侧向上连到脐,内含脐内侧韧带,此韧带为胚胎时期脐动脉的遗迹。

3. **脐外侧襞**(腹壁下动脉襞) 　成对,在脐内侧襞的外侧,内含腹壁下动脉。在腹股沟韧带的上方,腹壁下动脉襞的内、外侧,腹膜形成凹陷,分别为**腹股沟内、外侧窝**。前者相当腹股沟三角处,直疝由此膨出;后者正对腹股沟管腹环,斜疝经此突入腹股沟管。

(二)腹膜移行形成的结构

腹膜从腹壁、盆壁移行至脏器或从一脏器移行至另一脏器时,形成了一些系膜、网膜、韧带或皱襞,这些结构可悬吊或固定脏器,并大多含有分布于脏器的血管和神经。

1. **镰状韧带** falciform ligament 和**冠状韧带** coronary ligament 　连于腹前壁、膈与肝之间。镰状韧带呈矢状位,由左、右两层腹膜构成,是肝左、右叶上面的腹膜向膈和腹前壁反折而成(图8-14、8-17),下端至脐,其游离缘内有肝圆韧带。冠状韧带由前、后两层腹膜构成(图8-13),前层从膈下面反折至肝左、右叶膈面后部,并分别与镰状韧带的左、右层腹膜移行;后层从膈下面反折至肝膈面后下部。两层之间肝的表面没有腹膜覆盖,称为裸区。冠状韧带的两层腹膜在左、右两端会合,形成冠状位的**左、右三角韧带**。

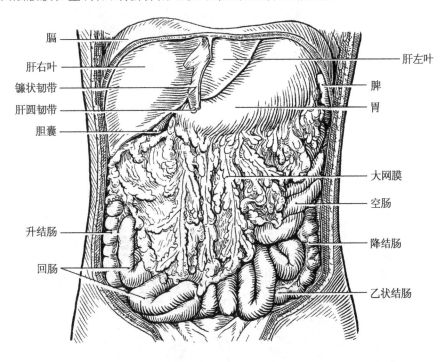

图 8-17 　腹腔脏器原位图

2. **小网膜** lesser omentum 　是肝下面的腹膜在肝门处下延形成双层的腹膜结构,连至胃小弯和十二指肠上部,分别成为**肝胃韧带**和**肝十二指肠韧带**,总称小网膜(图8-13、8-18)。在肝十二指肠韧带内有肝固有动脉、胆总管和肝门静脉。

3. **胃脾韧带** 　连于胃底与脾门之间,为双层腹膜结构(图8-14)。

4. **脾肾韧带** 　由脾门向后连至左肾的前面,由双层腹膜构成(图8-14)。

5. **膈结肠韧带** 　是连于结肠左曲与膈之间的腹膜皱襞(图8-19),有悬吊结肠以及承托脾的作用。该韧带的发育程度因人而异。

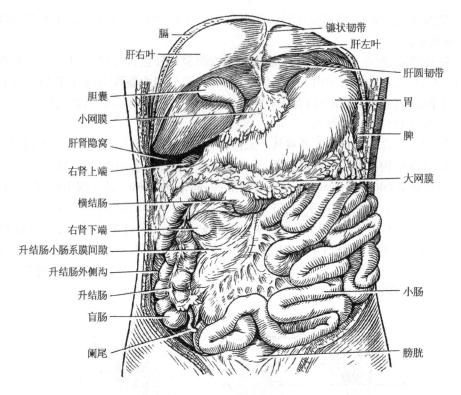

图 8-18　腹腔脏器(肝推向上,小肠拉向左)

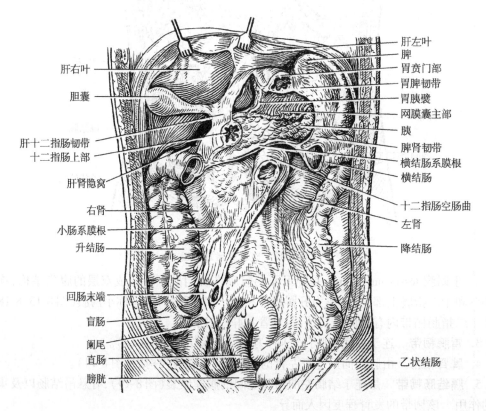

图 8-19　腹腔脏器(胃、横结肠大部分和空、回肠已切除)

6. **大网膜 greater omentum**   被覆胃前、后壁的腹膜在胃大弯侧叠合,在横结肠和小肠前下垂,约至骨盆缘又反折向上附着于横结肠,构成围裙状的大网膜(图 8-13、8-17)。因此大网膜由 4 层腹膜组成,前两层相贴成前叶,后两层相贴成后叶,两叶之间存在间隙,成年后两叶常不同程度地愈合。大网膜的活动度大,具有包裹炎性病灶从而限制炎症蔓延的作用。小儿的大网膜较短,故在阑尾炎阑尾穿孔时易扩散为弥漫性腹膜炎。

7. **横结肠系膜 transverse mesocolon**   包被横结肠的腹膜在深侧合成双层,向后上方连至腹后壁(图 8-13、8-19)。

8. **十二指肠上襞**   为连于十二指肠空肠曲左侧与横结肠系膜根下方的腹膜皱襞(图 8-19、8-20)。手术时常以此作为空肠起点的标志。在其右上方深部有连于十二指肠空肠曲与膈右脚的结缔组织和肌纤维,称为**十二指肠悬肌(十二指肠悬韧带)**。

9. **小肠系膜 mesentery**   为将空、回肠悬系于腹后壁的双层腹膜结构(图 8-13、8-15),呈扇形,中部从肠管至腹后壁长约 20 cm。在腹后壁的附着部称为**小肠系膜根**(图 8-19、8-20),从第 2 腰椎左侧向右下至右骶髂关节前面。剖腹探查时,可以此辨认小肠的远、近端。

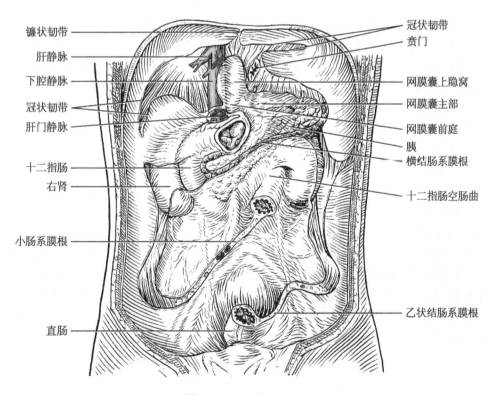

图 8-20 腹后壁腹膜

10. **乙状结肠系膜 mesosigmoid** 和**阑尾系膜 mesoappendix**   两者是双层腹膜结构,前者附着于左髂窝,后者附着于小肠系膜根右下端的下面(图 8-19),呈三角形。

11. **卵巢悬韧带(骨盆漏斗韧带)**   从卵巢上端向上连至盆腔侧壁,内含卵巢血管。

12. **子宫阔韧带 broad ligament of uterus**   子宫前、后面的腹膜在子宫的两侧叠合,并向左、右连于盆腔侧壁,构成子宫阔韧带,其上缘内含输卵管。

二、腹膜腔分区

整个腹膜腔以横结肠及其系膜为界分为结肠上区和结肠下区(图 8-19)。

(一) 结肠上区

结肠上区介于膈与横结肠及其系膜之间,又称**膈下间隙**,它被肝分为肝上和肝下间隙。**肝上间隙**又被肝镰状韧带分为左、右两部;**肝下间隙**的左侧份容纳脾,中间有胃,右侧深部为**肝肾隐窝** hepatorenal recess。此窝介于肝右叶与右肾上端之间,身体平卧时是腹膜腔在骨盆入口以上的最低部位。在小网膜和胃的后方为**网膜囊** omental bursa(图 8-13、8-14、8-19、8-20),是腹膜腔的一部分,借网膜孔向右与腹膜腔的主部相通。**网膜孔** omental foramen 的前界为肝十二指肠韧带,后界为覆被下腔静脉的腹膜,上界为肝尾状叶,下界为十二指肠上部。肝、胆手术时如发生急剧出血,可将示指插入网膜孔,拇指置于肝十二指肠韧带前面,压迫肝固有动脉和门静脉,以达到暂时止血的目的。网膜囊的前壁是小网膜和胃,后壁是被覆胰、左肾和左肾上腺前面的腹膜以及横结肠系膜和横结肠。网膜囊后壁的腹膜后面因有胃左动、静脉经行,而形成一条从胃小弯近贲门侧至胰体上缘的弓形腹膜皱襞,称为**胃胰襞**,是外科手术时寻找胃左静脉的标志。胃胰襞与胃小弯共同围成**胃胰孔**。网膜囊可分为数部。胃后的部分为**网膜囊主部**,小网膜后的部分为**网膜囊前庭**,两者经胃胰孔相通。网膜囊前庭向上突起至肝尾状叶与膈之间,称为**网膜囊上隐窝**。网膜囊主部向下伸入大网膜前、后两叶之间,称为**网膜囊下隐窝**。网膜囊主部向左伸至脾门及其前、后的胃脾韧带和脾肾韧带之间,称为**脾隐窝**。

(二) 结肠下区

横结肠以下腹膜腔被小肠及其系膜和升、降结肠分成左、右肠系膜窦和左、右结肠旁沟4 个区域(图 8-19)。**右肠系膜窦**呈底朝上的三角形,在其右上部的腹膜后面有右肾下端,后者的内侧有十二指肠水平部。**左肠系膜窦**呈尖朝上的三角形,在尖部的腹膜后面有左肾下端。**右结肠旁沟**向上通膈下间隙,向下通右髂窝和盆腔。**左结肠旁沟**向上大多数被膈结肠韧带所阻,向下通盆腔。

在男性盆腔内,直肠与膀胱之间有**直肠膀胱陷凹**。在女性,子宫位于膀胱与直肠之间,腹膜形成**膀胱子宫陷凹**和**直肠子宫陷凹**。身体直立位或半卧位时,直肠膀胱陷凹(男)或直肠子宫陷凹(女)是腹膜腔的最低部位,腹腔手术后或腹膜炎的病人应取半卧位,使腹膜腔内的渗液或脓液引流至直肠膀胱陷凹(男)或直肠子宫陷凹(女),避免上流入膈下间隙形成膈下脓肿。

第三节　　结肠上区的脏器

在结肠上区有肝、胆道、胃等脏器,还有属于淋巴器官的脾。

一、肝

(一) 位置和毗邻

肝 liver(图 8-17、8-18)大部分位于右季肋区和腹上区,小部分位于左季肋区。成年人肝上界一般在右锁骨中线平第5肋,下界在右锁骨中线不超过肋弓下缘,在剑突下可露出2～3 cm。小儿肝相对较大,下界在右锁骨中线可低于肋弓,但不超过2 cm。

肝的上面紧贴膈,呼吸时肝随膈的运动而上下移动。肝右叶的下面邻接结肠右曲、十二指肠上部、右肾和右肾上腺。肝左叶的下面邻接胃,左叶后缘近左纵沟后端处邻接食管。

（二）血管、淋巴和神经

1. **肝总动脉** common hepatic artery 起自腹腔干,沿胰头上缘行向右前方,至十二指肠上部的稍上方分为胃十二指肠动脉和肝固有动脉。**肝固有动脉**位于肝十二指肠韧带内,胆总管左侧和肝门静脉左前方,向右上行至肝门附近分出左、右支,经肝门分别进入左、右半肝（图8-21）。肝固有动脉下段发出胃右动脉。

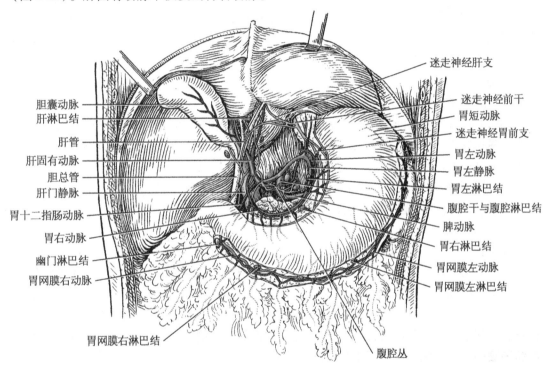

图8-21 结肠上区的器官和结构（肝拉向上方）

2. **肝门静脉** hepatic portal vein 由肠系膜上静脉和脾静脉汇合而成,是一条粗短的静脉干,长6～8 cm,管径为1.0～1.2 cm。肝门静脉自胰颈后面向右上方斜行,经十二指肠上部的后面进入肝十二指肠韧带,至肝门处分为左、右两支,经肝门分别进入左、右半肝（图8-21、8-23）。在肝十二指肠韧带内,肝门静脉的右前方为胆总管,左前方为肝固有动脉,后方隔网膜孔与下腔静脉相对应。

3. **肝静脉** 主要有**肝左、中间、右静脉**,在腔静脉沟上部穿出肝实质,立即注入下腔静脉（图8-25）,出肝处称为第二肝门。肝左、中间静脉常合干注入下腔静脉。来自右半肝的**副肝右静脉**和尾状叶的**肝小静脉**在腔静脉沟下部出肝注入下腔静脉,出肝处称为**第三肝门**。

4. **淋巴回流** 肝的淋巴管主要注入肝门处沿肝固有动脉排列的**肝淋巴结**,其输出淋巴管注入腹腔干周围的**腹腔淋巴结**（图8-21、8-23）。肝的部分淋巴管沿肝静脉和下腔静脉上行,注入膈上淋巴结和纵隔后淋巴结。

5. 神经 肝的神经来自肝丛内的交感和副交感神经纤维,后者来自迷走神经。右膈神经的感觉纤维也分布至肝。

出入肝门的肝固有动脉、肝门静脉、肝管、神经和淋巴管等诸结构被结缔结构包绕构成**肝蒂**。在肝门处,肝左、右管在前,肝固有动脉左、右支居中,肝门静脉左、右支在后。

二、肝外胆道

肝外胆道包括肝左、右管,肝总管,胆囊,胆囊管和胆总管。此处仅叙述胆囊和胆总管。

（一）胆囊

1. 位置和毗邻 **胆囊** gallbladder 位于肝下面的胆囊窝内,其上面借结缔组织附着于肝,下面有腹膜覆盖,并与十二指肠上部和横结肠接触(图 8-17、8-18)。胆囊底朝向前下,当胆囊充盈时可从肝前缘胆囊切迹处露出,贴邻腹前壁,其体表投影位于右腹直肌外侧缘与肋弓的交角处,胆囊炎时此处有明显压痛。

2. 血管

（1）**胆囊动脉** cystic artery:多发自肝固有动脉右支,经肝胆三角(Calot 三角)分布到胆囊(图 8-21)。**肝胆三角**是胆囊管、肝总管和肝下面围成的三角,胆囊摘除时可在此三角内寻找胆囊动脉予以结扎。胆囊动脉常有变异,也可起自肝固有动脉、肝固有动脉左支、胃十二指肠动脉或有两支胆囊动脉。

（2）**胆囊静脉**:大多数直接注入肝门静脉或肝门静脉右支。

3. 淋巴回流 胆囊的淋巴管注入肝淋巴结。

（二）胆总管

胆总管 common bile duct 由肝总管与胆囊管汇合而成,长 7~8 cm,管径 0.6~0.8 cm。胆总管可分为 4 段(图 8-22):①十二指肠上段,位于肝十二指肠韧带内,沿小网膜右缘下行。②十二指肠后段,位于十二指肠上部后方、下腔静脉前面、肝门静脉右侧。③胰腺段,位于胰头后面与十二指肠降部之间形成的胆总管沟内。胰头癌时,此段常受压迫而引起阻塞性黄疸。④十二指肠壁段,斜穿十二指肠降部中份的后内侧壁,与胰管汇合后形成略膨大的**肝胰壶腹**(Vater 壶腹),开口于十二指肠大乳头。

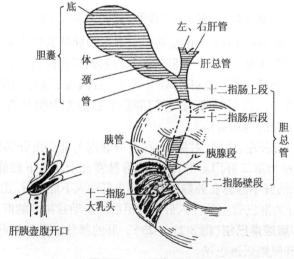

图 8-22 胆总管的分段

三、食管腹部

食管在第 10 胸椎平面穿膈的食管裂孔进入腹腔,向左下与胃的贲门相接。食管的腹部仅长 1 ~ 2 cm,其前面邻接肝左叶后缘。迷走神经的前、后干分别沿食管的前、后面下行。

四、胃

(一) 位置和毗邻

胃 stomach(图 8-17、8-18)是消化管最膨大的部分。中度充盈的胃大部分位于左季肋区,小部分位于腹上区。胃贲门位于第 11 胸椎左侧,幽门在第 1 腰椎右侧。幽门的体表投影在胸骨柄上缘至耻骨联合上缘连线中点水平的右侧腹直肌内、外侧缘之间。胃的位置可因体位、呼吸和胃的充盈程度而变化,胃高度充盈时胃大弯可降到脐或脐平面以下。随着胃的盈虚,幽门也可向右、左稍有移动。胃前壁接触肝左叶下面和腹前壁,因而在腹上区左肋弓下方是胃的触诊部位。胃的后壁隔网膜囊邻接胰、左肾、左肾上腺和横结肠及其系膜,这些器官和结构共同组成"胃床"(图 8-23)。胃底邻接膈和脾。

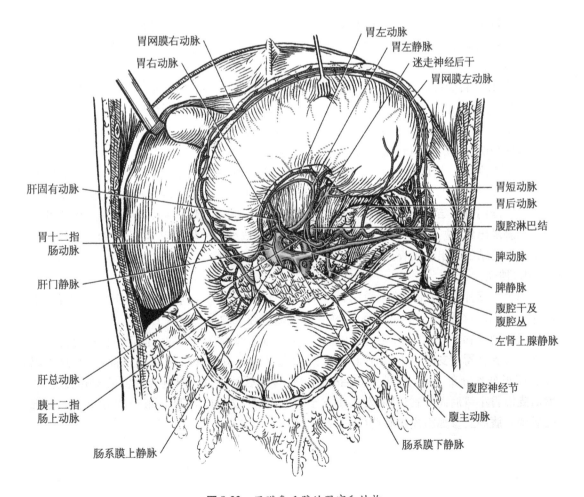

图 8-23 网膜囊后壁的器官和结构

（二）血管、淋巴和神经

1. 动脉 胃的动脉来自腹腔干及其分支（图8-21、8-23）。**腹腔干 celiac trunk** 为一短干，在膈的主动脉裂孔稍下方由腹主动脉发出，随即分为胃左动脉、肝总动脉和脾动脉3支，分布于肝、胃、脾、胰和十二指肠等器官。分布于胃的动脉如下。

（1）**胃左动脉**：自腹腔干发出后向左上方行至贲门附近，分支分布于食管下端和贲门，其主干沿胃小弯右行，沿途分支分布于胃的前、后壁。

（2）**胃右动脉**：起于肝固有动脉或肝总动脉，自幽门上缘沿胃小弯左行，沿途分支分布于胃的前、后壁，终支与胃左动脉吻合。

（3）**胃十二指肠动脉**：起于肝总动脉，经十二指肠上部后方下行至下缘处分为**胰十二指肠上动脉**和**胃网膜右动脉**，前者分布于胰头和十二指肠，后者沿胃大弯左行，沿途分支分布于胃和大网膜。

（4）**胃网膜左动脉**：起于脾动脉末段，沿胃大弯右行，沿途分支分布于胃和大网膜，终支与网膜右动脉吻合。

（5）**胃短动脉**：3～5小支，起于脾动脉末段，经胃脾韧带分布于胃底。

（6）**胃后动脉**：出现率为72%，通常自脾动脉中段发出，向上行于网膜囊后壁，经胃膈韧带分布于胃后壁上部。

2. 静脉 胃的静脉与同名动脉伴行，均属肝门静脉系（图8-21、8-23）。**胃右静脉**向右汇入肝门静脉，途中接受位于幽门与十二指肠交界处前面的**幽门前静脉**。**胃左静脉**又称**胃冠状静脉**，在贲门右侧弯向右下注入脾静脉或肝门静脉。**胃网膜右静脉**注入肠系膜上静脉。**胃网膜左静脉**、**胃短静脉**和**胃后静脉**注入脾静脉。

3. 淋巴回流 胃的淋巴管注入下列淋巴结：①**胃左、右淋巴结**，沿同名动脉排列，收纳胃小弯侧胃壁的淋巴管。②**胃网膜左、右淋巴结**，沿同名动脉排列，收纳胃大弯侧胃壁的淋巴管。③**幽门淋巴结**，位于幽门稍上、下方，沿十二指肠动脉排列，收纳胃幽门部的淋巴管。④**脾淋巴结**，位于脾门附近，沿脾动脉排列，主要收纳胃底的淋巴管（图8-21、8-23）。以上4组淋巴结的输出淋巴管注入腹腔干周围的腹腔淋巴结。

4. 神经

（1）交感神经：节前纤维来自第6～9胸交感干神经节，经内脏大神经至腹腔神经节更换神经元，节后纤维参与形成腹腔丛，丛的分支随腹腔干的分支分布于胃。

（2）副交感神经：来自迷走神经的前、后干。**前干**经食管腹部的前面至贲门附近分为胃前支和肝支。**胃前支**沿胃小弯前面向右，沿途发出4～6个小支分布到胃前壁，其终支以"鸦爪"形分支分布于幽门部前壁。**后干**经食管腹部后面至贲门附近分为胃后支和腹腔支。**胃后支**沿胃小弯后面向右，沿途发出小支至胃后壁，终支也以"鸦爪"形分支分布于幽门部的后壁。**腹腔支**参加组成腹腔丛（图8-24）。

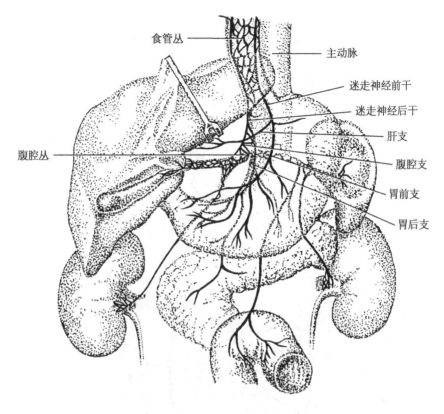

图 8-24　迷走神经在腹腔内的分布

五、脾

（一）位置和毗邻

脾 spleen 位于左季肋区（图 8-21、8-23），在第 9～11 肋之间，其长轴与第 10 肋一致。脾前界至腋中线，在肋弓下不能触及，脾的外侧面与膈接触，内侧面前上份与胃底为邻，后下份与左肾和左肾上腺为邻，近前端处与结肠左曲为邻，脾门与胰尾相接。

（二）血管

1. 脾动脉（图 8-23）　是腹腔干的最大分支，在腹后壁沿胰腺上缘向左行，经脾肾韧带至脾门，分成 5～6 条脾支入脾。

2. 脾静脉　在脾门处由数条静脉汇合而成，沿胰腺后面脾动脉下方横行向右，在胰颈后方与肠系膜上静脉汇合成肝门静脉。脾静脉除接受脾动脉分支分布区的静脉外，还接受肠系膜下静脉（图 8-23）。

（三）副脾

副脾的出现率为 15%～40%，其位置、数目和大小都不恒定，多见于脾门、脾蒂和大网膜内。因脾功能亢进而进行脾切除时应将副脾一并切除。

六、肝门静脉系及门腔静脉吻合

肝门静脉及其各级属支共同组成肝门静脉系（图 8-25）。肝门静脉的主要属支有**脾静**

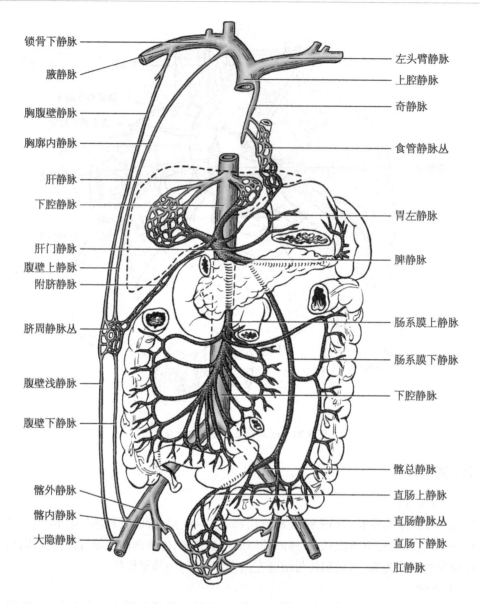

图 8-25　肝门静脉系及门-腔静脉吻合

脉,肠系膜上、下静脉,胃右静脉,胃左静脉和附脐静脉等。这些属支始于胃、肠、胰、脾的毛细血管,汇合成肝门静脉经肝门入肝。在肝内肝门静脉反复分支成毛细血管(肝血窦),再汇合成肝静脉出肝注入下腔静脉。肝门静脉血流量大,缺乏静脉瓣,与上、下腔静脉系之间存在着广泛的侧支吻合。这些吻合在正常情况下很细小,但当肝门静脉回流受阻时,肝门静脉高压,血流便经这些吻合支进入腔静脉系形成侧支循环,而吻合支也就逐渐变得粗大而迂曲(静脉曲张)。侧支循环的主要途径如下。

(1)肝门静脉系的胃左静脉、胃短静脉和胃右静脉在食管下段和胃底处与上腔静脉系奇静脉的食管静脉吻合。肝门静脉高压时,血流可经**食管静脉丛**、奇静脉流入上腔静脉,并逐渐引起胃底和食管的静脉丛曲张。如黏膜下曲张的静脉一旦破裂,便可出现上消化道大出血。

（2）肝门静脉系的肠系膜下静脉的直肠上静脉在直肠下段与下腔静脉系髂内静脉的直肠下静脉和肛静脉吻合。肝门静脉高压时,血流可经**直肠静脉丛**、直肠下静脉和肛静脉、髂内静脉、髂总静脉流入下腔静脉,导致直肠静脉丛曲张而形成痔。

（3）肝门静脉系的附脐静脉在**脐周静脉网**与腹壁的浅、深静脉吻合。肝门静脉高压时,血流可经胸腹壁静脉和腹壁上静脉流入上腔静脉,也可经腹壁浅静脉和腹壁下静脉流入下腔静脉。脐周静脉网曲张称为"海蛇头"。

（4）肝门静脉系的脾静脉,肠系膜上、下静脉等有的小属支在腹膜后隙与腔静脉系的腰静脉、低位肋间后静脉、膈下静脉以及睾丸(卵巢)静脉等吻合,形成 Retzius **静脉**。当肝门静脉高压时,血流可经 Retzius 静脉流入下腔静脉。

第四节　结肠下区的脏器

在结肠下区有空肠、回肠、盲肠、阑尾、结肠等。

一、空肠和回肠

（一）位置和毗邻

空肠 jejunum 和**回肠** ileum 属系膜小肠,全长迂曲,位于腹腔的中部和下部。空、回肠之间无明显界限,通常近侧的 2/5 为空肠,远侧的 3/5 为回肠。空肠大部位于左腹外侧区,小部位于左髂窝;回肠大部位于脐区和右腹外侧区,小部位于盆腔内。空、回肠周围被结肠环抱,上方与横结肠及其系膜接触,并部分被其掩盖,向下在盆腔与膀胱、直肠、子宫、卵巢和输卵管等接触。空、回肠的后方隔着腹膜与十二指肠、胰、腹部大血管、肾下端、输尿管和腰大肌等相邻接,前面有大网膜覆盖(图 8-17)。

（二）血管、淋巴和神经

1. **肠系膜上动脉** superior mesenteric artery　在第 1 腰椎平面于腹腔干起点下方 1 ~ 1.5 cm 处起于腹主动脉,向下自胰颈下缘穿出,经钩突和十二指肠水平部前面进入小肠系膜根,向右发出胰十二指肠下动脉、中结肠动脉、右结肠动脉和回结肠动脉,向左发出 13 ~ 18 支**空、回肠动脉**(图 8-26)。空、回肠动脉经小肠系膜两层腹膜间走向空肠和回肠,相邻的动脉吻合成血管弓,弓上发出分支再吻合,这样反复分支吻合形成数列血管弓,自最后一列血管弓发出直动脉,垂直到达小肠壁(图 8-26)。上位小肠的血管弓大、列少,直动脉长;下位小肠的血管弓小、列多,直动脉短。这是手术时区别空、回肠的标志之一。直动脉在肠壁内的吻合不丰富,故施行小肠部分切除时,应按扇形将对系膜缘的肠壁多切除一些,以保证吻合口有充分的血液供应。

2. **肠系膜上静脉** superior mesenteric vein　沿肠系膜上动脉右侧上升,至胰颈后方,与脾静脉会合成肝门静脉(图 8-25、8-26)。肠系膜上静脉的属支与同名动脉伴行。

3. **淋巴回流**　小肠的淋巴管注入肠系膜淋巴结。**肠系膜淋巴结**沿空、回肠动脉排列,有 100 ~ 200 个,其输出淋巴管注入肠系膜上动脉根部周围的**肠系膜上淋巴结**(图 8-26、8-31)。

4. **神经**　空、回肠的神经来自肠系膜上丛的交感和副交感神经纤维。

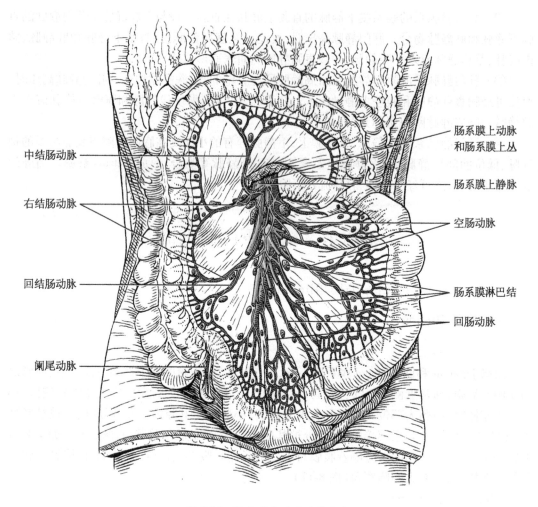

中结肠动脉

右结肠动脉

回结肠动脉

阑尾动脉

肠系膜上动脉和肠系膜上丛

肠系膜上静脉

空肠动脉

肠系膜淋巴结

回肠动脉

图 8-26　肠系膜上动脉及其分支

二、盲肠和阑尾

（一）位置和毗邻

盲肠 cecum 一般位于右髂窝（图 8-18、8-19）。小儿盲肠的位置较高，随着年龄的增长而下降。盲肠后面与髂腰肌相对，前面在腹股沟外侧半的上方与腹前壁接触，有时小肠袢和大网膜伸至盲肠和腹前壁之间。

阑尾 vermiform appendix 的根部连于盲肠的后内侧壁，此点的体表投影通常在右髂前上棘与脐连线的外、中 1/3 交界处。尽管阑尾根部的位置比较固定，但阑尾的活动度较大，其常见位置有回肠前位、盆位、盲肠后位、回肠后位和盲肠下位等。

（二）血管和神经

1. **回结肠动脉**　由肠系膜上动脉分出后行向右下方，分布于回肠末端、盲肠和阑尾。**阑尾动脉** appendicular artery 多为一支，经回肠末端后方进入阑尾系膜，沿阑尾系膜游离缘走向阑尾尖，途中发细支供应阑尾（图 8-26）。

2. **回结肠静脉**　与同名动脉伴行。在化脓性阑尾炎时，细菌可随静脉血进入肝门静脉和肝内,引起肝脓肿。

3. 神经 盲肠和阑尾的神经来自肠系膜上丛的交感和副交感神经纤维。

三、结肠

(一)位置和毗邻

结肠 colon(图8-19)环绕空、回肠。**升结肠**位于右腹外侧区,后面邻接腰方肌和右肾,前面和内侧面邻接小肠袢,外侧面邻接腹外侧壁。**结肠右曲**位于肝右叶下方。**横结肠**横位于腹腔中部,上面邻接肝、胆囊和胃大弯,前面与腹前壁之间有大网膜,下面和后面邻接小肠袢。横结肠系膜向后上附着于十二指肠降部和胰的前面。**结肠左曲**的位置较右曲高,约平对第10或第11肋,其前面被肋掩盖,上面邻接胰尾和脾,后面邻接左肾。**降结肠**位于左腹外侧区,其毗邻关系与升结肠相似。**乙状结肠**位于左髂窝,后面邻接髂腰肌、左髂外血管、左睾丸(卵巢)血管和左输尿管,前面邻接腹前壁,其间有小肠袢伸入。

(二)血管、淋巴和神经

1. 动脉(图8-26、8-27) 结肠的血液供应来源于肠系膜上、下动脉。肠系膜上动脉详见

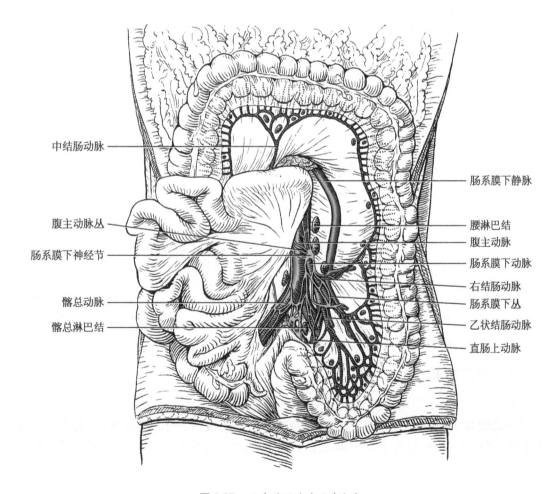

图8-27 肠系膜下动脉及其分支

前述。**肠系膜下动脉** inferior mesenteric artery 平第 3 腰椎起于腹主动脉,行向左下方,分出左结肠动脉和乙状结肠动脉,其终末支为直肠上动脉。肠系膜上、下动脉至结肠的分支如下。

(1)**右结肠动脉**:自肠系膜上动脉发出,横行向右,至升结肠内侧分为升、降支,分别与中结肠动脉和回结肠动脉的分支吻合。

(2)**中结肠动脉**:在胰颈下缘处起于肠系膜上动脉,向前下行于横结肠系膜内,至结肠右曲附近分为左、右支供应横结肠。

(3)**左结肠动脉**:由肠系膜下动脉发出后行向左上,分为升、降两支。升支呈弓形向右与中结肠动脉左支吻合,血管弓围绕的横结肠系膜区缺乏血管,临床称为"无血管区",可经此进行胃、空肠吻合术。降支与乙状结肠动脉的分支吻合。

(4)**乙状结肠动脉**:有 1~4 支,在乙状结肠系膜内呈扇形分布于乙状结肠,各支间吻合形成血管弓,最下一支与直肠上动脉间常无吻合。

肠系膜上、下动脉分出的各结肠支在近结肠缘(升、降结肠的内侧缘和横结肠、乙状结肠的系膜缘)处相互吻合,从回盲部至乙状结肠末端形成一系列血管弓,称为**结肠缘动脉**,由该动脉发出的长、短细支绕结肠的前、后面分布于肠壁。

2. 静脉　各结肠静脉以及肠系膜上静脉主干一般均与同名动脉伴行。**肠系膜下静脉** inferior mesenteric vein 主干不与动脉伴行,向上经十二指肠空肠曲左侧至胰深面汇入脾静脉或肠系膜上静脉(图 8-25、8-27)。

3. 淋巴回流　在结肠壁及肠脂垂内有**结肠壁上淋巴结**,在结肠壁与结肠缘动脉之间有**结肠旁淋巴结**,沿各结肠血管有**右、中、左、乙状结肠淋巴结**。右、中结肠淋巴结的输出淋巴管注入肠系膜上淋巴结,左、乙状结肠淋巴结的输出淋巴管注入肠系膜下动脉根部周围的**肠系膜下淋巴结**(图 8-26、8-27、8-31)。

4. 神经　升结肠和横结肠的神经来自肠系膜上丛的交感和副交感神经纤维。结肠左曲、降结肠和乙状结肠的神经来自肠系膜下丛的交感和副交感神经纤维(图 8-26、8-27)。肠系膜上、下丛的副交感纤维分别来自迷走神经和盆内脏神经。

第五节　腹膜后隙及其内容物

腹膜后隙 retroperitoneal space 位于腹后壁腹膜与腹内筋膜之间,上至膈,经腰肋三角与后纵隔相通;下达骶岬高度,与盆腔的腹膜后隙相续,两侧连于腹膜外筋膜。在腹膜后隙内含有十二指肠、胰、肾、输尿管、肾上腺、血管、神经、淋巴结和疏松结缔组织等。

一、十二指肠

(一)位置和毗邻

十二指肠 duodenum 位于腹上区,紧贴腹后壁。十二指肠上部平第 1 腰椎,其上方邻接肝右叶和肝十二指肠韧带,下方为胰头,前方邻胆囊,后方有胆总管、胃十二指肠动脉和肝门静脉。十二指肠降部位于第 1~3 腰椎右侧,其后方为右肾和右输尿管的起始部,内侧接胰头和胆总管的胰腺段,外侧邻升结肠,前方有横结肠跨过。十二指肠水平部平第 3 腰椎,向左横过下腔静脉、脊柱和腹主动脉。此部上接胰头,前方有横结肠和肠系膜上血管。十二指肠升部斜向左上到第 2 腰椎左侧,长仅 2~3 cm(图 8-19、8-20)。

(二)血管和淋巴

1. 动脉 主要来自胰十二指肠上、下动脉。**胰十二指肠上动脉**(图 8-23)是胃十二指肠动脉的分支,有前、后两支分别沿胰头与十二指肠之间的前、后下行。**胰十二指肠下动脉**起自肠系膜上动脉,也分为两支分别沿胰头与十二指肠间前、后上行并与胰十二指肠上动脉的前、后两支吻合成动脉弓,由动脉弓发出小支分布于十二指肠和胰头。

2. 静脉 与同名动脉伴行,主要注入肠系膜上静脉。

3. 淋巴回流 十二指肠上部的淋巴管注入幽门淋巴结,其余各部的淋巴管注入肠系膜上淋巴结。

二、胰

(一)位置和毗邻

胰 pancreas 位于胃的后方,横卧于腹后壁。胰头在第 2 腰椎的右侧,被"C"形的十二指肠围绕。胰头后面与十二指肠降部之间有胆总管下行,有时胆总管可部分或全部包埋在胰的实质内。在胰颈的后方,肠系膜上静脉与脾静脉合成肝门静脉。肝门静脉向右上行于胰颈后面。当胰头因病变而肿大时,可压迫胆总管影响胆汁排出,导致阻塞性黄疸,还可压迫肝门静脉,影响肝门静脉系血液回流而产生腹腔积液。胰体于第 1 腰椎平面由右向左横过下腔静脉、腹主动脉、左肾上腺和左肾的前方,其前面邻接胃后壁。胰尾伸向左上抵达脾门(图 8-19、8-20、8-23)。

(二)血管和淋巴

1. 动脉 胰头主要由胰十二指肠上、下动脉供血(图 8-23),胰体和胰尾则由脾动脉沿胰上缘行走时发出的若干**胰支**供血。

2. 静脉 与同名动脉伴行,分别注入肠系膜上静脉和脾静脉。

3. 淋巴回流 胰头的淋巴管主要注入**幽门淋巴结**,胰体和胰尾的淋巴管注入沿脾动脉排列的**胰淋巴结**和**脾淋巴结**。

三、肾

(一)位置和毗邻

肾 kidney 左右成对,分别位于脊柱腰部的两侧,在腹膜后紧贴腹后壁。左肾上端平第 11 胸椎,下端平第 2 腰椎,右肾比左肾低半个椎体。两肾的上端接肾上腺。右肾前面与十二指肠降部、肝和结肠右曲邻接,左肾前面与胃、胰、空肠、脾以及结肠左曲邻接。两肾后面均有第12肋跨过。竖脊肌外侧缘与第12肋的夹角处称为肾区,正对肾的后面,肾病时此处常有压痛和叩击痛。两肾后面的上部与膈接触,在膈的后方为胸膜腔的肋膈隐窝。两肾后面的下部与腰大肌、腰方肌以及腹横肌贴邻(图 8-28、8-29)。

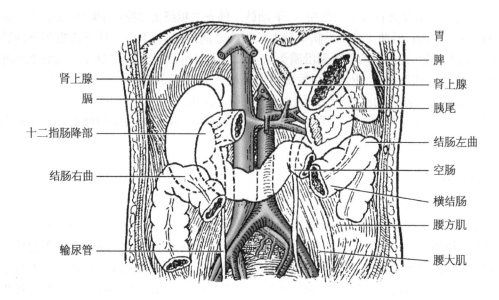

图 8-28　肾前面的毗邻

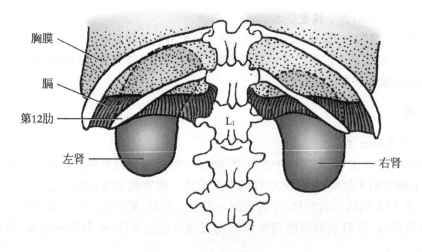

图 8-29　肾后面的毗邻

（二）血管和淋巴

1. **肾动脉** renal artery　平对第 2 腰椎高度起自腹主动脉,在肾静脉的后上方横行向外侧,分为数支经肾门入肾。右肾动脉较左侧者略长,向右经下腔静脉后方入肾(图 8-30)。肾动脉进入肾门前发出一小支到肾上腺,称为**肾上腺下动脉**。不经肾门而直接穿入肾实质的动脉称为**副肾动脉**,其出现率约为 59% ,肾手术时要注意肾副动脉的存在可能性。

2. **肾静脉**　较粗大,出肾门后沿肾动脉前下方行向内侧,注入下腔静脉。左肾静脉较长,经肠系膜上动脉起端的稍下方向右横过腹主动脉(图 8-30)。

3. 淋巴回流　肾的淋巴管注入腹主动脉和下腔静脉周围的**腰淋巴结**(图 8-31)。

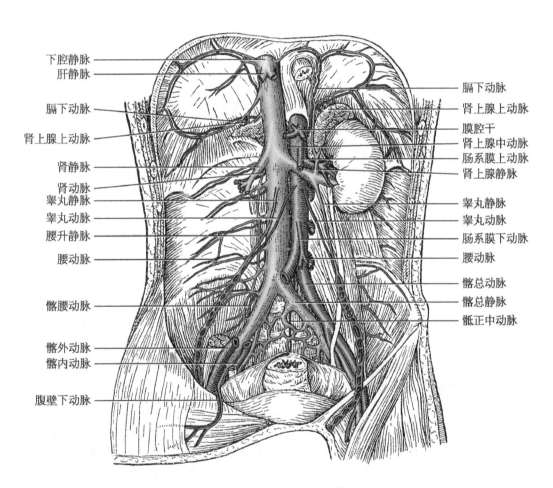

图 8-30　腹膜后隙内的血管

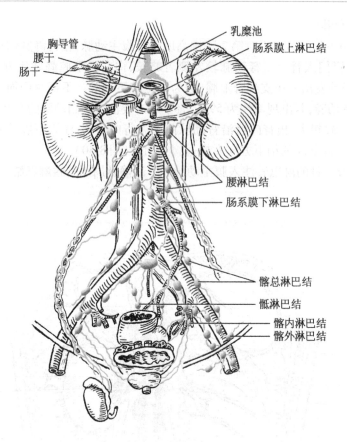

图 8-31　腹膜后隙内的淋巴结

四、输尿管腹部

（一）位置和毗邻

输尿管腹部位于腹膜后,在脊柱腰部的两侧沿腰大肌前面下降,至小骨盆缘跨过髂血管进入盆腔。右输尿管腹段的前方有十二指肠降部、右结肠血管、小肠系膜根和回肠末端,在右髂窝与外侧的盲肠及阑尾相邻。左输尿管腹段前方有十二指肠空肠曲和左结肠血管,在左髂窝有乙状结肠及其系膜跨过(图 8-28、8-30)。

（二）血管和淋巴

1. 血管　输尿管腹段的动脉支来自肾动脉、睾丸(或卵巢)动脉、腹主动脉和髂总动脉。这些动脉支在输尿管壁内上、下相互吻合。输尿管腹段的静脉与相应的动脉支伴行。

2. 淋巴回流　输尿管腹段的淋巴管注入腰淋巴结和沿髂总动脉排列的髂总淋巴结。

五、肾上腺

（一）位置和毗邻

肾上腺 suprarenal gland 位于肾的内上方,与肾共同包在肾筋膜内。左肾上腺前面邻接胃、胰和脾动、静脉,前内侧为腹主动脉,后面邻接膈。右肾上腺前面邻肝,前内侧为下腔静脉,后面也邻膈(图 8-28、8-30)。

（二）血管、淋巴和神经

1. 血管 肾上腺的动脉有**肾上腺上、中、下动脉**，分别发自膈下动脉、腹主动脉和肾动脉（图 8-30）。肾上腺静脉通常左、右各一支，左肾上腺静脉注入左肾静脉，右肾上腺静脉注入下腔静脉。

2. 淋巴回流 肾上腺的淋巴管注入腰淋巴结。

3. 神经 内脏大、小神经的节前纤维经腹腔丛分布于肾上腺，大部终于髓质。

六、腹主动脉

腹主动脉 abdominal aorta 在膈的主动脉裂孔处续自胸主动脉，沿脊柱左前方下降，至第 4 腰椎下缘处分为左、右髂总动脉，全长 14 ~ 15 cm（图 8-30、8-31）。腹主动脉的前方有脾静脉、胰、左肾静脉、十二指肠和小肠系膜根跨过，其右侧有下腔静脉，左侧有左交感干。腹主动脉的分支有脏支和壁支。**脏支**包括不成对的**腹腔干**，**肠系膜上、下动脉**和成对的**肾动脉**、**肾上腺中动脉**以及**睾丸（卵巢）动脉**。睾丸（卵巢）动脉在肾动脉下方起自腹主动脉，于腹膜后斜向外下方。睾丸动脉经腹环穿入腹股沟管，在精索内下行分布于睾丸和附睾。卵巢动脉至骨盆上口处在卵巢悬韧带内下行，发出分支分布于卵巢和输卵管。腹主动脉的**壁支**多为成对小支，分布于膈和腹后壁：①**膈下动脉** inferior phrenic artery，在主动脉裂孔处由腹主动脉的起始部发出，走向外上分布于膈，并分出肾上腺上动脉到肾上腺。②**腰动脉** lumbar artery，有 4 对，由腹主动脉后壁两侧发出，贴第 1 ~ 4 腰椎体走向外侧。左侧者经左交感干后方，右侧者经下腔静脉和右交感干后方，进入腰大肌深侧。③**骶正中动脉**，自主动脉杈后壁发出，沿第 5 腰椎体和骶骨前面下降。

七、下腔静脉

下腔静脉 inferior vena cava 是人体最粗大的静脉干，在平第 5 腰椎处由左、右髂总静脉汇合而成，沿腹主动脉右侧上升，经肝后面的腔静脉沟，穿经膈的腔静脉孔入胸腔，开口于右心房（图 8-30、8-31）。下腔静脉的属支有脏支和壁支。**脏支**包括**肝静脉**，左、右**肾静脉**，左、右**睾丸（卵巢）静脉**和**右肾上腺静脉**。睾丸静脉起于精索的蔓状静脉丛。每一侧蔓状静脉丛穿过腹环后合并成两条睾丸静脉，在腹腔内与同名动脉伴行，最后并成一条，右侧者以锐角汇入下腔静脉，左侧者以直角汇入左肾静脉。**壁支**分别与腹主动脉的壁支伴行，收集膈和腹后壁的静脉血液，其中**左、右腰静脉**各有交通支上、下连通构成**腰升静脉**，向上穿膈入胸腔，左侧者续为半奇静脉，右侧者续为奇静脉。因此，腰升静脉是上、下腔静脉间侧支循环途径之一。

八、乳糜池及其淋巴干

乳糜池 cisterna chili 通常位于第 1 ~ 2 腰椎体的前面，形态不一，多呈梭形膨大，有时呈网状，其上端在膈的主动脉裂孔处上续为胸导管。乳糜池收纳腰干和肠干。**腰干**左、右各一，由腹主动脉和下腔静脉周围的腰淋巴结的输出淋巴管合成。**肠干**由腹腔淋巴结和肠系膜上、下淋巴结的输出淋巴管合成（图 8-31）。

九、腰丛

腰丛 lumbar plexus 在腰大肌的深面,由第 12 胸神经至第 4 腰神经的前支组成,其主要分支有:①**髂腹下神经**,出腰大肌上段外侧缘,经腰方肌前面向外下至髂嵴上方,穿入腹横肌与腹内斜肌之间。②**髂腹股沟神经**,平行走在髂腹下神经下方,至髂前上棘附近穿入腹前外侧壁肌层间。③**股外侧皮神经**,在髂腹股沟神经下方自腰大肌外侧缘走出,斜向外下方至髂前上棘内侧经肌腔隙下行,分布到大腿外侧面皮肤。④**股神经** femoral nerve,是腰丛最粗大的分支,出腰大肌下段外侧缘,经肌腔隙下行至股前区。⑤**闭孔神经**,沿腰大肌内侧缘下行入盆腔,经闭膜管至股内侧区。⑥**生殖股神经**,从腰大肌前面穿出下行,分布于股前最上部和阴囊(或大阴唇)皮肤,并支配提睾肌(图 8-32)。

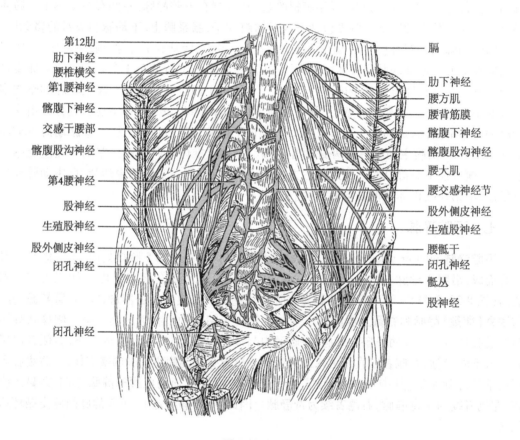

图 8-32　腰丛

十、交感干腰部和自主性神经丛

交感干腰部(图 8-32)位于脊柱两侧、腰大肌内侧缘处,每侧有 4 个交感干神经节,由它们发出腰内脏神经走向腹主动脉。交感神经和副交感神经纤维在腹主动脉周围及其大分支的根部交织成神经丛(图 8-21、8-23、8-33),主要有腹腔丛和腹主动脉丛等。**腹腔丛**位于腹腔干及肠系膜上动脉的根部,丛内有成对的**腹腔神经节、主动脉肾神经节**和单一的**肠系膜上神经节**;腹腔丛伴随腹腔干的分支、肠系膜上动脉和肾动脉形成肝丛、胃丛、脾丛、胰丛、肾丛和肠系膜上丛等副丛,分布到脏器。腹腔丛向下续于腹主动脉表面的**腹主动脉丛**,后者分支伴肠系膜下动脉形成肠系膜下丛,在肠系膜下动脉根部有**肠系膜下神经节**。内脏大、小神经和腰内脏神经的交感神经节前纤维在上述神经节内更换神经元,节后纤维攀绕动脉并随动脉分支到达所支配的脏器。迷走神经和盆内脏神经的副交感神经节前纤维也分别进入上述神经丛内,至脏器壁内(器官内节)更换神经元。另外,神经丛中还有内脏传入纤维通行。

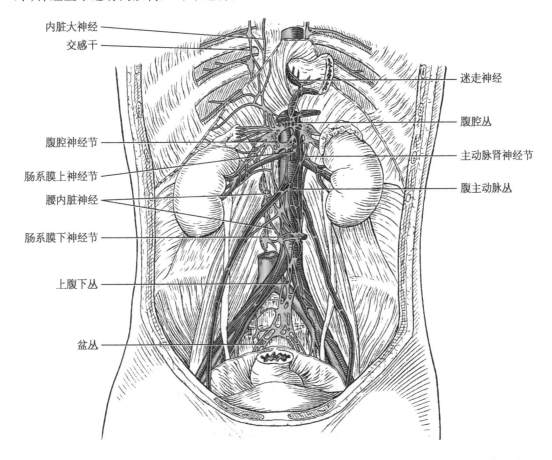

图8-33 腹膜后隙内的内脏神经

[附一] 解 剖 操 作

(一) 解剖腹前外侧壁

1. 尸位 尸体仰卧。

2. 摸认体表标志 对照活体沿腹壁上界摸认剑突和肋弓,沿腹壁下界摸认耻骨联合、耻骨结节、髂前上棘和髂嵴等骨性标志。

3. 切开皮肤 自剑突沿正中线向下绕脐切至耻骨联合。在解剖胸部和股前内侧区时已作自剑突沿肋弓和自耻骨联合沿腹股沟向外侧的切口。将皮肤向外侧翻开,注意保留浅筋膜。

4. 解剖浅筋膜(图 8-2)

(1) 剖查浅血管:在股前区已剖出旋髂浅动脉和腹壁浅动脉,现向腹壁追踪,前者走向髂前上棘,后者走向脐,两者均有静脉伴行。浅静脉不必细剖。

(2) 辨认浅筋膜浅、深层:平髂前上棘水平横切浅筋膜,切口不可过深,以免切开腹外斜肌腱膜。分辨浅筋膜的深、浅两层,然后用手指分离并探查膜性层深面的间隙,理解膜性层与腹白线、阔筋膜的愈着,以及膜性层下间隙经耻骨联合和耻骨结节之间通入会阴的情况。

(3) 剖查皮神经:剔除浅筋膜,在前正中线旁剖出肋间神经的前皮支,在腋中线的延长线上剖出肋间神经的外侧皮支。在耻骨联合外上方找到髂腹下神经的皮支。清理耻骨结节附近浅筋膜时要特别小心,不要破坏腹股沟浅环和由浅环穿出的髂腹股沟神经终支、精索(男性)或子宫圆韧带(女性)。

5. 剖查三层阔肌、肋间后血管和胸神经前支(图 8-2、8-3)

(1) 解剖腹外斜肌:观察肌束方向以及肌质和腱质的范围。自腹直肌外侧缘与肋弓的交点沿肋弓向外侧切开腹外斜肌至腋中线,再沿腋中线和髂嵴切至髂前上棘,然后由髂前上棘至腹直肌外侧缘作一水平切口,即可将腹外斜肌翻向内侧。

(2) 解剖腹内斜肌:观察腹内斜肌的肌束方向,显露腹外斜肌与腹内斜肌之间的血管和神经。沿腹外斜肌切口切开腹内斜肌。注意切口不要太深,以免把腹横肌同时切开。将腹内斜肌翻向内侧。腹内斜肌与腹横肌结合甚牢,其间有肋间后血管和胸神经前支行走,分离两肌时将血管、神经保留在腹横肌表面。

(3) 观察腹横肌的肌束方向。

6. 解剖腹直肌及其鞘(图 8-3)

(1) 翻开腹直肌鞘前层:在腹白线的左侧或右侧一横指处纵向切开腹直肌鞘前层,然后切口上端平剑突,下端平髂前上棘,分别作一横切口,向两侧翻开腹直肌鞘前层。鞘的前层与腱划结合,须用刀仔细剥离。

(2) 剖查腹直肌及其血管、神经:从腹直肌内侧缘用刀柄或手指向腹直肌深面钝性分离。提起该肌,检查其深面的血管和神经,并注意脐下 4~5 cm 处的弓状线。在弓状线以下,腹直肌直接贴邻腹横筋膜。腹壁下动脉在弓状线处进入腹直肌鞘。腹壁上动脉自腹直肌上端深面下行。

7. 解剖腹股沟区

(1) 剖查腹股沟管浅环(图 8-5、8-6):在耻骨结节外上方找出腹股沟管浅环,腹外斜肌腱膜在此续为精索外筋膜,用刀柄钝性分离通过浅环的精索(男性)或子宫圆韧带(女性),显露浅环的内、外侧脚。

(2) 打开腹股沟管前壁(图 8-7):将保留的腹外斜肌下部三角形的腱膜与其深侧的腹内斜肌钝性分离,再沿腹直肌鞘外侧缘向内下至浅环内侧脚的内侧剪开腱膜,不要破坏浅环。然后,将三角形的腱膜片翻向外下方,暴露腹股沟管内的精索(男性)或子宫圆韧带(女性)。精索外侧端尚被腹内斜肌肌束覆盖。

(3) 观察腹股沟管上壁(图 8-7):找到沿精索前外侧下行的髂腹股沟神经和精索稍上方的髂腹下神经。在精索上方,腹内斜肌和腹横肌下缘呈弓状跨过精索,构成腹股沟管上壁。腹内斜肌和腹横肌的弓状下缘分出小肌束附于精索下行,为提睾肌。

（4）观察腹股沟管下壁和后壁（图8-8）：游离并提起精索，可见腹股沟管下壁为腹股沟韧带形成的凹槽，精索后方为构成腹股沟管后壁的腹横筋膜。后壁的内侧部有联合腱和反转韧带加强。检查联合腱的附着部位。

（5）解剖精索（图8-8）：在腹股沟管内剪开提睾肌和精索内筋膜，检查精索的主要内容输精管。

（6）剖查腹股沟管深环：沿通过髂前上棘的水平线小心切开腹直肌鞘及腹直肌、腹横肌和腹横筋膜，再沿前正中线向下切开腹白线至耻骨联合，注意不要切破壁腹膜。将此三角形区的腹壁肌连同腹横筋膜从其深面的壁腹膜钝性分离并掀起，找到腹壁下动脉，在其外侧腹横筋膜上寻认腹股沟管深环。构成精索内容的诸结构从深环处通行。辨认输精管和精索内血管，并观察细索状的鞘韧带自壁腹膜入深环。

（7）查看腹股沟三角的境界。

（二）解剖腹腔

1. 尸位　尸体仰卧。

2. 打开腹膜腔

1）沿正中线自上而下先用骨剪剪开胸骨下端，再向下沿中线用解剖刀切透腹前壁，切口绕脐左侧直至耻骨联合上缘。然后，沿左、右髂前上棘的连线水平切透腹前壁。

2）沿两侧腋中线向下用骨剪剪断下位数肋，将胸前壁的下部掀开，切断膈在胸廓下口的附着处以及肝镰状韧带和肝圆韧带。向两侧翻开腹前壁，体会腹膜腔是一个潜在的缝隙迷路，并原位观察腹腔脏器（图8-17）。

3）观察腹前壁内面脐以下的腹膜皱襞和凹陷，理解腹股沟内、外侧窝与直疝、斜疝的关系（图8-16）。

3. 探查腹膜腔

（1）探查结肠上区（图8-18、8-19）

1）分别从肝镰状韧带的两侧将手伸进肝上间隙，可摸到肝镰状韧带向后移行于肝冠状韧带的前层腹膜。肝冠状韧带的两端为左、右三角韧带。

2）将肝推向上、胃拉向下，暴露肝下间隙，可见小网膜自肝门连到胃小弯和十二指肠上部。小网膜右缘游离，其后有网膜孔向左通入网膜囊前庭。将示指插入网膜孔，拇指置于肝十二指肠韧带前面，两指间可触知韧带内的结构，即肝固有动脉、胆总管和肝门静脉等。在网膜孔的右侧、肝右叶的下面向后可摸到隆起的右肾，肝、肾之间即肝肾隐窝，注意它的交通。将肝尽量向上掀，手指绕肝后向上可摸到肝冠状韧带的后层。

3）将手沿胃前壁向左上方伸到膈下，可摸到膨隆的胃底。手沿胃小弯向右摸到幽门，此处胃壁厚硬，是由于存在幽门括约肌的缘故。过幽门即是十二指肠上部。大网膜自胃大弯下垂，不同程度地遮盖了胃下方的腹腔脏器。

4）将手插进左季肋部摸到脾，在脾的上缘摸认脾切迹。经膈和脾之间手指绕过脾下缘伸向腹后壁，可以摸到左肾上部和脾肾韧带。然后，将胃向右下牵引，观察胃底和脾门之间的胃脾韧带。

5）在胃大弯下方3～4 cm处横向剪开大网膜前叶，将手向上伸到胃和小网膜后方，探查网膜囊的范围和分部。胃后的部分为网膜囊主部，手由此处向左可摸到脾门。由脾门向前是胃脾韧带，向后是脾肾韧带，两韧带之间为脾隐窝。网膜囊在小网膜后的部分为网膜囊前庭,由前庭向上手指可伸到肝尾状叶与膈之间,此为网膜囊上隐窝。然后,将另一手的示指伸进网膜孔,两手可在网膜囊前庭相遇。在网膜囊后壁可摸到位于腹膜后的胰和左肾上部。

(2)探查结肠下区(图8-18、8-19)

1)将大网膜翻向上,观察结肠外形的3个特征,与小肠区别。

2)向上推开横结肠,向下牵拉空、回肠,找到十二指肠空肠曲,在其左侧、横结肠系膜根下方可见十二指肠上襞。两手分别伸进左、右肠系膜窦,从腹后壁将小肠捧起,两手尺侧缘分别接触构成小肠系膜的左、右层腹膜。观察小肠系膜根的走向和起止,并观察左、右肠系膜窦的形态以及与其他腹膜间隙连通的情况。

3)提起盲肠,观察阑尾的位置。可多观察几具尸体的阑尾,以了解位置差异。在阑尾系膜游离缘透过腹膜可见阑尾动、静脉。观察结肠各段的腹膜被覆情况,检查横结肠系膜和乙状结肠系膜。在结肠左曲与膈之间找到膈结肠韧带,其发育程度个体差异较大。检查左、右结肠旁沟的上、下交通情况。

4)在右肠系膜窦的上部,透过腹膜寻认位于腹膜后的十二指肠水平部,并在其外侧摸认右肾下端。在左肠系膜窦的上部,同样可以摸出左肾下端。在脊柱的两侧摸认沿腰大肌前面下行的左、右输尿管。

5)将小肠和乙状结肠向上牵拉,初步观察盆腔脏器以及脏器间的腹膜陷凹。

4. 剖查结肠上区的脏器及其血管、神经和淋巴结

(1)观察脏器的位置和毗邻:观察肝、胆囊、胃和脾的位置和毗邻。然后掩合腹前壁,在腹壁表面定出肝、胆囊底、胃幽门和脾的位置。

(2)清理胃大弯侧的血管和淋巴结(图8-21):翻开腹前壁,沿胃大弯剖出胃网膜左、右动脉,向右清理胃网膜右动脉至幽门下,向左清理胃网膜左动脉至脾附近。沿胃网膜左、右动脉有胃网膜左、右淋巴结分布。

(3)清理胃小弯侧的血管、神经和淋巴结(图8-21):将肝向上推,胃向下拉,在胃小弯的贲门端分离小网膜,清理出胃左动脉及其伴行的胃左静脉,并清理出迷走神经前干的胃前支和肝支。在幽门部的上缘清理出胃右动脉。沿胃左、右动脉有胃左、右淋巴结分布。

(4)剖查肝十二指肠韧带(图8-21)

1)纵剖肝十二指肠韧带,清理其中的肝固有动脉、胆总管和肝门静脉,注意它们的位置关系。

2)向肝门方向追踪肝固有动脉,可见其分为左、右两支。细心剖出胆囊动脉,观察其起始和行程。

3)向肝门方向追踪胆总管,可见其由肝总管和胆囊管合成。

(5)清理胃十二指肠动脉(图8-23):向下追踪肝固有动脉至肝总动脉,查看肝总动脉分为肝固有动脉和胃十二指肠动脉。通常肝固有动脉发出胃右动脉。追踪胃十二指肠动脉至十二指肠上部的后方,在此它分为胃网膜右动脉和胰十二指肠上动脉。沿胃十二指肠动脉有幽门淋巴结分布。

(6)剖查腹腔干、腹腔淋巴结和腹腔丛:将胃推向上,大网膜和横结肠拉向下,尽量暴露网膜囊后壁。在胃胰襞内剖出胃左动脉,找到从腹主动脉发出的腹腔干。向左清理出腹腔干发出的脾动脉的起始段。在腹腔干周围有腹腔淋巴结和腹腔丛(图8-23)。观察后可将

淋巴结清除。

5. 剖查结肠下区的脏器及其血管、神经和淋巴结

（1）观察脏器的位置和毗邻：观察空肠、回肠、盲肠、阑尾、升结肠、横结肠、降结肠和乙状结肠的位置和毗邻，然后掩合腹前壁，在腹壁外面定出阑尾根部的位置。

（2）剖查肠系膜上血管（图8-26）

1）重新翻开腹前壁，将大网膜和横结肠向上翻起，空、回肠翻向左下方，用无齿镊撕去小肠系膜的右层腹膜，并摘除肠系膜淋巴结。清理由肠系膜上动脉向左侧发出的十几条空、回肠动脉，观察其反复分支、吻合和分布于肠壁的情况。肠系膜上静脉的属支与动脉的分支伴行。肠系膜上丛攀绕血管并随之分布。

2）大片撕掉右肠系膜窦后壁的腹膜以及横结肠系膜的下层腹膜，在肠系膜上动脉的右缘由上而下清理出中结肠动脉、右结肠动脉和回结肠动脉，并清理出回结肠动脉发出的阑尾动脉。

3）清理肠系膜上动脉，向上追踪至它由胰深侧穿出处。肠系膜上静脉居动脉右侧，清理时保留。

（3）剖查肠系膜下血管（图8-27）：将空、回肠翻向右上方，乙状结肠牵向左下方，撕除左肠系膜窦后壁的腹膜和乙状结肠系膜的右层腹膜，清理肠系膜下动脉及其分支，肠系膜下丛攀绕动脉分支分布。肠系膜下静脉干不与动脉伴行，向上经十二指肠空肠曲的左侧潜入胰的深面，暂勿深追。

6. 剖查腹膜后隙

（1）清理脾动脉（图8-23）：沿胰上缘切开腹膜，将胰上缘稍向下拉，从脾动脉根部向左追踪脾动脉至脾门，脾动脉入脾前分出胃网膜左动脉和胃短动脉，后者经胃脾韧带到胃底。在脾动脉中段寻找有无胃后动脉发出，观察它的行程和分布。

（2）清理肝门静脉主要属支（图8-23）：将胰上缘再向下翻，在脾动脉下方找到脾静脉。沿脾静脉向右追踪至它与肠系膜上静脉汇合成肝门静脉处。肠系膜下静脉在胰后向上，通常注入脾静脉，也可注入肠系膜上静脉。

（3）清理腹腔丛（图8-23、8-33）：在腹腔干周围用无齿镊细心清理腹腔丛。在腹腔干根部的左侧找到左腹腔神经节，其质韧而硬，借此可以与淋巴结区别。右腹腔神经节位于下腔静脉深侧。内脏大神经自胸腔向下穿膈连于腹腔神经节。

（4）解剖左肾区（图8-30）：在胰腺的前下方，沿横结肠系膜根切开系膜的上层腹膜，并将切口左延，切断膈结肠韧带。然后，上推胰和胃，下拉横结肠及其系膜，暴露左肾和左肾上腺。清理左肾周围的筋膜和脂肪组织，观察左肾上腺，检查左肾与第12肋的位置关系。掀开胸前壁取出肺，将手由脊柱旁向下伸入肋膈隐窝，以验证肾的上端高于腹膜腔下界的情况。在肾的内侧缘找到肾门，检查出入肾门的结构，注意肾静脉、肾动脉和肾盂的位置关系。注意有无副肾动脉，它通常起自肾动脉主干或腹主动脉。

（5）观察脊柱腰部左侧的结构（图8-30、8-33）：将空、回肠连同小肠系膜一起推向右侧，在降结肠左侧切断结肠与腹壁之间的腹膜，将结肠连同肠系膜下动、静脉翻向右侧，充分暴露腹后壁脊柱腰部左侧的结构。仔细分离睾丸动、静脉（男性）或卵巢动、静脉（女性）。睾丸动脉细而长，尽可能追寻到它的起始点。观察脊柱前的腹主动脉、腹主动脉丛、腰淋巴结和下腔静脉，清理出腹主动脉的壁支腰动脉、膈下动脉及其伴行静脉。在脊柱旁找到输尿

管、向上追踪至肾门,向下追踪至骨盆上口,注意它的狭窄部位。然后,将肠管复位。

(6)观察胰和十二指肠后结构:将十二指肠、胰头和结肠右曲一起翻向左侧,清理十二指肠和胰头后面,可见胆总管沿十二指肠降部和胰头之间下降。观察肝门静脉与下腔静脉的位置关系。

(7)解剖右肾区(图8-33):清理右肾区周围的筋膜和脂肪组织,检查右肾的位置、毗邻和出入肾门的结构,并比较左、右肾静脉有何不同。

(8)观察脊柱腰部右侧的结构(图8-33):在升结肠右侧切断结肠与腹壁之间的腹膜,将结肠、小肠连同肠系膜上动脉及其分支一起掀向左侧,按(5)的步骤清理腹后壁。比较左、右睾丸(或卵巢)静脉的注入部位有何不同。

(9)剖查腰丛和腰交感干(图8-32、8-33):稍加清理腰大肌和腰方肌,在腰大肌外侧缘由上而下辨认肋下神经和腰丛分支。在腰大肌内侧缘沿脊柱两侧清理出腰部交感干及其神经节,观察从神经节上发出的腰内脏神经走向腹主动脉丛和上腹下丛。

(10)剖查髂窝结构(图8-32):切开髂窝腹膜,清理睾丸动、静脉和输精管。在女尸,则清理卵巢动、静脉和子宫圆韧带。撕除腹膜,在腰大肌外侧缘与髂肌之间切开盆筋膜找到股神经。

(11)观察膈的下面:将肝推向左上,胃和十二指肠拉向下,观察膈肌腰部和肋部的起始位置,辨认膈脚和内、外侧弓状韧带,查认通过主动脉裂孔、食管裂孔和腔静脉孔的结构。

［附二］腹部主要横断面

(一)经第12胸椎体上份横断面

断面周边区为肌和骨的剖面。第12胸椎棘突的两侧有竖脊肌。膈的断面呈条带状围绕腹腔脏器。断面右侧部可见肝的剖面呈弧形,自前向后依次为肝的左叶、方叶、右叶和尾状叶。胆囊位于胆囊窝内,胆囊的左侧和肝方叶的后方为结肠右曲。肝尾状叶的右侧有下腔静脉。下腔静脉的后方,肝右叶与膈之间可见呈条状的右肾上腺。胃的剖面显示胃体和幽门窦,居层面的左侧部和中部,其左前方有结肠左曲,左后方有呈新月形的脾。胃右端的后方有肝门静脉。在第12胸椎体的左前方,膈左、右脚的后方有胸主动脉(图8-34)。

(二)经第12胸椎与第1腰椎椎间盘横断面

断面周边区为肌和骨。椎骨是第1腰椎体及第12胸椎椎弓板和棘突,椎体上带有部分椎间盘。肝左叶位于右腹直肌后方,肝右叶位于右侧部,其前部的左侧有4个空肠剖面,后部左侧有升结肠、十二指肠上部和右肾。胰体横越脊柱前方,其尾向左达脾门。胰前方与腹前外侧壁之间有3个横结肠和1个降结肠剖面,后方有脾动、静脉和左肾上腺。在第12胸椎椎体左前方,膈左、右脚之间有腹主动脉。胰体右端后方与十二指肠上部和右肾之间有胆总管、肝门静脉、下腔静脉和右肾上腺。脾位于断面左后部,其前方有一副脾。脾的内侧为左肾(图8-35)。

(三)经第1、2腰椎椎间盘横断面

断面周边区为肌和骨。第1、2腰椎椎间盘前缘有部分第2腰椎体,椎间盘两侧分别出现腰大肌和腰方肌。腹腔脏器可大致分成前后两部:前部左侧份有两个横结肠剖面,中份和

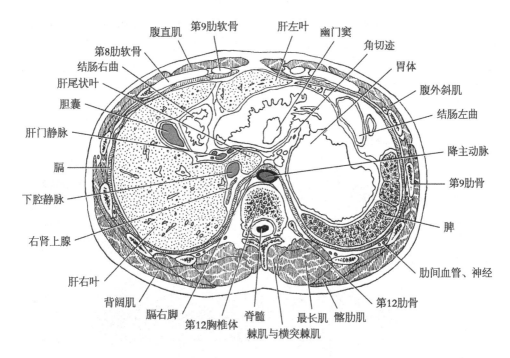

图 8-34　经第 12 胸椎体上份横断面

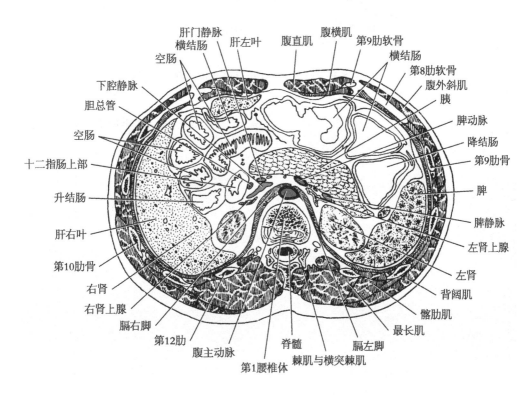

图 8-35　经第 12 胸椎与第 1 腰椎椎间盘横断面

右侧份有横结肠剖面和空肠剖面;后部的左、右端分别是脾和肝,它们与腰椎间分别有左、右肾。椎体的右前方可见胰头,胆总管下行于其后份的实质中。在椎体的左前方,膈左、右脚之间有腹主动脉。从肾门走出的肾静脉走向位于胰头和膈右脚间的下腔静脉,左肾静脉较长,行经腹主动脉与肠系膜上动脉之间。左、右肾前方分别有降、升结肠。胰头的右后方有十二指肠降部,左侧有十二指肠升部(图 8-36)。

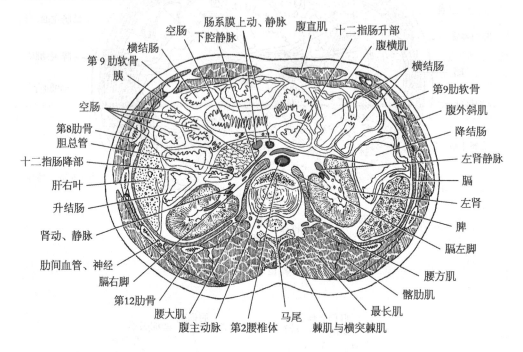

图 8-36 经第 1、2 腰椎椎间盘横断面

（王海杰　国海东）

第九章 盆部和会阴

概　　述

（一）境界

盆部 pelvis 为躯干的下部，上接腹部，两侧与下肢相连，从前至后几乎完全被大腿根部和臀区结构覆盖。盆部上界为骨盆上口；下界为骨盆下口，由盆膈和会阴封闭。因此，在体表不易划出盆部的明确境界。

会阴 perineum 指盆膈以下封闭骨盆下口的全部软组织结构。它在两侧与股、臀区相连，在前方与腹前壁移行，在后方与背部骶尾区延续。其境界与骨盆下口一致（耻骨联合下缘、耻骨下支、坐骨支、坐骨结节、骶结节韧带和尾骨尖），呈前后对折上翘的菱形。

（二）分区

通过两侧坐骨结节的连线可将会阴分为前部尿生殖区和后部肛区。妇产科只将外生殖器后缘与肛门间的狭小区域称为会阴（狭义会阴）。

（三）结构概况

盆部结构包括盆壁、盆腔及其内容。盆壁由小骨盆和附于其内面的盆壁肌及其筋膜构成。盆壁与封闭骨盆下口的盆膈围成盆腔，盆腔向上经骨盆上口与腹腔相通。盆腔内含有消化、泌尿和生殖系统的部分脏器以及血管、神经等，腹膜也延入盆腔，贴覆盆壁和脏器表面。

会阴则由肌、筋膜、海绵体和皮肤等构成。尿生殖区有尿道、女性还有阴道通过，肛区有肛管通过。

（四）体表标志

1. **耻骨联合上缘**　两侧耻骨借纤维软骨构成耻骨联合，其上缘和尾骨尖位于同一平面。

2. **耻骨结节**　位于耻骨联合外侧的明显的隆起。

3. **耻骨弓**　两侧的坐骨支和耻骨下支构成耻骨弓，弓下的夹角称为**耻骨下角**。

4. **坐骨结节**　坐骨体下份后部肥厚的隆起，可在体表扪到。

5. **尾骨尖**　在尾骨的下端可以扪到。

第一节　盆　　部

一、盆壁肌与盆壁筋膜

（一）盆壁肌

盆壁肌（图 9-1）属髋肌后群，附于盆壁内面，有梨状肌和闭孔内肌。①**梨状肌** pirifor-mis：起于骶骨前面，出坐骨大孔止于股骨大转子尖。梨状肌穿出坐骨大孔时，将坐骨大孔分为梨状肌上、下孔，有血管与神经通过。②**闭孔内肌** obturator internus：起于闭孔膜内面及其周围骨面，肌束向后集中，经坐骨小孔出骨盆，止于股骨转子窝。

（二）盆壁筋膜

盆壁筋膜覆衬盆壁的内面，为腹内筋膜的延续，按其所在部位可分为**闭孔筋膜**、**梨状肌筋膜**和**骶前筋膜**等。

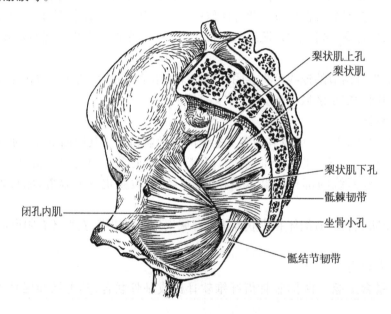

图 9-1　盆壁肌（内面）

图中标注：梨状肌上孔、梨状肌、梨状肌下孔、骶棘韧带、坐骨小孔、骶结节韧带、闭孔内肌

二、盆膈

盆膈 pelvic diaphragm 又称盆底，由盆膈肌及被覆其上、下面的盆膈上、下筋膜共同组成。它封闭骨盆下口的大部分，具有承载盆腔脏器的作用。盆膈整体呈漏斗形，其前部有**盆膈裂孔**，男性有尿道穿过，女性有尿道及阴道穿过。盆膈后份有直肠穿过并续为肛管。

（一）盆膈肌

盆膈肌包括肛提肌和尾骨肌（图 9-2）。①**肛提肌** levator ani：为成对的扁肌，两侧肌合成漏斗状，它起自小盆骨前壁和侧壁，肌纤维向内后下方至中线汇合，止于阴道（或前列腺）、直肠壁和尾骨。依其纤维的起止，肛提肌由前向后可分为**耻骨阴道肌**（男性为**前列腺**

提肌)、**耻骨直肠肌、耻尾肌和髂尾肌** 4 部分。②**尾骨肌** coccygeus：在肛提肌后方，紧贴骶棘韧带上面，起自坐骨棘，止于尾骨及骶骨下部的侧缘。

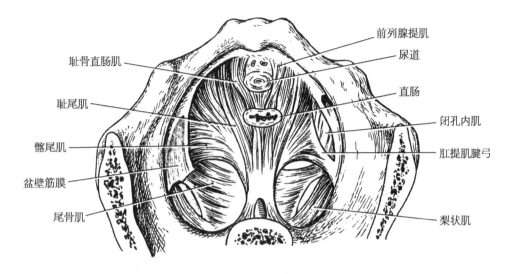

图 9-2　盆膈肌(上面)

(二) 盆膈上、下筋膜

盆膈上、下筋膜为盆壁筋膜的延续，分别位于盆膈肌的上面及下面(图 9-3、9-15)。

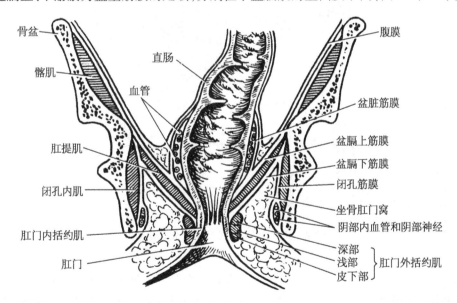

图 9-3　盆部和会阴(经肛区冠状切面)

三、盆腔脏器

盆腔脏器的形态已在系统解剖学详述，本章重点描述脏器的位置、毗邻、血管与神经。

(一) 直肠

1. 位置与毗邻　　**直肠** rectum 位于盆腔后部，上端平第 3 骶骨高度接乙状结肠，下端续于肛管穿过盆膈。直肠后面与骶、尾骨为邻，其间有骶正中血管，骶静脉丛，骶、尾神经前支，交感干骶部等。直肠的前面在男性与膀胱、前列腺和精囊邻接，在女性与子宫、阴道为邻（图9-4、9-6）。

2. 脉管与神经

（1）血管　直肠有直肠上、下动脉和骶正中动脉分布（图9-10）。**直肠上动脉**为肠系膜下动脉的分支，在乙状结肠系膜根中下行入盆腔，分左、右两支沿直肠两侧行经。**直肠下动脉**来自髂内动脉，分布于直肠下部。**骶正中动脉**是腹主动脉末端的分支，分布于直肠的后壁。

直肠的静脉在黏膜下层内和肌层外互相吻合形成**直肠静脉丛**（图9-11）。该丛的静脉血一部分通过直肠上静脉汇入肝门静脉，一部分通过直肠下静脉汇入髂内静脉。直肠上、下静脉均与同名动脉伴行。

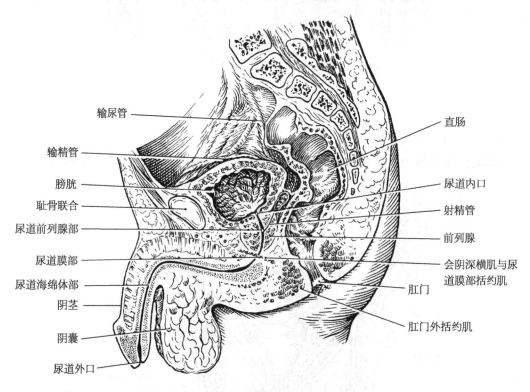

图9-4　盆部和会阴（男性正中矢状切面）

（2）淋巴回流　直肠的淋巴管大部分伴直肠上血管注入**肠系膜下淋巴结**，一部分伴直肠下血管注入**髂内淋巴结**，另一部分穿经肛提肌至坐骨肛门窝，再沿肛血管、阴部内血管注入髂内淋巴结。直肠后壁的部分淋巴注入**骶淋巴结**（图9-5、9-11）。

（3）神经　直肠有内脏神经（来自肠系膜下丛和盆丛）分布（图9-12）。

（二）膀胱

1. 位置与毗邻　膀胱 urinary blader 位于盆腔的前部、耻骨联合的后方（图9-4、9-6），充盈时推移腹膜上升至耻骨联合以上，直接与腹前壁相贴，因此临床上可在耻骨联合上方经腹膜外作膀胱穿刺。幼儿膀胱位置较高。

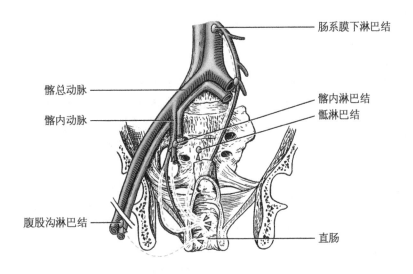

图 9-5 直肠的淋巴回流方向

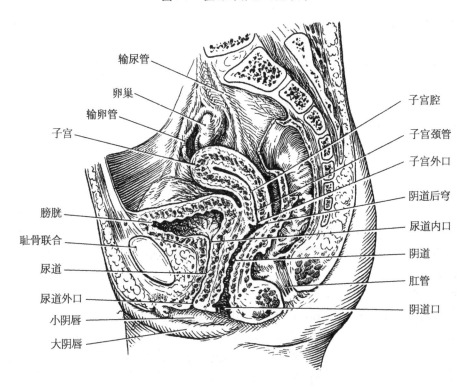

图 9-6 盆部和会阴(女性正中矢状切面)

　　膀胱的前方与耻骨联合为邻,其间充填疏松结缔组织和静脉丛,称为**耻骨后隙**;膀胱后方,男性邻接精囊、输精管壶腹和直肠,女性邻接子宫和阴道上部;膀胱外下方邻接肛提肌和闭孔内肌,其间充满疏松结缔组织,称为**膀胱旁组织**。男性膀胱颈与前列腺相接,并借尿道内口与尿道前列腺部相通;女性则直接与盆膈相接,也借尿道内口通尿道。

　　2. 血管、淋巴回流和神经

　　(1)血管　膀胱的动脉主要有膀胱上、下动脉(图 9-10)。**膀胱上动脉**起自脐动脉未闭锁的始段,分布于膀胱的上部;**膀胱下动脉**起自髂内动脉,沿盆侧壁行向内下,分布于膀胱下部、精囊、前列腺和输尿管盆部等。此外,直肠下动脉也发出膀胱支到膀胱后壁。膀胱的静脉与动脉同名,起于膀胱下面的**膀胱静脉丛**,汇入髂内静脉(图9-11)。

(2)淋巴回流　膀胱的淋巴管大部分注入**髂外淋巴结**,膀胱下部和后部包括膀胱三角的淋巴管除汇入髂外淋巴结外,还注入髂内淋巴结、骶淋巴结和**髂总淋巴结**。

(3)神经　由来自盆丛(图9-12)的交感神经和副交感神经支配,前者使膀胱逼尿肌松弛、膀胱括约肌紧张而储尿;后者使逼尿肌收缩、括约肌松弛而排尿。

(三)输尿管盆部

输尿管盆部 pelvic part of ureter 在腹膜外沿盆侧壁下行,于坐骨棘水平转向前内侧。男性输尿管的末段行经输精管的后下方,女性输尿管末段则在子宫颈侧方2.0 cm处行经子宫动脉的后下方,形成交叉,最后连于膀胱底(图9-7、9-10)。

(四)输精管盆部和精囊

输精管盆部 pelvic part of ductus deferens 起自腹股沟管深环,绕腹壁下动脉起始部,跨越髂外血管进入盆腔,沿盆侧壁下降,在膀胱的后面外侧经过输尿管末段的前上方到达膀胱底的后面。其末段膨大为**输精管壶腹**,向下逐渐变细,在前列腺底处与精囊的排泄管汇合成射精管。**射精管**长约2 cm,向前下斜穿前列腺,开口于尿道的前列腺部(图9-4、9-10)。

精囊 seminal vesicle 为一对梭形囊状腺体,位于膀胱底与直肠之间、输精管壶腹的外侧。精囊肿大时,直肠指检可以扪及。

(五)前列腺

前列腺 prostate 位于耻骨联合的后方、膀胱的下方,周围包有一层盆脏筋膜形成的**前列腺筋膜鞘**(图9-15)。前列腺外形分底、尖、前面、后面及左、右下外侧面;腺的结构分前、中、后、左、右5叶,腺表有薄层纤维肌性的被膜,称前列腺囊,囊鞘之间有前列腺静脉丛。前列腺底邻接膀胱颈,尿道于底部前份穿入。前列腺尖向前下与尿生殖膈相邻接,有尿道穿出。前列腺前面凸隆,距耻骨后面约2 cm,两者之间有静脉丛和疏松结缔组织,前面并有耻骨前列腺韧带将前列腺囊连于耻骨后面。前列腺后面较平坦,正中线上有一纵向的**前列腺沟**,此面与直肠为邻,距肛门约4 cm,直肠指检可触之前列腺的大小、硬度和形状。前列腺下外侧面邻接盆膈。

(六)子宫

1. 位置和毗邻　**子宫** uterus 位于盆腔中央、膀胱与直肠之间,正常呈前倾(稍大于90°)、前屈(170°)位。成年未孕者子宫底在耻骨联合平面以下,子宫颈下端在坐骨棘平面稍上。子宫前面与膀胱为邻,后方隔直肠子宫陷凹与直肠相邻,上方有小肠袢,下方接阴道,两侧有子宫附件、子宫阔韧带和子宫动脉等(图9-6)。

2. 子宫的韧带　子宫周围的韧带具有维持其正常位置的作用。①**子宫阔韧带**:位于子宫侧缘与盆壁侧之间,呈冠状位,由前后两层腹膜构成,其上缘包有输卵管。两层腹膜间充填的疏松结缔组织称为子宫旁组织。此韧带可限制子宫向两侧移动。②**子宫圆韧带**:由结缔组织与平滑肌构成,它从输卵管与子宫连接处的前下方,在子宫阔韧带两层腹膜间行向前外侧,穿经腹股沟管止于大阴唇皮下。可维持子宫前倾。③**子宫主韧带**:位于子宫阔韧带下方,连接子宫颈两侧与盆侧壁之间,因此又称子宫颈旁组织,由结缔组织和平滑肌构成,是固定子宫颈、防止子宫下垂的主要结构。④**骶子宫韧带**:连接子宫颈后面的两侧,向后绕过直肠至骶骨前面,亦由结缔组织和平滑肌构成。可向后牵引子宫颈,助子宫前屈。

3. 血管、淋巴回流和神经

（1）血管　**子宫动脉** uterine artery（图 9-7）由髂内动脉分出后沿盆侧壁行向前内下至子宫阔韧带基部,于子宫颈外侧约 2 cm 处跨过输尿管的前上方,达子宫颈侧缘,然后在子宫阔韧带内沿子宫侧缘上行,沿途发出分支到阴道、子宫和输卵管。子宫动脉与输尿管的位置关系甚为重要,在行子宫切除术结扎子宫动脉时应避免损伤或误扎输尿管。

子宫静脉源于**子宫阴道静脉丛**,与同名动脉伴行,汇入髂内静脉。

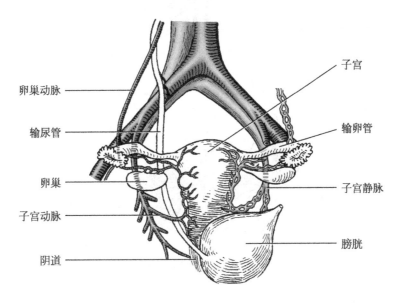

图 9-7　子宫的血管

（2）淋巴回流　①子宫底和子宫体上部的淋巴管伴随卵巢血管上行,注入髂总淋巴结和腰淋巴结。子宫底两侧的部分淋巴管可沿子宫圆韧带注入**腹股沟浅淋巴结**。②子宫体下部和子宫颈的淋巴管沿子宫血管、子宫旁组织注入髂内、外淋巴结,小部分沿骶子宫韧带注入骶淋巴结（图 9-8）。

（3）神经　子宫的神经主要来自盆丛分出的**子宫阴道丛**,交感和副交感神经纤维随血管分布于子宫及阴道上部。

（七）卵巢和输卵管

卵巢（ovary）位于髂内、外动脉分叉处的卵巢窝内（图 9-6）。前缘借卵巢系膜连接子宫阔韧带的后面。上端借助**卵巢悬韧带**（又称骨盆漏斗韧带）连接骨盆侧壁,此韧带为腹膜皱襞,内有卵巢血管、淋巴管及神经丛等。下端有**卵巢固有韧带**连接子宫与输卵管的交角处。卵巢由**卵巢动脉**及**子宫动脉卵巢支**供血（图 9-7）。卵巢动脉在肾动脉下方起自腹主动脉,下行至骨盆上口处跨过髂总血管,经卵巢悬韧带入卵巢系膜内,分布于卵巢,并发出分支营养输卵管。卵巢动脉向内侧与子宫动脉的卵巢支相吻合。卵巢的静脉出卵巢后先形成蔓状静脉丛,伴动脉上行,入腹腔后渐合并为每侧两条卵巢静脉,最后每侧并为 1 条,右侧的注入下腔静脉,左侧的注入左肾静脉。

输卵管 uterine tube 位于子宫阔韧带上缘内,自子宫底伸向两侧（图 9-6、9-7）。输卵管

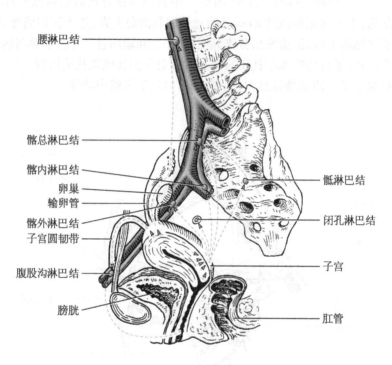

图9-8　子宫的淋巴回流

的子宫部和输卵管峡由子宫动脉的输卵管支供血,输卵管壶腹和输卵管漏斗则由卵巢动脉分支供血,两条动脉之间有广泛吻合(图9-7)。输卵管的静脉一部分汇入卵巢静脉,另一部分汇入子宫静脉。输卵管的淋巴与卵巢和子宫上部的淋巴共同注入腰淋巴结。

（八）阴道

阴道 vagina 为一前后扁平的肌性管道。阴道前壁上部借膀胱阴道隔与膀胱底为邻,中、下部借尿道阴道隔与尿道贴邻。阴道后壁上部(阴道穹后方)与直肠子宫陷凹为邻,中部借直肠阴道隔与直肠壶腹为邻(图9-9),下部与肛管之间有会阴中心腱。阴道穹侧部的外上方,输尿管和子宫动脉在阔韧带基部的子宫颈旁组织中相交叉。阴道上部有子宫动脉的子宫颈支和阴道支分布,中部有膀胱动脉的阴道支分布,下部有直肠下动脉和阴部内动脉的分支分布。阴道的静脉在阴道两侧形成**阴道静脉丛**,并与子宫静脉丛合成**子宫阴道静脉丛**,经子宫静脉汇入髂内静脉。阴道上部的淋巴管与子宫静脉伴行注入髂内淋巴结,中部与阴道动脉伴行注入髂外淋巴结,下部注入腹股沟浅淋巴结。阴道的神经由**子宫阴道丛**和盆内脏神经的分支分布,下部由躯体神经的**阴部神经**的小支分布。

四、盆脏筋膜和盆筋膜间隙

（一）盆脏筋膜

盆脏筋膜是盆膈上筋膜的延续,在脏器周围形成筋膜鞘、筋膜隔和韧带等(图9-3、9-9、

9-16）。①筋膜鞘：包绕盆腔脏器，如包绕前列腺的**前列腺鞘**，膀胱和直肠分别包有比较薄弱的**膀胱筋膜**和**直肠筋膜**等。②筋膜隔：男性盆腔筋膜在直肠与膀胱、前列腺之间的部分称为**直肠膀胱隔**。在女性则有**直肠阴道隔**、**膀胱阴道隔**、**尿道阴道隔**。③韧带：有内含直肠下血管的**直肠侧韧带**，含子宫动脉的子宫主韧带以及骶子宫韧带等。

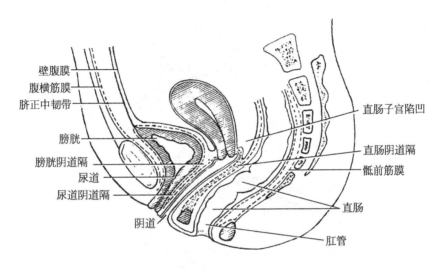

图 9-9　女性盆脏筋膜与筋膜隔

（二）盆筋膜间隙

盆壁、脏筋膜之间形成一些筋膜间隙（图 9-9），主要有：①**直肠后隙**，位于直肠筋膜与骶前筋膜之间，向上与腹膜后隙相通，向下至盆膈，两侧以直肠侧韧带与直肠前外侧隙分开。②**直肠前外侧隙**，位于直肠前外侧，在盆底腹膜与盆膈之间，后界为直肠筋膜和直肠侧韧带，前界在男性为膀胱筋膜和前列腺鞘，女性为阴道上部后面的脏筋膜。以上两隙常合称为**直肠周围隙**或**骨盆直肠隙**。③**耻骨后隙**，位于耻骨联合后盆壁筋膜与膀胱筋膜之间，上续为腹膜外筋膜，下为尿生殖膈，内含疏松结缔组织和静脉丛。

五、盆部的血管、淋巴结和神经

（一）血管

髂内动脉 internal iliac artery（图 9-10）在骶髂关节前由髂总动脉分出后，行向内下而入盆腔。其后内侧伴髂内静脉，前外侧有输尿管，后方邻腰骶干。髂内动脉在梨状肌上缘分前、后两干，再分出壁支和脏支。①壁支：分布于盆壁，有**髂腰动脉**、**骶外侧动脉**、**臀上动脉**、**臀下动脉**和**闭孔动脉**。其中闭孔动脉在同名神经下方，沿盆侧壁行向前下，穿闭膜管至股内侧区。该动脉穿闭膜管前发出耻骨支，与腹壁下动脉的耻骨支吻合。异常闭孔动脉可起自

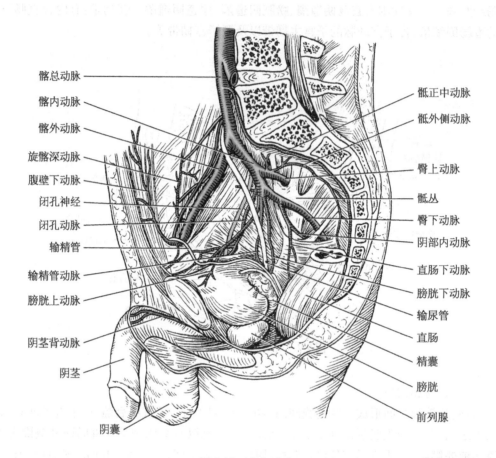

左侧标注（从上到下）：
髂总动脉
髂内动脉
髂外动脉
旋髂深动脉
腹壁下动脉
闭孔神经
闭孔动脉
输精管
输精管动脉
膀胱上动脉
阴茎背动脉
阴茎
阴囊

右侧标注（从上到下）：
骶正中动脉
骶外侧动脉
臀上动脉
骶丛
臀下动脉
阴部内动脉
直肠下动脉
膀胱下动脉
输尿管
直肠
精囊
膀胱
前列腺

图 9-10　盆部动脉

腹壁下动脉或髂外动脉(出现率达 17.95%),行经股环附近,向下入闭膜管。在行股疝手术需切开腔隙韧带时,应考虑到它的存在,以免损伤。②脏支:分布于盆腔脏器和会阴,有**膀胱上、下动脉**,**直肠下动脉**,**阴部内动脉**和**子宫动脉**等。

　　髂内静脉位于髂内动脉后内侧,属支与同名动脉伴行。脏支多起于脏器周围的静脉丛(图 9-11)。

　　(二) 淋巴结

　　盆部的淋巴结一般分为 4 群(图 9-12)。①**骶淋巴结**:沿骶正中动脉排列,收纳盆后壁、直肠和子宫的部分淋巴。②**髂内淋巴结**:沿髂内动脉及其分支排列,收纳盆腔脏器、会阴和臀区的淋巴。③**髂外淋巴结**:沿髂外动脉排列,收纳腹股沟浅、深淋巴结的输出淋巴管及部分盆腔脏器和腹前壁的淋巴。④**髂总淋巴结**:沿髂总动脉排列,主要收纳上述 3 群淋巴结的输出淋巴管,然后注入腰淋巴结。

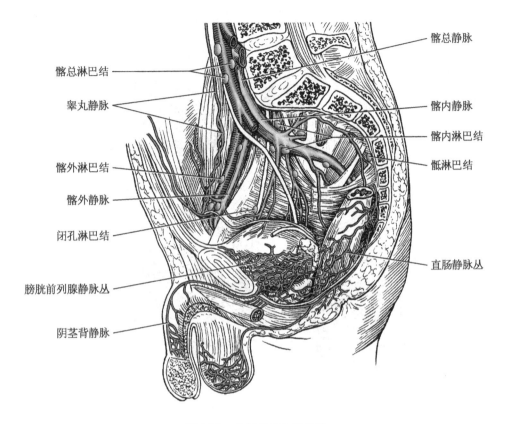

髂总静脉

髂总淋巴结

睾丸静脉

髂内静脉

髂内淋巴结

骶淋巴结

髂外淋巴结

髂外静脉

闭孔淋巴结

直肠静脉丛

膀胱前列腺静脉丛

阴茎背静脉

图9-11 盆部静脉和淋巴结

（三）神经

盆部的神经有腰丛的闭孔神经、骶丛及内脏神经（图9-12）。

1. **闭孔神经** obturator nerve 在腰大肌内侧缘降入骨盆，沿盆侧壁与同名血管伴行，穿闭膜管至股内侧区，分布于股内侧群肌和大腿内侧面的皮肤。

2. **骶丛** sacral plexus 位于盆后壁梨状肌的前面，有腰骶干、骶神经和尾神经的前支组成。骶丛的主要分支分别经梨状肌上、下孔至臀区、会阴和下肢。

3. **内脏神经** ①交感干骶部：每侧有3~4个骶神经节，在尾骨前有奇神经节，它们的节后纤维入盆丛。②盆内脏神经：是脊髓骶部第2~4节段发出的副交感神经节纤维，随相应的脊神经出骶前孔，然后离开脊神经称为**盆内脏神经**，参与组成盆丛。③**上腹下丛**：是腹主动脉丛的延续，在两侧髂总动脉之间、第5腰椎体前面（图8-33）。此丛向直肠两侧延伸，参加构成盆丛。④**盆丛** pelvic plexus：又称下腹下丛，位于直肠的两侧，随髂内动脉的分支形成直肠丛、膀胱丛、前列腺丛、子宫阴道丛等副丛，分布于盆腔脏器。

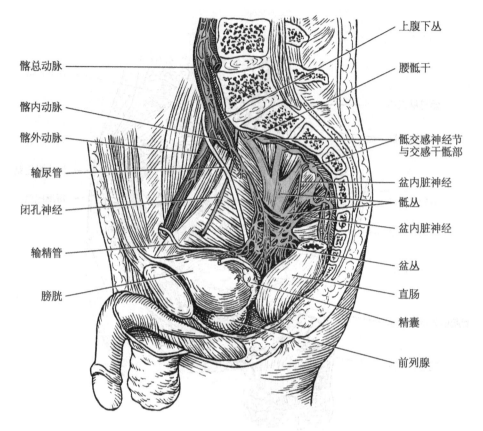

左侧标注（从上到下）：
髂总动脉
髂内动脉
髂外动脉
输尿管
闭孔神经
输精管
膀胱

右侧标注（从上到下）：
上腹下丛
腰骶干
骶交感神经节与交感干骶部
盆内脏神经
骶丛
盆内脏神经
盆丛
直肠
精囊
前列腺

图 9-12　盆部神经

第二节　会　　阴

一、尿生殖区

尿生殖区又称**尿生殖三角**,区内有生殖器官,并有尿道(女性还有阴道)通过。

(一)结构层次

由浅入深为皮肤、浅筋膜、浅层肌和海绵体、尿生殖膈(图 9-15)。

1. 皮肤　生有阴毛,富有汗腺和皮脂腺。

2. 浅筋膜　浅筋膜可分为浅、深两层。浅层为脂肪层,与腹前壁浅筋膜浅层相续。深层为膜样层,称为会阴浅筋膜(Colles 筋膜),被覆于浅层肌浅面,向前与阴囊肉膜、阴茎浅筋膜以及腹前壁浅筋膜深层(Scarpa 筋膜)连续;向后绕会阴浅横肌后缘,续向上与尿生殖膈上、下筋膜融合;两侧附于耻骨弓和坐骨结节。

3. 浅层肌和海绵体(图 9-13、9-14)

(1)**会阴浅横肌**:起自坐骨结节,止于会阴中心腱(会阴肌的腱质结合体),可助其固定。

(2)**坐骨海绵体肌**:覆盖阴茎脚或阴蒂脚的浅面,可助阴茎或阴蒂勃起。

（3）**球海绵体肌**：在男性此肌包绕尿道球，收缩时可助排尿和射精。在女性此肌覆盖前庭球，收缩时可助缩小阴道口，故又称**阴道括约肌**。

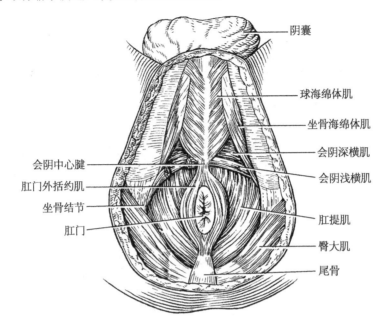

图9-13 会阴肌(男性)

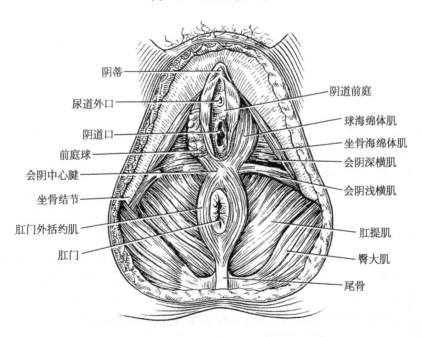

图9-14 会阴肌(女性)

4. **尿生殖膈** 位于盆膈前份下方，封闭盆膈裂孔，男性有尿道通过，女性有尿道和阴道通过。尿生殖膈由深层肌和其上、下的两层筋膜构成。

（1）深层肌（图9-13～9-15）：①**会阴深横肌**，横连于耻骨弓两侧部之间。②**尿道括约**

肌,在男性此肌环绕尿道膜部;在女性此肌环绕尿道和阴道,称为**尿道阴道括约肌**。

(2)**尿生殖膈上、下筋膜**:分别贴覆深层肌的上、下面(图9-15)。

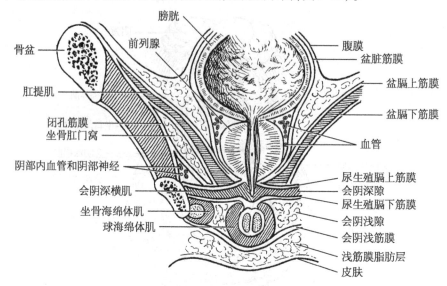

图9-15　盆部和会阴(男性冠状切面,经尿生殖区)

(二)会阴浅隙和会阴深隙

1. 会阴浅隙　位于浅筋膜深层与尿生殖膈下筋膜之间(图9-15),内含阴茎脚(阴蒂脚)、尿道球(女性为前庭球及其后端处的前庭大腺)、浅层肌和阴部内血管及阴部神经的分支等。此间隙在会阴浅横肌后缘处封闭,向前上可与阴囊肉膜、阴茎浅筋膜和腹前壁浅筋膜的深层相通。

2. 会阴深隙　介于尿生殖膈上、下筋膜之间(图9-15),其周缘封闭。隙内除有尿生殖区深层肌、阴部内血管及阴部神经的分支外,女性尚有尿道及阴道下部穿行,男性有尿道膜部和尿道球腺。尿道球腺呈豆状,在尿道膜部后外侧会阴深横肌内。

(三)尿生殖区内的血管与神经

1. 血管　尿生殖区的血供来自阴部内动脉(图9-16)。阴部内动脉沿坐骨肛门窝侧壁前行至尿生殖膈后缘,分成会阴动脉和阴茎(阴蒂)动脉。**会阴动脉**入会阴浅隙,并分支至阴囊(大阴唇)。**阴茎(阴蒂)动脉**入会阴深隙,分成**阴茎(阴蒂)背动脉**和**阴茎(阴蒂)深动脉**两终支,前者行于阴茎(阴蒂)背面,后者穿入阴茎(阴蒂)海绵体。

2. 神经　尿生殖区的神经来自阴部神经(图9-16),它在尿生殖膈后缘分成**会阴神经**和**阴茎(阴蒂)背神经**,它们与阴部内动脉的同名分支伴行,分别分布到相应区域。

(四)阴茎

阴茎(penis)可分为头、体及根三部,由海绵体、筋膜和皮肤构成。

海绵体共有3条:2条**阴茎海绵体**并列于阴茎的背侧部,后端分开为阴茎脚,附着于耻骨弓;1条**尿道海绵体**位于阴茎海绵体的腹侧,尿道纵贯其全长,其前端膨大为阴茎头,后端膨大成尿道球。**尿道球**位于两阴茎脚之间,固定在尿生殖膈下面。

3条海绵体共同包有**阴茎深筋膜**。在阴茎海绵体的背侧与阴茎深筋膜的深面,有阴茎背血管和神经伴行走向阴茎头。**阴茎背深静脉**仅有1条,位于正中线上。**阴茎背动脉和阴**

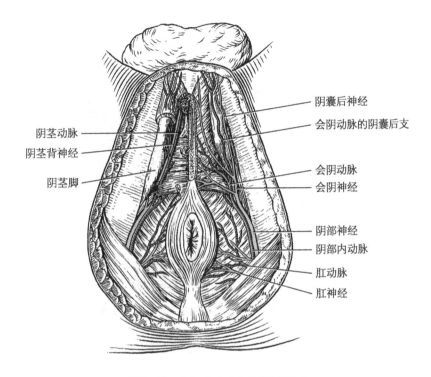

图 9-16　会阴的动脉和神经(男性)

茎背神经各 2 条,依次居其外侧。阴茎深筋膜外面包有**阴茎浅筋膜**和皮肤。阴茎的皮肤薄而柔软,向阴茎头延伸形成双层的皮肤皱襞,即**阴茎包皮**,其内、外层反折处的游离缘围成包皮口。包皮与阴茎头之间为**包皮腔**。在阴茎头的腹侧中线上,包皮与尿道外口相连的皮肤皱襞称为**包皮系带**。行包皮环切除术时,注意勿损伤此系带。

(五) 阴囊和睾丸、精索的被膜

1. **阴囊**　皮肤较薄而多皱褶,皮下组织内缺乏脂肪而含有平滑肌纤维,特称**肉膜**。在阴囊的正中面上,肉膜向深部延为**阴囊中隔**,将阴囊分为左、右两半,分别容纳两侧的睾丸、附睾、输精管的起始段和它们周围的被膜。

2. **睾丸和精索的被膜**　有 3 层被膜,外层为**精索外筋膜**,始于腹股沟管皮下环,是腹外斜肌腱膜的延续;中层为**提睾肌**,由腹内斜肌和腹横肌下缘的肌纤维延伸而成;内层为**精索内筋膜**,起自腹股沟管腹环,是腹横筋膜的延续(图 9-17)。

包被睾丸的还有来自腹膜的**睾丸鞘膜**。它分脏、壁两层,壁层衬于精索内筋膜的内面,脏层被覆于睾丸的表面,壁、脏两层互相移行围成的腔隙称为**鞘膜腔**(图 9-17)。鞘膜腔内含有少量浆液,积液过多时称为鞘膜积液。

精索 spermatic cord 是一对柔软的圆索状结构,由腹股沟管腹环,经腹股沟管延至睾丸上端。其主要内容是输精管、睾丸动脉和蔓状静脉丛,此外还有输精管动、静脉,神经丛,淋巴管和鞘韧带等。

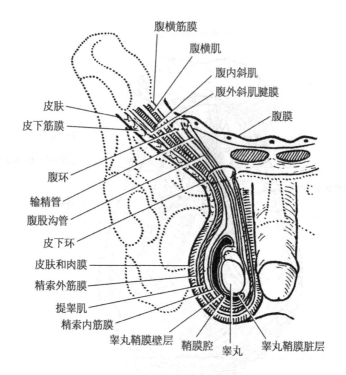

腹横筋膜
腹横肌
腹内斜肌
腹外斜肌腱膜
腹膜
皮肤
皮下筋膜
腹环
输精管
腹股沟管
皮下环
皮肤和肉膜
精索外筋膜
提睾肌
精索内筋膜
睾丸鞘膜壁层　　鞘膜腔　　睾丸　　睾丸鞘膜脏层

图 9-17　睾丸和精索的被膜

二、肛区

肛区又称**肛门三角**,内有肛管及坐骨肛门窝等。

(一) 肛管

肛管 anal canal 由直肠穿盆膈下延而成,长约 4 cm,向下终于**肛门**。由于肛门括约肌的收缩,肛门周围皮肤形成辐射状皱襞,皮肤富有汗腺和皮脂腺。

肛管周围有肛门内、外括约肌环绕。**肛门内括约肌**是直肠环形平滑肌在肛管处增厚形成。**肛门外括约肌**为环绕肛管的环形横纹肌,可随意控制舒缩。肛门外括约肌可分为皮下部、浅部和深部,皮下部位于肛门皮下,肌束呈环形。浅部位于皮下部的深侧,呈椭圆形,前方附着于会阴中心腱,后方附着于尾骨下部;深部位于浅部的上方,环绕肛门内括约肌与直肠纵行平滑肌层外面。由肛提肌的耻骨直肠肌,肛门外括约肌的深、浅两部,直肠纵行平滑肌和肛门内括约肌在肛管直肠移行处共同形成一肌性环,称为**肛直肠环**,有括约肛门的重要作用。手术中如严重损伤此环,可引起大便失禁。

肛管由阴部内动脉的分支肛动脉分布(图 9-16)。肛管的静脉与同名动脉伴行,其属支在肛管壁内吻合成静脉丛,并与直肠静脉丛相续。肛管的淋巴管主要注入髂内淋巴结,齿状线以下的淋巴管还可经肛门周围皮下的浅淋巴管注入腹股沟浅淋巴结(图 9-5)。

肛管的神经在齿状线以上由内脏神经(盆丛)分布,齿状线以下由肛神经分布(图 9-12、9-16)。

(二) 坐骨肛门窝

坐骨肛门窝 ischioanal fossa 旧称**坐骨直肠窝**,为肛管两侧的楔形间隙(9-3、9-13 ~ 9-15)。

1. 境界　坐骨肛门窝可分尖、底和4壁，尖向上，为盆膈下筋膜与闭孔筋膜的结合部；底为肛区的皮肤及浅筋膜；内侧壁为肛门外括约肌、肛提肌、尾骨肌及盆膈下筋膜；外侧壁为坐骨结节、闭孔内肌及其筋膜；前壁为尿生殖膈后缘；后壁为骶结节韧带及臀大肌下缘。坐骨肛门窝向前延伸至尿生殖膈与肛提肌之间的部分称为前隐窝；向后伸入臀大肌、骶结节韧带与尾骨肌之间的部分称为后隐窝。

2. 内容　窝内充满脂肪组织，并有阴部内血管及阴部神经沿窝外侧壁通过。在坐骨结节下缘上方2.5cm处，闭孔筋膜包绕上述血管、神经，形成**阴部管** pudendal canal（Alcock管）。

（1）**阴部内动脉**：起于髂内动脉，经梨状肌下孔出盆腔，绕坐骨棘外面，再穿坐骨小孔达坐骨肛门窝，于阴部管内发出2~3支**肛动脉**，分布于肛门周围的肌和皮肤，主干前行至尿生殖膈后缘时，分成**会阴动脉**及**阴茎（阴蒂）动脉**，向前入尿生殖区（图9-16）。

（2）**阴部内静脉**：主干及其属支均与同名动脉伴行。

（3）**阴部神经**：来自骶丛，其经过与阴部内动脉相同，在阴部管内发出**肛神经**，分布于肛门外括约肌、肛提肌、肛管下部及肛门周围的皮肤等。主干前行至尿生殖膈后缘时，分成**会阴神经及阴茎（阴蒂）背神经**，向前进入尿生殖区（图9-16）。

［附一］解 剖 操 作

（一）摸认体表标志

耻骨联合上、下缘，耻骨结节，耻骨弓，坐骨结节，尾骨尖，骶角。

（二）探查盆腔脏器与腹膜

1. 男性盆腔脏器与腹膜（图9-4）　翻开腹前壁，将空、回肠及乙状结肠向上牵拉，显露盆腔。观察直肠、膀胱及其间的直肠膀胱陷凹。透过盆壁腹膜查看输尿管及输精管的行程。

2. 女性盆腔脏器与腹膜（图9-6）　显露盆腔后，观察子宫的形态、子宫阔韧带的位置及延续。在子宫阔韧带上缘可触及输卵管。透过子宫阔韧带前层可见子宫圆韧带，看清其走向。在阔韧带后面找到卵巢，辨认与卵巢相连的韧带和系膜。

在子宫前后探查膀胱子宫陷凹和直肠子宫陷凹。将左手示指置入阴道穹后部，右手放入直肠子宫陷凹中，体会两者间的毗邻关系。

（三）解剖阴茎和阴囊

1. 解剖阴茎

（1）切开皮肤：在阴茎背部，从耻骨联合至包皮处沿正中线作皮肤切口，将皮片翻向两侧。

（2）解剖阴茎背血管、神经：清除浅筋膜，在中线切开深筋膜，向两侧分离，可见一条阴茎背深静脉沿中线行走，两旁有阴茎背动脉伴行，动脉外侧为阴茎背神经。

2. 解剖阴囊

（1）切开阴囊：在阴囊侧壁，由腹股沟管皮下环至阴囊下端，切开阴囊皮肤和肉膜，并翻向两侧。在阴囊正中面处有阴囊中隔。

（2）解剖精索：切开并分离睾丸和精索的3层被膜，在精索内找到输精管（以手指捻认），将其与精索内其他结构进行比较。

（3）切开睾丸鞘膜的壁层，观察鞘膜腔、睾丸和附睾。

（四）锯开盆骨

在乙状结肠和直肠移行处双重结扎肠管，从双扎线间切断，以免肠内容流出。在第4、5腰椎间平面横断躯干。沿正中平面切开盆腔脏器和会阴组织，然后用锯从正中锯开第5腰椎，骶、尾骨和耻骨联合，将盆部分为左、右两半。清除直肠内容物并冲洗干净。

（五）解剖盆腔内容

1. 清理髂总动脉与髂外动脉　观察并清除髂总、髂外淋巴结，剖查髂外动脉在腹股沟韧带稍上方分出的腹壁下动脉（图9-10）。

2. 探查耻骨后隙与直肠后隙（图9-9）　将手指伸入膀胱与耻骨联合之间，向两侧分离，其间的疏松结缔组织即耻骨后隙。将手指伸入直肠筋膜与骶前筋膜之间，探查直肠后隙。

3. 清理闭孔神经、输尿管与输精管（图9-10）　在腰大肌内侧找到闭孔神经，它紧贴盆腔侧壁前行，穿经闭膜管出骨盆。清理输尿管至膀胱，在男性可见输精管从其前上方交叉，输精管末端的外侧有精囊。在女性可见输尿管在子宫阔韧带基部经子宫颈侧方，向前内行至膀胱底。

4. 清理髂内动脉及其分支（图9-10）　髂内动、静脉伴行，沿途有髂内淋巴结排列。观察后可清除淋巴结与静脉。在闭孔神经下方可找到闭孔动脉（注意观察有无异常闭孔动脉）。在膀胱外侧缘处可找到脐动脉索，向后追踪至它从髂内动脉发出处。膀胱上、下动脉和直肠下动脉均细小，可根据其分布区予以辨认。臀上、下动脉和阴部内动脉从髂内动脉分出后即分别穿经梨状肌上、下孔出骨盆，在此不必再深追。

在女尸，要认真解剖子宫动脉，注意观察它与输尿管的关系。

5. 剖查盆丛和骶丛（图9-12）　分离直肠与盆壁间疏松结缔组织，在骶骨前面找到交感干骶部，并可见上腹下丛的神经纤维降至直肠后外侧，与来自交感干神经节的细小分支以及盆内脏神经组成盆丛。向下外侧分离，在盆后壁梨状肌前面找到骶丛。

（六）解剖会阴

1. 皮肤切口　自坐骨结节向前沿耻骨弓切至阴囊后侧（女尸切至耻骨联合），向后沿骶结节韧带切至尾骨。从坐骨结节向内侧至中线作一横切口。围绕肛门（女尸还要围绕外阴裂）作弧形切口，剥掉前后两块近似三角形皮片。

2. 清理坐骨肛门窝　清除坐骨结节与肛门之间的脂肪和结缔组织，显露坐骨肛门窝。在窝的外侧壁解剖阴部管，仔细解剖出由后外侧走向前内侧的阴部内动、静脉和阴部神经，并仔细解剖出它们在坐骨肛门窝内的分支（图9-16）。

3. 解剖尿生殖区（图9-16）

1）清除浅筋膜浅层，修出浅筋膜深层 Colles 筋膜。

2）切开 Colles 筋膜，观察会阴浅隙的内容（浅层肌、海绵体、会阴动脉和神经）。试找出会阴动脉至阴囊的分支。

3）将坐骨海绵体肌从坐骨结节翻向前，可见阴茎（蒂）海绵体后部附着于耻骨弓。沿正中线将球海绵体肌翻向外侧，暴露尿道海绵体后部（女性为前庭球），在其后端处试找前庭大腺。海绵体深侧即尿生殖膈。

[附二] 盆部主要横断面

（一）经第 5 腰椎和第 1 骶椎间横断面

断面中央是第 1 骶椎上方的椎间盘和第 1 骶椎，断面两侧切到髂骨翼。椎间盘侧方和髂骨翼前面是腰大肌和髂肌。在椎间盘前面有左、右髂总动、静脉、淋巴结和输尿管。腰大肌后方有第 2～5 腰神经前支。断面前部腹腔内从右向左切到升结肠、回肠、空肠和乙状结肠。骶、髂骨后面分别切到竖脊肌和臀中肌（图 9-18）。

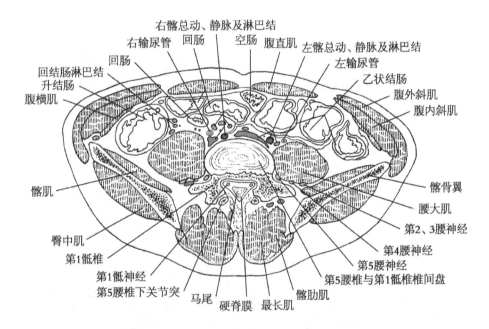

图 9-18 经第 5 腰椎和第 1 骶椎间横断面（男性）

（二）经第 2、3 骶椎椎体横断面

断面中间偏后是第 2、3 骶椎，第 2 骶前孔内含第 2 骶神经前支，骶管内含第 3、4 骶神经。骶骨两侧是髂骨翼及骶髂关节。髂骨翼前方是腰大肌和髂肌，两肌前面肌间有股神经。在腰大肌内侧，由前向后有髂外动、静脉，淋巴结，输尿管，髂内动、静脉和闭孔神经。在骶骨翼前面有腰骶干和第 1 骶神经前支。骶骨前方的空间已是盆腔，更前方仍属腹腔。腹腔、盆腔内的器官由右向左可见盲肠、阑尾、回肠和乙状结肠（图 9-19）。

（三）经第 4 骶椎横断面

断面后部中间是第 4 骶椎，其前外侧是梨状肌、髂骨翼及前面的髂腰肌。髂腰肌前面

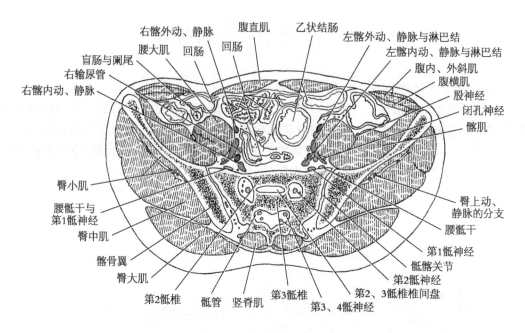

图 9-19　经第 2、3 骶椎椎体横断面(男性)

有股神经,髂腰肌前内侧有髂外动、静脉,后内侧有闭孔神经和输尿管。梨状肌前面有腰骶干,髂内动、静脉,第 1~3 骶神经前支和直肠上动、静脉。骶骨、梨状肌、髂骨、髂腰肌和腹壁肌围成的区域,后份属盆腔,前份是腹腔的下部。盆腔中间是子宫,两侧是卵巢和输卵管(左侧输卵管切到峡和漏斗两个断面)。子宫的后方是直肠子宫陷凹,其中的断面是乙状结肠。再后方是直肠。子宫前方的腹腔内可见回肠和乙状结肠(图 9-20)。

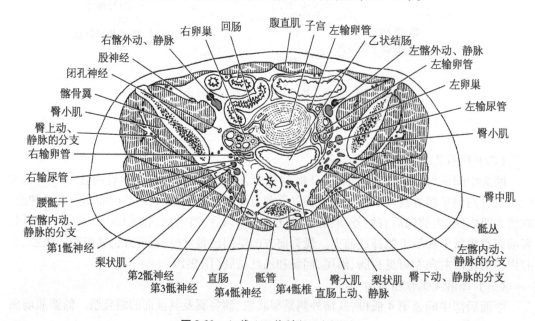

图 9-20　经第 4 骶椎横断面(女性)

（四）经耻骨联合上份横断面

断面前份中间切到耻骨上支和耻骨联合，中后份两侧切到坐骨结节，股骨大转子和股骨颈。从耻骨上支向外侧依次有耻骨肌、缝匠肌、股直肌、股外侧肌上端、阔筋膜张肌、髂胫束及臀中肌止端。耻骨上支前外侧浅层有精索和腹股沟浅淋巴结，稍深处在耻骨肌与髂腰肌前方由内侧向外侧列有股静脉、股动脉和股神经。耻骨上支的后方是盆腔，侧壁和后壁是闭孔内肌和肛提肌。盆腔内从前向后是膀胱、前列腺和直肠。闭孔内肌外侧是闭孔膜，也可切到闭孔外肌的上部，并可见闭孔血管神经。坐骨结节后面是股后3肌的肌腱。在坐骨结节与股骨大转子间有股方肌，肌后有坐骨神经，最后方是臀大肌。臀大肌、肛提肌和闭孔内肌之间是坐骨肛门窝，侧壁有阴部管，通行阴部内血管和阴部神经（图9-21）。

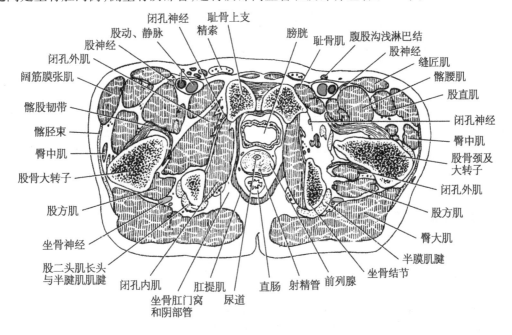

图9-21 经耻骨联合上份横断面（男性）

（徐 飞 李 岩）

图书在版编目(CIP)数据

人体局部解剖学/王德广,王海杰主编. —2 版. —上海:复旦大学出版社,
2011.8 (2017.2 重印)
(复旦博学·基础医学)
ISBN 978-7-309-08132-9

Ⅰ. 人…　Ⅱ.①王…②王…　Ⅲ. 局部解剖学　Ⅳ. R323

中国版本图书馆 CIP 数据核字(2011)第 093433 号

人体局部解剖学(第二版)
王德广　王海杰　主编
责任编辑/宫建平

复旦大学出版社有限公司出版发行
上海市国权路 579 号　邮编:200433
网址:fupnet@ fudanpress.com　http://www.fudanpress.com
门市零售:86-21-65642857　　团体订购:86-21-65118853
外埠邮购:86-21-65109143
当纳利(上海)信息技术有限公司

开本 787 × 1092　1/16　印张 13.5　字数 313 千
2017 年 2 月第 2 版第 5 次印刷
印数 12 501—12 700

ISBN 978-7-309-08132-9/R · 1204
定价:58.00 元